美國第一健身強人

給女生的
科學化鍛鍊 全書

重訓 × 飲食，12 週有效訓練，
女生也能練出精實肌肉

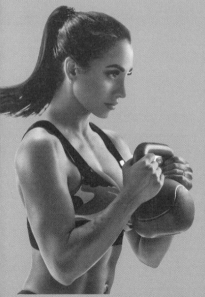

MICHAEL MATTHEWS

麥可·馬修斯 ——著

賴孟怡、王念慈 ——譯
王啟安 ——審訂

THINNER
LEANER
STRONGER

THE SIMPLE SCIENCE OF BUILDING THE ULTIMATE FEMALE BODY

免責聲明

　　本書囊括了通俗的健康資訊，且適用於十八歲以上的健康成年人。

　　本書所提供的資訊僅可做為健身的參考和教學資料，不可取代醫療建議。故您在開始任何鍛鍊、飲食或營養補給計劃前，或是對自身的健康有所疑慮，都請先諮詢相關的醫療或保健專家。

　　對健康狀況不佳，或已存在某些身、心健康問題的人來說，採用本書的活動或產品可能會面臨一定的風險。

　　因此，若您是健康狀況不佳，或已存在某些身、心健康問題的人，就不該採用本書所提供的產品或活動。假如您做了這些活動，就表示您是在知情的情況下，自願從事這些活動，願意全權承擔這些活動的所有風險。

　　本書提及的每個具體成果都是獨一無二的，沒有所謂的「典型」成果，因為每個人都是獨一無二的個體，成果也會因人而異。

致所有支持我與我的工作的女性，讓第三版可以順利完成。謝謝你們的反饋與愛，使此版本成為迄今為止最好的版本！這本書獻給你們。

這是我目前能寫出最好的女性健身書，衷心希望大家在閱讀後，也會認為這是有史以來最好的女性健身書。

推薦序

改造身體是一個多面向的議題，
本書提供了你值得參考的藍圖

為了身材而從事運動訓練，這樣的想法我是反對的，但是在這本書還沒有中譯本的時代，我還是拾起了這它，仔仔細細的理解此書的內容，讀完之後，對作者處理身材問題的方法與觀念留下深刻的印象，這過程中不但讓我接觸了許多有用的知識，更學習到作者解決棘手問題時，那種使用全方位戰略的技巧。

我之所以會反對人們為了身材而參與運動訓練，是因為這是一個滿足他人眼光為出發點的行為，而他人的眼光通常既短暫又不友善，再加上身體形象與美感很容易經過媒體操作而扭曲或是走向極端，畢竟「怎樣都覺得自己身材不好」是一個非常容易驅動不理性消費的驅力，對自己身材的焦慮和自卑可以讓人永無止境的購買無意義的商品和課程，而這也是瘦身產業的獲利所在。

在我心目中，訓練其實是為了自己的福祉，而訓練最直接的效益是健康和強壯，為了他人眼裡的身材而訓練，經常導致更多的焦慮和不滿，最後讓訓練變成一件痛苦不堪的事。

但是，我還是推薦了這本書。因為如果你可以擺正心態，不在乎別人的眼光，只在乎自己的健康和強壯，則若想要把事情做對，這本書提供了有效的方法。

　　打造強壯而健美的身材，需要從肌力訓練、心肺訓練、飲食控制和心理技巧著手，這幾個面向缺一不可。肌力訓練方面，大肌群多關節的自由重量訓練帶來最高的效益，心肺訓練方面，有足夠強度的間歇式訓練，可以在不干擾肌力訓練效果的前提下發揮最大的功效。營養方面，儘管市面上甚至學術界仍然在持續爭論，但把握大原則且具有彈性的飲食方式似乎是最能夠長期有效的做法。心智方面，即使知道所有的道理，許多人的問題在於就是無法執行想好的計畫，因為人類的思維運作未必永遠是一條坦途，反之，那經常是一個障礙重重的過程，了解人在改造身體的過程中可能面臨的心智消耗，可以讓人避開隱形的阻礙，進而用最高效率且最少痛苦的方式，順利執行預定好的計畫。這幾個重要的面向缺一不可，單單重視其中的一二，很可能會導致事倍功半效果。

　　改造身體是一個多面向的議題，需要多種不同的介入方式分進合擊，《美國第一健身強人科學化鍛鍊全書》這本書，提供了你值得參考的藍圖。

　　　　　　　　　　　　——怪獸肌力及體能訓練中心總教練　何立安

推薦序

最實用的科學化重訓全書

我和麥可合作了好長一段時間的 Podcasts，所以即使他太瘦、腹肌太多塊，我還是跟他當好朋友。我一直跟他說他可以打入一百二十五公斤的舉重級別，但他愛打高爾夫球，你也知道這些人的樣子。

儘管如此，我對於敢揭發健身這行業真相的人敬意深重，畢竟這個領域滿是騙子，充斥著欺詐和謊言，當然還有一堆愛跟風的傻子。麥可和我英雄所見略同，不常有意見相左的情況，我們是互相學習的好夥伴。

更重要的是，麥可做的是自己的事業，他的著作不是以財團的利益為出發點，只寫自己認為正確的內容，而讀者們因此大受其惠。他不會推銷一堆無用的藥品、愚蠢的健身器材，還有那些號稱「突破性」的訓練計劃或是胡說八道，通通不會在他的書中出現。他沒有贊助商給回扣，不為人喉舌，講的都是實在話。

是人都可能做錯，我倆也不例外，但他誠實無欺，說的都是真相，聽聽他怎麼說，對你一定有所助益。

如果你想將肌力訓練提升到美學的程度，麥可是你最好的資料來源，他瞭解變強壯很重要，他清楚肌肉如何決定體格的形狀和外觀，他知道大重量的壓力刺激可以帶來肌肉生長，他也瞭解

唯有一套不作白工的訓練方法才能幫助大家從中獲得最大功效。他在飲食與營養科學方面也下足工夫，你可以從他身上學到很多，我也可以學到很多。

　　雖然我是一個老頑固的肌力體能教練，但我也懂大家想要完美線條的心態，因此你要讀這本書，也要讀我寫的書，這樣一來你該懂的都懂了，接下來就靠你自己努力了。

——馬克・銳普托（Mark Rippetoe）

《肌力訓練聖經》（*Starting Strength*）作者

好評推薦

如果你想將肌力訓練提升到美學的層次，麥可會是你最佳的學習對象。推薦大家詳讀我們倆的著作，將書中豐富的知識學以致用、達到你的理想目標。

—— 馬克・銳普托（Mark Rippetoe），
著有《肌力訓練聖經》（*Starting Strength*）

一本高度實用性的作品，將最新的科學研究轉化為一套簡單可行的健身計劃。在這一片喧囂煩雜的健身界中，幸好有麥可馬修斯提供了清楚好執行的資訊，讓我們可以達到健身目標。

—— 詹姆士・克利爾（James Clear），
著有《原子習慣》（*Atomic Habits*）

沒人能像麥可・馬修斯這般，大筆一揮，果敢地斬除健身與營養界中的混亂。在本書中，他巧妙地結合科學文獻與實戰經驗，直言不藏私的寫下真正有效用的健身方法。更棒的是文字淺顯易讀，內容效果奇佳，我強烈推薦給你們。

—— 班・葛林費爾德（Ben Greenfield），
Kion 總裁暨紐約時報暢銷書作者，
著有《超越訓練》（*Beyond Training*）

這是一部身體改造的百科全書，實屬二十一世紀的曠世巨作，健身新手不可或缺的一本的書，絕對必買。

——馬丁·伯克漢（Martin Berkhan），

健身教練、健身界的先驅人物

麥可·馬修斯在健身界獨領風潮，他的著作含有豐富的科學文獻和實務操作結果，本書確確實實的改變我的人生，而你的人生也可以因此有更豐富的色彩。

——史勞斯·萊尼克（Strauss Zelnick），

號稱美國最強壯的 CEO

這個喧嚷嘈雜的時代，充滿了炒作和偽科學知識，但麥可·馬修斯在本書中，帶領我們一窺增肌減脂的根本，提供經得起時間考驗的科學方法。好消息是，事情比我們想像得更簡單！

——亞歷克斯·哈欽森（Alex Hutchinson），

紐約時報暢銷書作者

麥可將其認真研究多年的精華集結成冊，引領著我們快速練就更緊實的身材。他教的訓練要領比我試過的各種方法都更有效果，更能增強我的肌力和體格，你要趕快去買書。

——史蒂芬·蓋斯（Stephen Guise），

暢銷書作者，著有《驚人習慣力》（Mini Habits）

麥可・馬修斯又做到了，這本富含豐富的科學文獻，將複雜的知識轉化為實際好操作的訓練策略。本書得列為必讀！

——亞登・史恰弗（Adam Schafer），

知名健身與健康 Podcast 主持人

我已經多年沒看到讓我如此激動的健身著作。想健身、想要練就最佳體格並維持的人都需要閱讀此書。這真是經典之作！

——賽迪・史特凡諾（Sal Di Stefano），

知名健身與健康 Podcast 主持人

你要花一個月的時間，祈望最新的飲食方法和訓練計劃能夠奏效，還是將這三十天拿來執行能讓你看到而且感受得到進步的訓練方法？本書可以給你正確的知識和動力，只要照著做，付出的努力一定會得到收穫。

——傑夫・海登（Jeff Haden），

雜誌特約編輯

本書裡有健身需要知道的一切，就這麼簡單！沒有炒作，沒有花招噱頭，只有依據科學研究打造的紮實內容。非常出色的一本書。

——詹姆斯・柯里格（James Krieger），

Weightology 健身房創辦人

　　身為一名治療肥胖醫學的臨床醫生，我非常感謝《美國第一健身強人給女生科學化鍛鍊全書》。這本書簡單、有科學根據，最重要的是效果好。我已經推薦給許多病人了，現在也要推薦給你，希望先放下手頭的事，靜心讀完它，這可以改變你的人生。

　　　　　　——史班瑟・納杜斯奇（Dr. Spencer Nadolsky），

RP Health 醫療公司創辦人，領有家庭和肥胖治療醫師執照

目錄

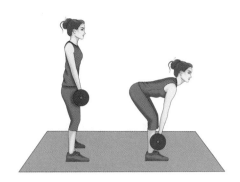

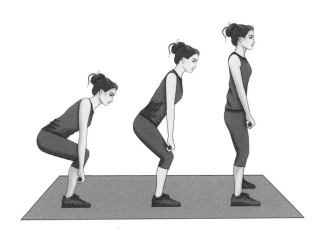

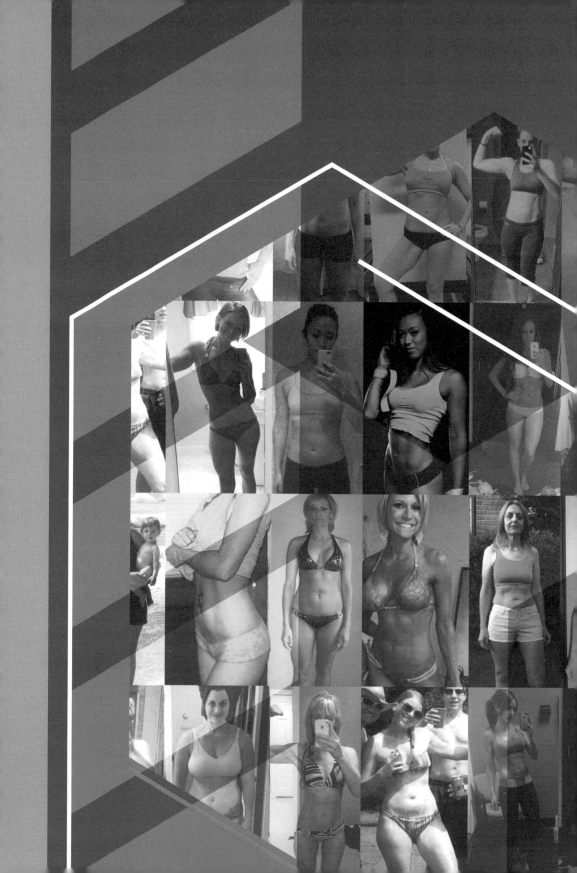

PART 1

這本書
能給你什麼？

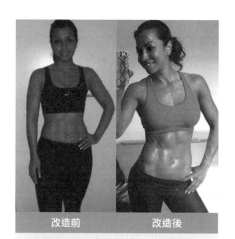

改造前　　　　改造後

我很開心這本書給了我每次上
健身房的方向和動力。

——伊馮娜（Yvonne）

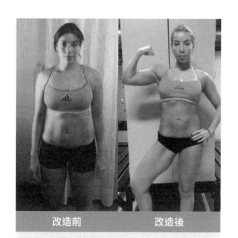

改造前　　　　改造後

我在七個月內瘦了 3 公斤，
而且還長了 2.5 公斤的肌肉！

——瑪莎（Marsha）

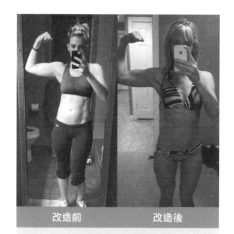

改造前　　　　改造後

這本書給了我面面俱到的
訓練和指導。

——克莉西（Chrissie）

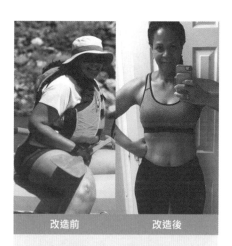

改造前　　　　改造後

我感到更有活力、生活更規律，
而且更有自信了。

——蘇茜（Susie）

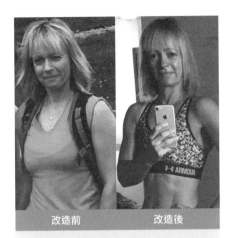

改造前　　　　改造後

我對自己更滿意、更有自信了，
也很開心得到許多人稱讚。

——路易絲（Louise）

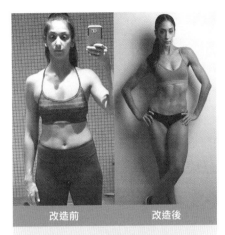

改造前　　　　改造後

吃對主要營養，讓我有穩定的活力，
而且不會感到崩潰了。

——凱西（Kathy）

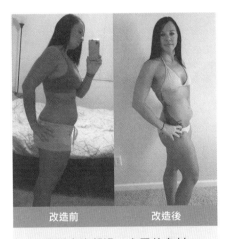

改造前　　　　改造後

我從來沒想過，自己的身材
可以這麼精實，身體這麼健康。

——艾利（Ali）

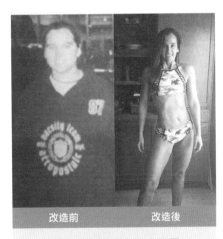

改造前　　　　改造後

我感到更加有活力和自信了，
而且整個人更完整！

——茱莉（Jill）

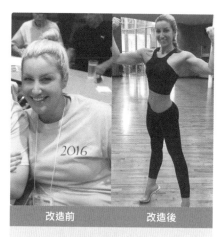

改造前　　　　　改造後

我真的非常、非常、
非常滿意此刻的身材！

——艾莉絲（Alice）

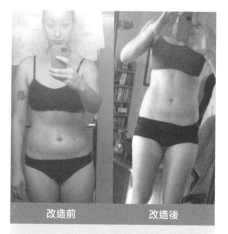

改造前　　　　　改造後

我覺得我可以把這套改變我人生的
方法與過程，寫成一本書。

——愛莉克西絲（Alexis）

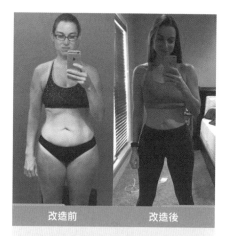

改造前　　　　　改造後

這聽起來很老套，但這本書真的改變我的一
生，我變得更開心了，而且成為更好的媽媽。

——瑞秋（Rachel）

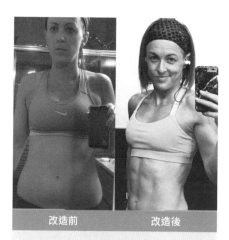

改造前　　　　　改造後

這本書幫助我掌控我的生活，請大家
也要相信這個過程並持續努力。

——麗姿（Liz）

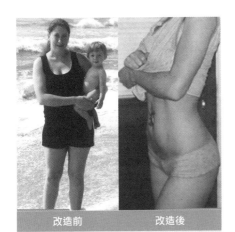

改造前　　　　改造後

照著麥可的書鍛鍊後，
我在七個月內瘦了 22 公斤！

——凱莉（Kelly）

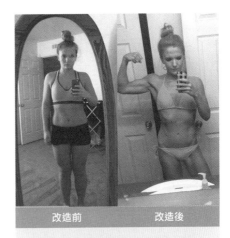

改造前　　　　改造後

我從來沒有這麼健康過，我感到健康、
性感，而且獲得我一直以來都想要的自信。

——謝（Shay）

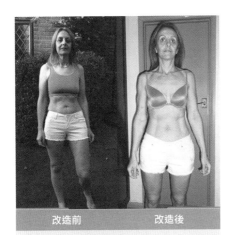

改造前　　　　改造後

到目前為止，
我已經瘦了 8 公斤！

——蘿拉（Laura）

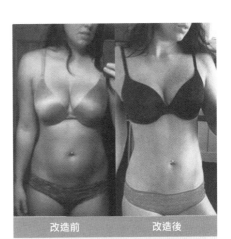

改造前　　　　改造後

我瘦了 10 公斤，而且甩掉的是脂肪，
長出了肌肉，成為一個很精實的人。

——泰菈（Tara）

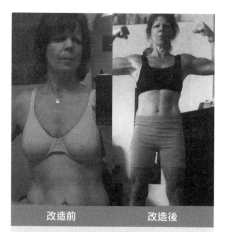

改造前　　　　　　改造後

我覺得自己變得更青春、
快樂、有活力！

——安琪拉（Angela）

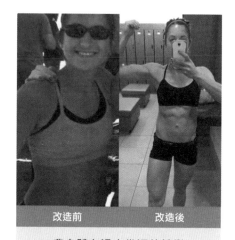

改造前　　　　　　改造後

我身體在過去幾週的轉變
實在是太驚人了」

——凱蒂（Katie）

真的很有效！
普通人也能達到卓越成果

　　以上案例都是和你我一般的普通人，年齡在三十、四十之間，甚至上看五十歲，他們從事各行各業，身體狀況有好有壞。有些人身體狀況曾經很不錯，有些則是一輩子過重；有人嘗試過各種節食與健身方法，但屢屢以失敗收場，也有什麼都沒有試過的新手來挑戰成功。有些人是有很多時間精力可以去健身房，也有人忙得團團轉。

　　而他們的共同點，就是執行了我設計的飲食方法與訓練計劃，得到了他們這輩子最好的身體狀況，而這也是你會在書中學到的內容。

　　照片裡的每個人都減下許多的體脂肪，增加了肌肉量，大幅降低了身體失調或是生病的機率。他們享受著喜愛的食物和訓練內容，有補充營養品的話，也是非常少量。我想和各位深入分享幾個人的故事，他們的故事讓我深受感動，收益匪淺。他們是這本書強而有力的見證，只要接受專業知識和正確引導，人人都可以練出動人心魄、性感誘惑的體格。

　　如果他們做得到，你有什麼理由不行呢？

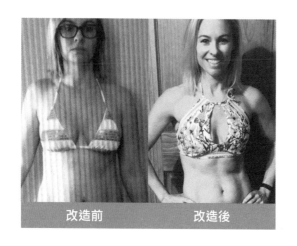

改造前　　　　改造後

安柏的故事

在我生下第三胎以前，從來沒有因為過胖而感到困擾。後來卻因為一直瘦不下來，覺得自己是一個糟糕的人，陷入了前所未有的負面情緒中。

在小孩二歲時，我參加了半程馬拉松，還進行了重訓計劃，原本以為這對瘦身會有所幫助，結果卻是完全無濟於事，我有種徹底被打敗的感覺，甚至認命的接受了這個事實，也許這就是人生的必然階段。

直接我接觸到這本書並且認真執行後，體重竟然明顯地下降了，我對於這樣的結果感到無比震驚，也開始誠實的檢視自己以前都吃了什麼、忽略了什麼。

執行本書計劃後，我八週瘦了 6 公斤，而且一年都不曾復胖。我的身型看起來雖然很嬌小，但我可以做到負重深蹲 20 公斤、硬舉 30 公斤、腿部推舉 50 公斤，我為如此強壯的自己感到驕傲。

本書所提出的計劃，絕對比你以前接觸過的健身計劃都還要棒！這不僅是個瘦身法，也讓一個媽媽重新找到人生重心，學會將自己優先放在第一順位。

在鍛鍊過後，我總會感到心情愉悅、有活力，並且充滿正向能量，積極面對我的工作、家庭，還有日常的一切瑣事。不僅是我對自

已感到驕傲，連我的小孩（尤其是我女兒）也很喜歡現在充滿能量的媽媽。

我深信麥可・馬修斯的科學方法，一遍又一遍的告訴自己「相信過程」。請大家好好研讀這本書，並且實際執行，我相信你也會看到成果。

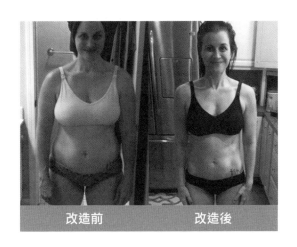

改造前　　　　改造後

珍娜的故事

我已經厭倦在健身房裡不斷地做有氧運動、有氧運動、有氧運動，還毫無成果。在我年輕的時候，透過有氧運動就能達到瘦身效果，但隨著年紀增長、生了幾個孩子後，做再多的有氧，體重機上的數字仍一動也不動。

但自從執行本書計劃後，六個月瘦下 16 公斤，精神、心情也變得更好了，也不會再像從前，需要不斷的與不健康的慾望拉扯。我覺得一切都變得好極了！

我現在可以做到臥推 18 公斤、深蹲 27 公斤、腿部推舉 20 公斤。對比以前的我，只會騎自行車，使用跑步機、橢圓機，從未做過重量訓練。因為我以為只要做有氧、消耗卡路里，就能維持身材。

我知道我還有很多東西要學，也需要再訂定目標，但我真的很享受這個過程，也很感謝這個計劃教會了我如何自律。本書的方法是一個可以融入生活且持續執行的計劃。只要照著做，你一定可以

打造出想要的身材，雖然這需要花點時間、有點耐心，但這一切絕對是值得的，你將會感受到身體變化帶來的神奇力量。

我一邊照顧三個不到四歲的小孩（其中一個還是需要親餵母乳的七個月大嬰兒），一邊執行本書的健身計劃，我都能做到了，相信每一個人也都可以！

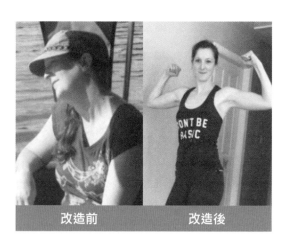

改造前　　　　　改造後

珍妮佛的故事

我的朋友和我的健身教練都告訴我，只要你願意認真執行這本書的訓練方法，你就可以獲得想要的身材，而且這個方法並不困難。

我想他們說的是對的。我執行訓練的一年九個月後，瘦了 15 公斤，甩掉 8% 的體脂肪。我已經可以做到 25 公斤硬舉、20 公斤深蹲、22 公斤臥推。

雖然花了一點時間，才找到訓練的節奏。不過當我意識到我多麼想要變瘦，以及增加核心力量時（生了兩個小孩後，我的核心早就

不見了），我真真實實地感受到我的身體產生快速的變化。當我看到立即有效的成果，我就更加積極實踐我的目標，達成後再往下一個新的目標邁進。

練習舉重，讓我感覺很好，而且麥可仔細解說每個動作，完全不用擔心做不來。而營養方面也能快速上手，在我計算並擬定幾天早餐、午餐、晚餐的菜單後，發現並沒有想像中的困難。

現在的我充滿自信，還能夠成為女兒的榜樣，告訴他們保持健康與強壯是多麼重要。我每天充滿了能量，不管是在工作上，還是下班後與孩子們相處，都不再力不從心，我甚至有勇氣報名明年夏天的斯巴達競賽（Spartan Race）。

如果你以前對於鍛鍊總是充滿懷疑，請一定要試試看這本書。在認識麥可 · 馬修斯以前，我也從來沒上過健身房，但是透過他的指導，讓我快速走進健身的世界，而且感到非常有趣。

建議你反覆閱讀這本書，並且認真做筆記。先設定一個你可以達到的簡單目標，一旦你實踐後，你就會想要再往下一個目標邁進。

我希望你和我一樣，喜歡這些成功的故事，並且受到他們的鼓舞、追隨其腳步。也許有一天，也會有人因為你的轉變故事，而深受啟發。

只要你想要，任何事都有可能成真！而這本書，我將告訴你美夢成真的方法！

1

給讀者的承諾

不管你年齡多大、覺得自己的基因多差，
也許你在節食或是健身失敗後，頹志失落、心生放棄，
這些都不重要，
你絕對可以擁有夢想中那緊實、肌肉線條分明的性感身材。

　　如果我能給你一條可以大幅改變身體和健康的路，而且速度是你從未想像過的快，你要不要試試？

　　假如我可以給你一個有科學佐證而且是醫生批准的飲食和鍛鍊方法，讓你增加七到十一公斤的結實肌肉，同時還可以輕鬆的減去多餘的體脂，重點是在三十天內，你就可以從鏡子看到這驚人的成果，你想不想學？

　　要是我能讓你每天花不到八十分鐘的時間，就能練出一身明顯的肌肉線條，而且我承諾會全程帶著你，讓你避開阻礙和挫折，避開陷阱和問題，幫助你發揮真正的潛能，盡我所能的讓你擁有強勁的體魄，而且讓改變的過程越快、越輕鬆，你真不想做看看？

　　如果我承諾你一定能練出「好萊塢等級」的魔鬼身材，而且整個過程不會影響你的生活，你想不想試試？

如果可以不用長時間待在健身房、不用挨餓、不用有氧運動做到吐；還會讓你享受「垃圾食物」，像是披薩、巧克力或是冰淇淋，就能練出線條分明的身材，這樣，你還能拒絕我嗎？

試想每天早晨起床你看著鏡中的自己，嘴角不自禁的上揚、渾身帶勁；試想在游泳池、在海邊，你可以很有自信地脫掉上衣，這樣的情景該有多麼令人興奮。

試想只要十二週的時間，別人會對你的外表讚不絕口，從早到晚都精力充沛，可以做自己想做的事，也可以掌握人生，任何事情都能更快速達成。

以上這些你都能做到，而且沒你想的困難、複雜。不管你是二十一歲還是四十一歲，身體健康與否都沒有關係，我保證你都有能力翻轉體型和人生。

問問那幾千位執行我的方法而改變的女性，他們接受了我的協助，達到前所未有的身心狀況。他們的案例證明了這本書能讓你擁有最好的身材和感受。

講到這裡，還是要再問問你：想不想接受我的幫助？

如果你的回答是「想」，那你已經朝著緊實勻稱的目標前進一大步了，你將更加快樂、身心內外都更加精彩出色。現在，就翻到下一頁，讓我們開始這段旅程吧。

從重訓菜鳥到健身強人之路

大多數人都會放棄機會，

因為機會不容易發現，而且看起來很辛苦。

——無名氏

　　我是本書的作者麥可・馬修斯，我相信人人都可以達到自己理想的身材。我的使命是提供大家經得起時間考驗、有科學根據的健身方法，教大家如何增肌、減脂及保持健康。

　　我訓練的時間超過十年，閱讀了數千頁的科學文獻，試過各種訓練課表、飲食控制和你想得到的營養補充品。我可以自信的說：即使我不是無所不知，但我知道什麼方法有成效，什麼毫無作用。

　　和多數人一樣，剛開始我也不知道如何重訓，我就照著雜誌文章的建議，每天到健身房練上好幾個小時，每個月花好幾百美元在營養品上。這樣的情況持續了好幾年，我試了一個又一個的飲食控制法、訓練課表，營養補充品，進步的幅度卻非常的緩慢，最後讓我停滯不前、陷入困境。

　　於是我求助於私人教練，然而，他們也是叫我重複這些過程，在燒了數千美元之後，我的肌肉量和肌力一樣毫無提升，也完全不知

道要用怎樣的飲食和訓練計劃才能達到我的目標。我非常喜歡健身，我不會放棄，但我不喜歡自己的體格，也不知道哪裡做錯了。

　　我最後決定要改變，我要學習增肌減脂的正確生理機制，所以我扔掉健身雜誌，停掉教練課，關掉網路的健身論壇。我到處搜尋頂尖肌力訓練和健美教練的文章、與許多沒有用藥的健美選手討論，並且開始閱讀科學論文，幾個月之後，情況終於越來越清晰。

　　練出傲人身型的科學原理非常簡單，比健身產業鼓吹的更容易。而且電視、IG、Youtube 上的內容，以及很多書籍、文章、雜誌的說法都與正確的科學原理背道而馳。

　　正確的科學真相如下：

- 你無需營養補充品就能建立強健體魄。
- 你無需持續變換訓練計單來「迷惑」肌肉。
- 你無需進行「乾淨飲食」，就能保持苗條。
- 你無需停止攝取碳水化合物和糖來減肥。
- 你無需少量多餐來提高新陳代謝。
- 你無需要花數小時做費力且無聊的有氧運動來獲得六塊肌。
- 你無需每天耗在健身房，犧牲與親朋好友相聚的時間。

　　在學到正確概念後，我徹底改變自己的飲食和健身方式，而身體給我的回饋超乎想像。我的肌力直線飆升，肌肉終於又開始增長，我天天感到精力充沛。最不可思議的是我訓練的時間縮短了，不用再做那麼多有氧運動，而且還能享受喜歡的食物。

　　在我開始正確健身之後，我的親朋好友注意到我的身型變化，

他們開始尋求我的建議，簡直把我當成教練。

對於「不易增肌體質」的朋友，我幫助他們在一年中增加了十四公斤；減不下體脂的，我幫助他們減去了許多脂肪。不僅如此，那些四十、五十甚至是六十幾歲的朋友，因為覺得自己的睪固酮分泌量太低、覺得自己的代謝狀況已經沒救，我都幫助他們把身體鍛鍊成這輩子最佳的狀態。

經過幾年的努力，他們開始不斷遊說我將所學集結成書，雖然起初是抱持著不可能寫書的態度，但慢慢的也開始準備了。我心想「如果我在最早健身時，就有一本書幫助我該多好？」我會省下不計其數的金錢、時間，也不會經常感到沮喪，重點是能早好幾年就練出理想體格。我樂於將所學知識用來幫助人，若是寫成書而且賣得好，幫助的可能是成千上萬的人。如此想來，我突然感到血液中有一股熱情在流竄。隨後我的第一本書本書在二〇一二年一月出版，第一個月才賣了二十本，但在幾個月之後銷量越來越好，我開始收到讀者寄來的正面評價。我集結了這些反饋，開始思考如何讓這本書變得更好，並產生接下來要寫的幾本書的靈感。

目前我已經出版了好幾本書，除了這本專屬女性的書之外，還有《健身狂料理全書》。這些著作總共銷售了一百多萬冊。我的作品出現在知名雜誌上，像是《女性健康》（*Women's Health*）、《肌肉與伸展》（*Muscle & Strength*）、《*Elle*》、《*Esquire*》等。

更重要的是，我每天收到成堆的電子郵件和社群私訊，內容都是讀者傳達感謝和驚人的健身成果。他們和我一樣對健身的結果感到不可思議，就像之前的我，覺悟到原來增肌減脂竟然如此簡單。

看到自己能夠為他人的生活帶來影響，實在是振奮人心，讀者和粉絲對健身的投入給我許多力量和啟發。謝謝你們，你們真的很棒！

這是我持續寫作的原因，同時我也錄製 Podcast 和 YouTube 影片，盡我所能，希望幫助越多人越好。看到眾多的讀者因我而改變人生，他們付出的心力給我極大的鼓舞！我也想要實現更大的目標，首先，我想幫助一百萬人，讓身體健康又結實。聽起來很不錯吧？雖然目標遠大，不過我覺得自己做得到。不過我想要改變的不僅是讓人們看起來更性感。因為現代人的健康走向令人擔憂，特別是在西方社會，不良的身心狀態和運動表現影響他們的家庭生活、職業和人生的幸福，人們普遍也對自己的生活感到不滿意，我認為幫助人們變得強壯、健康是改善這個現象的好方法。

再來，我想帶領大家對抗健身和健康領域中的偽科學和各種迷思。這個領域中有很多無知者、騙子和唯利是圖的混蛋，我想要改變這個現況，希望人們在想要獲得實用、易懂的科學建議時就想到我。

最後，我想要改造運動營養品產業，藥品業者將各種無用的垃圾產品賣給不知情的消費者。他們使用聽起來花哨，實則毫無營養價值的成分；或是將有用成分降到最低，再添加麵粉或無效胺基酸等大量無效的劑量，打著「專有混合成分」魚目混珠欺騙消費者；他們也會利用偽科學和誇大的效果，搭配打了類固醇的巨巨來說服消費者他們的「獨門配方」讓消費者掏錢買單……，諸如此類的事情不勝枚舉。

好的，自我介紹結束，接下來我們要談的是你。

希望各位會喜歡這本書，也衷心盼望各位能將書中知識學以致用，早日實現健身目標、身心都安康。

麥可‧馬修斯（Mike Matthews）

美國維吉尼亞州，維也納市

二〇一八年五月二十日

如果你也有在使用社群媒體，歡迎來打聲招呼，可以在下面這些地方找到我：

Facebook: www.facebook.com/muscleforlifefitness

Instagram: www.instagram.com/muscleforlifefitness

YouTube: www.youtube.com/muscleforlifefitness

Twitter: www.twitter.com/muscleforlife

3

本書特色

日常生活的小任務，每日持之以恆，
有一天也會超越三天打魚、兩天曬繩的大力士。

——安東尼・索羅普（ANTHONY TROLLOPE），
英國維多利亞時期長篇小說作者

　　健康與健身市場每年的利潤上看數十億美元，我接下來要告訴你們的是這行的商業巨頭不願你們知道的事。這件事就是：「變得性感曼妙，擁有一身緊實肌肉並不如他們說的如此複雜和艱難。」你不用為了減去頑固的腹部脂肪，每日節食挨餓。事實上，節食是新陳代謝變慢的原因，一旦恢復正常飲食，復胖也是早晚的事。

　　你不用「乾淨飲食」即可保持精壯的體格並且充滿活力，也不必完全戒除碳水化合物或是最愛的「作弊餐」。你不用持續改變訓練內容，就可以達到很好的效果。你無需每天耗在健身房，辛勤揮汗好幾小時，執行一大堆動作和訓練組，因為真相是，這樣做反而會讓你勞而無功，停頓不前，也就是說「肌肉混淆」的唯一功能，就是造成心理混淆。你不用為了訓練出精實的核心肌群而每週做上好幾個鐘頭的有氧運動（想想這麼多年下來，你在跑步機上看到多少的胖子）。

你不用每月花數百美元購買無用的營養品、「潔淨」身體的藥品、或是減肥藥。營養品不會給你二頭肌或是強健體魄，唯一會做到的就是榨乾你的銀行戶頭。而這些只是謬論的一小部分，就是這些錯誤的迷思讓女性同胞，無法獲得真正渴望的緊實身材。

在健身上受挫折會破壞自信心和自尊，影響社交生活和人際關係，阻礙想要繼續進步的動力。這些錯誤資訊到底從何而來？為何這些早已被揭穿的謊言，還是有這麼多知名人士、社交媒體、作家和大師撐腰呢？

讓我長話短說，當數百萬人強烈想要解決問題並且願意花大錢時，絕對有聰明的商人乘機賺錢，用這種方法確保人們可以不斷消費。

要證明我的話很容易，一般人是從哪裡獲得健身和營養建議？不外乎從電視、網路文章、雜誌、健身教練或是朋友，對吧？但我必須說，從這些來源學到的多數內容都是無用的。

你問我怎敢提出如此大膽的主張？讓我們先談談主流的雜誌、網站和刊物書籍。這些出版物每年都會吸引數百萬人閱讀，編輯和出版商並非刻意傳遞錯誤訊息，只是面臨一些難題。

首先，出版物主要販售的就是資訊，那要怎樣才能讓消費者持續訂購？最好的方法就是不斷端出新菜色。他們需要持續提供新資訊、新的訓練方法、飲食技巧、最新研究等等。

新資訊本身不是壞事，健康與健身是個廣闊的主題，有各種林間徑道、幽谷山洞讓大家探索。但這些資訊大都賣不動，書籍著作、雜誌和網站文章吸引不了大眾來訂閱。因為一般人對訓練週期的差異並沒有多大興趣，他們想知道的是如何減去腹部的那層脂肪。

也就是說，你認為哪種雜誌封面主題會更有看頭？是如何瞭解體重調控還是打造肌肉線條的方法？

這就是為何《男性健康》（Men's Health）早在多年前就停止編寫新的封面文章，他們知道市場要的是線條更分明的腹肌、更強大的手臂和更厚實的胸肌，讀者想看的是跟性、財富、信心、智商和健康有關的內容。

因此，你會看到封面主題總是在下面這幾點上面輪來輪去，像是「完美六塊肌」、「這樣穿會更性感」、「快速建立財富」。這是一場無止盡的輪迴，只是換上新包裝、新設計而已。

而你根本不需要那十幾篇輪來輪去的文章，教你如何練出六塊肌、手臂和胸肌。如果要雜誌只能出版實情，那他們僅有二十五篇文章可以出版，但誰想看一成不變的內容，也太無聊。

那二十五篇文章，標題大概不離這幾項：

夥伴們！如何在重訓第一年就增加五公斤的肌肉？

快速減重的「祕密」：多動少吃

為何受歡迎的增肌營養補充品一點用也沒有？

換言之，這些文章會告訴你這些多數人「不願面對的真相」，例如你無法快速練出明顯的肌肉線條，無法只減去腹部脂肪，你需要超過十二種五十字箴言來打造夢想體格。如果出版業要靠真相來賣書、賣雜誌的話，那可真是前景慘澹。

如我在此書中所言，想要擁有強健的體格不離「勤勉」二字。持續不間斷的勤練基本功，隨著時間的累積而有所成就。雖然這樣的

訓練不會永無止盡，但絕對比他們講的還要久一些。你越早接受，就能越快有明確的進展。

出版業面臨的第二個難題是收入來源，而「廣告」是收入的大宗。你在書店裡看到的健身運動雜誌都在為營養品公司宣傳，這些雜誌不是營養品公司出資出版，就是接受財團購買大篇幅的版面來控制雜誌的內容。

這些雜誌若想繼續經營，就要為這些金主帶來豐厚的投資回報，而這就是他們的強項。他們負責將廣告內容寫得聳動精彩，比任何藥丸或藥粉都厲害，把文章寫成看似論述實為廣告的內容，人們很難不被吸引。這些文章看似提供飲食、運動訓練和營養建議，實則都是以推銷產品為目的。

因此，雜誌和線上文章的宗旨都是推廣產品，而不是幫助你以最有功效的方式達成目標。只要文章能讓讀者上鉤，營養品公司就會持續砸大錢買廣告，這樣的現象在這個時代似乎是理所當然的事，人們就應該付錢被騙，這就是雜誌的行銷真相。

接下來我們來討論「健身教練」的真相，我自己也是教練，我實在不想揭發這件事，但我還是得跟各位解釋，為何大多數的教練都會讓你浪費錢。他們的心態通常是純正的，但幾乎都不具備正確的專業知識幫助學員練出理想體格。更糟糕的是，有些人會故意拉長達成目標所需的時間，這樣就能有更多的錢進口袋，畢竟招收新學員是最困難的部分。

所以你會看到很多學員每小時要支付五十到上百美金，卻重複做著沒用且愚蠢的訓練課程，這些可憐人付出了許多的努力與汗水，

卻得不到該有的回報。

你可能還注意到許多健身教練的體格也不怎麼樣，當健身教練自己都是虛胖的弱者，要如何讓學員相信？但不知為何這些教練還是有很多生意上門，他們的學員體型鬆垮，久久都練不出像樣的成果。

除此之外，多數的健身教練不會提供學員適當的飲食與營養計劃，這會讓學員註定失敗。飲食的品質會直接反映出外型的好壞與身體的感受，飲食和訓練一樣重要。飲食錯誤，不管花多少時間在健身房，還是看不到長足的進步；不管做多少有氧運動體重還是會超重，不管增加多少重訓，肌肉一樣瘦弱無力。而飲食得當，你能透過健身獲得最大的效益，可以快速的增肌減脂，還能輕鬆維持體重。

以上這些對你來說可能不是新聞。有些人會害怕飲食控制的話題，因為不想要挨餓、不想嚴格限制食物攝取量，或是只能吃些清淡無味的東西。

但是現在你不用擔心，聽看看我的好消息。因為我要說的「正確飲食」和你想的不一樣，而且你會發現原來飲食控制還可以享受美食。你沒看錯，你能吃自己喜歡的食物，包括美味的碳水化合物，甚至不用去掉糖分，永遠不用感到疏離或剝奪。

這部分我們會在之後深入說明，讓我們再回到健身教練的話題，你可能會想，為何教練對訓練健壯體格、健康身體的科學知識那麼少，不是很多教練都有證照嗎？

確實是這樣沒錯。但其實，教練認證並不要求參試者成為健身專家，只需要學習營養學、解剖學和運動的知識即可。甚至可以線上答題，還可以邊寫邊在網上搜尋答案。更慘的是他們為了通過認證時

所學習的知識都已經過時，甚至完全錯誤，所以從很多面向來看，健身教練註定無法協助我們達成目標。

健身教練每天還要面對是否有生意上門的挑戰，想要學員持續付錢買課程，你得讓他們依賴你的存在，要他們相信沒有教練，自己是沒辦法的。有些人花錢找教練只是買個心安，但大部分的人想要錢花在刀口上，要達到這樣的錯覺很簡單，教練只需要一直更換健身菜單、加深飲食的複雜度、變換訓練原則、要你做但不要解釋原理，你在懵懂不明白的情況之下，自然就會覺得教練好厲害。

當然不是每個教練都這樣，還是有許多出色的教練，他們擁有絕佳的身型，關心他們的學員，知道如何快速、有效的達到成果，實現目標。如果你是這樣的教練，我為你鼓掌喝采，因為你一肩扛起整個產業的責任。除了教練之外，你還可以找朋友幫忙，不過這很碰運氣，而且我們通常都站在運氣不好的那端。我在健身界接觸過成千上萬的人，這情況屢見不鮮。愛健身的朋友都會互通有無，分享健身文章、教練給的建議，也喜歡在健身房跟人聊心得，我也是靠這種口耳相傳的方式而「生意」興隆。靠這個方式得到的資訊正確性和可靠度較難掌控，對錯夾雜，很容易被誤導。

這本書要給大家的是完全不一樣的東西，因為我的動機和回報都跟別人很不一樣。我出版自己的書，我不受出版社、廣告商或時代潮流所控制，我的動機單純，也不需要為了賣書而譁眾取寵。我的收入完全取決於你，重點就是我能怎麼幫你、是否能引起你的興趣。

因此，這本書完全打破常規，我要給大家正確有用的資訊，我推薦以科學文獻為基礎所設計的飲食、運動和健身方法，這在編輯和行銷人員眼中是毫無利益可言。因此，我書中很多內容和多數口耳相

傳的飲食運動建議很不一樣。

例如，在增肌減脂的過程中，我會讓你吃大量的碳水化合物，做大重量來增加肌肉量和肌力；同時我要把你的有氧運動量減到最低，還能讓你練出最精壯、完美的體格。以上所言是否好得讓人難以相信？這些說法聽起來很另類，卻能真正產生效用，這不就是我們所追求的真相嗎？

此刻，你心存懷疑是正常的。我第一次聽到這些以科學為根據的實用策略時也是如此。不過，放寬心，我沒要你放棄以前所學種種，因為我們要學的其實早已存在數十年，只是從沒人像我一樣，如此用心將這些內容做整合、編排。本書追求的是快速獲得健身成果，我要給你的是開始執行的三十天內就看到身體的真實變化。

我保證，你的體重會朝你想要的方向走。我保證，肌肉會撐起衣服，你會看到自己的身體出現前所未有的肌肉線條。如果開始嘗試後三十天仍沒有效果，不管原因為何，這不是書沒用，或是我誇大其實，你只是需要一些建議，修正執行的方式，而我很樂意幫這個忙。你只需要寫信給我：mike@muscleforlife.com。

截至目前為止，超過五十萬人閱讀過這本書，而光是我知道的就已經有數萬人使用了書中的方法，打造了精壯的體魄，為我做了最有力的證明。如果你已經準備好，第一步就是要忘了以前學過的健身知識，我知道這很不中聽，但這是為你著想。先把所學知識放兩旁，在接下來的幾天全心相信我，不要心存疑慮，以開放的胸懷來進行這個大改造計劃。這個過程你會發現自己有做對也有搞錯的地方，這很正常，我大概也把你所有能犯的錯誤都犯過了，不用氣餒。只要完全按照我的計劃去做，成果會為你說明一切。

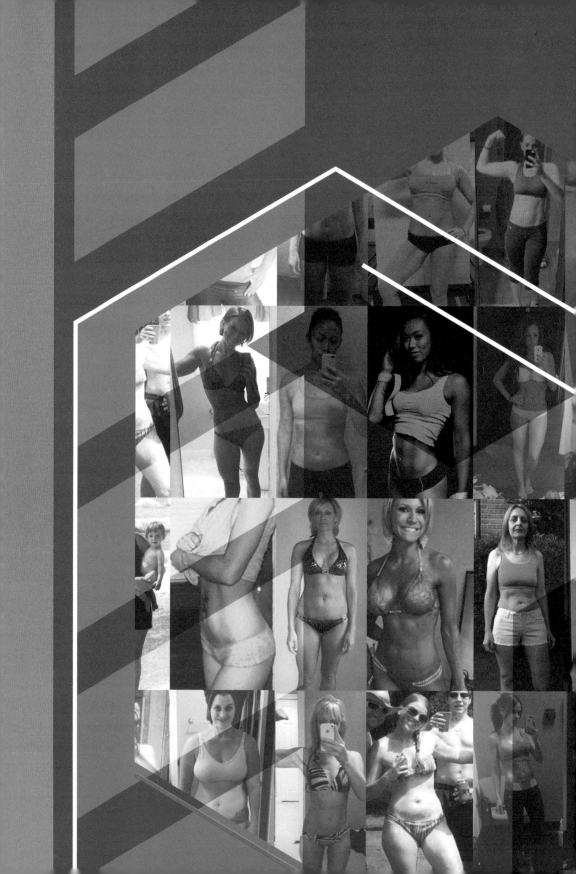

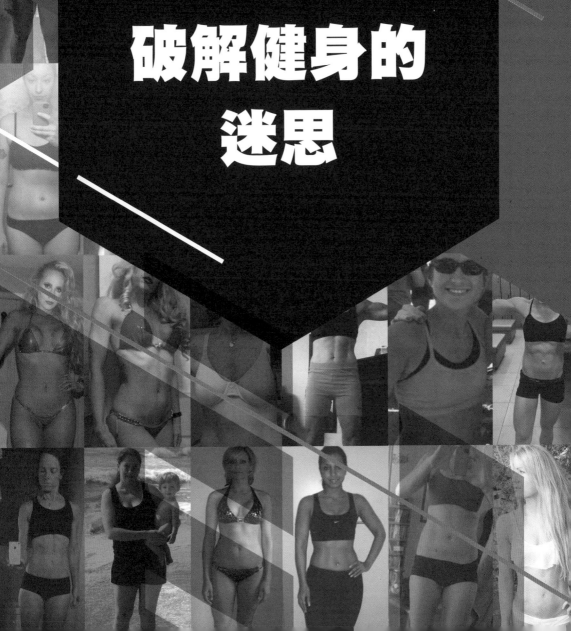

PART 2

破解健身的
迷思

4

阻礙你實現健身目標的
隱形絆腳石

術語的定義是智慧的開端。

——蘇格拉底（SOCRATES）

你是否曾想過：為何飲食與運動會讓人迷惑？這兩個話題總是充滿許多互相矛盾、不合邏輯又行不通的看法和建議。

像我就常聽到下列這些沒有根據的言論：

「計算食物卡路里沒有效果」

「運動對減重沒有幫助」

「綠花椰菜的蛋白質高於雞肉」

「讓胰島素飆高的食物會讓你發胖」

「多吃好油有助瘦身。」

我聽過各種錯誤的觀點，以上只是其中的一小部分。即使與科學論證相違背，但幾十年下來仍舊到處流傳。只是為何人們會如此容易受到錯誤訊息、奇怪觀點，甚至是謠言所影響呢？

雖然這個問題值得深思，感覺該有個深層且複雜的答案，但真相其實很簡單，就是人們不懂這些詞彙的意思，才會產生誤解。

下一次你再聽到人們說沒有必要計算卡路里，或是計算卡路里沒有用，你只需要問他：「什麼是卡路里？」

我敢說，他不是窘困的說不出所以然，就是長篇大論，但文不對題，這都是因為他們並不懂這個詞的意思，更不用談人們是否瞭解卡路里的攝取與消耗，或是代謝是如何作用的。

上述經驗很可能就像是知名脫口秀主持人吉米・金默爾（Jimmy Kimmel）在洛杉磯的街頭隨機抽問路人，要他們解釋什麼是麵筋。「呃，這應該是一種穀物吧」是多數人最好的回應。當然也是有人能說出：「麵筋是從麵粉中提取的。」

也許你也想知道麵筋是什麼，麵筋是兩種蛋白質的混合物，存在於許多穀物，因此麵團會很有彈性和延展性。

卡路里和麵筋只是冰山一角，試問一下何為蛋白質？何為碳水化合物？而糖、體脂、肌肉又是什麼？新陳代謝、胰島素、荷爾蒙呢？

很少有人能夠簡潔、明確的回答這些問題，因此，人們想當然耳的就原地打轉，選擇相信接收到的各種訊息。這就是問題所在，當我們在學習一個主題時，若連題目的基本用語都不明白，又如何能夠正確而完整的瞭解主題呢？打穩地基是做好學習的第一步。

不懂關鍵用詞是阻礙學習新知的第一個絆腳石。誤解傳達知識的詞彙是不可能獲得正確知識，反而會梳理出錯誤的結論。

舉個例，假設我說：「孩子須在薄暮時分離開。」你可能會對此話感到一頭霧水，畢竟這句話沒有給你任何線索，這個地方薄暮可能代表早晨、中午、傍晚等等。

「薄暮」的意思是太陽西落的時候，特指黃昏到黑夜的這段時

間。這樣一解釋，是不是就清楚的知道孩子應該何時離開。

　　學校教導我們可以透過上下文，或是和自己知道的詞彙作比較來猜測單字的意思，這樣的學習方法並不可靠。如果沒有精確、標準、一致的句法，我們不可能真正知道是否能正確瞭解彼此的意思，就好像玩遊戲的同時，大家對規則都抱持不同意見一樣。

　　再以剛才「薄暮」為例，它的意思是太陽正好在地平線下的時候，尤其指日落和天黑之間這段時間，也就是黃昏。如此一來，剛剛那句話的意思就非常清楚了吧？

　　因此，字典可真是文化和文明得以延續的無名英雄，它組成了智識的基石，讓所有想法得以組成並傳播。也因此，我決定列一份「關鍵字列表」，為這本書打造一個獨一無二的開頭。我會和各位分享詞彙的正確定義，這些基本詞彙貫穿全書，讀者需要有確切的認識，才能明白書中所要傳達的觀念。不瞭解基本詞彙就像是兩人相約玩遊戲，對遊戲規則卻沒有共識一樣盲闖瞎撞。

　　我知道閱讀詞彙字義枯燥無味，但不會花你太多時間，這樣做可以確保我們對於基本概念的討論都在同一頻率上，也能讓你激盪出更多想法，你很可能可以整理出一些長久以來的迷思，或者用意想不到的新方式將很多知識串連起來。

　　諷刺的是，只要瞭解這些關鍵字的意義，你會比多數的人對健康、營養和健身有更多的瞭解。如果你不信，你可以去健身房請教練解釋一下卡路里的定義。

　　不僅如此，這關鍵的第一步可以保護你不被大量充斥的假訊息所誤導。只要你瞭解了健康、健身主要概念的意義，你就更能夠偵測和拋棄那些在根本上錯誤的觀念。那麼就讓我們開始第一份列表吧。

5

多數人不知道的健身知識 I

無知不可恥，可恥的是不求知

——富蘭克林（BENJAMIN FRANKLIN）

在第一份關鍵字列表，我們將重新檢視基本生理學術語。明白這份詞彙表才能精準的瞭解這本書所談觀念，獲得最佳的結果。

生理學是對生物體和器官正常功能的科學研究，大多數的人從來不會知道這些關鍵術語的真正含義，因此讓身體受到影響，甚至某些人的生活也因此受到影響。不要小看這些基本功，它可能是決定你健身成功或失敗的關鍵點。

如果你想知道這二回章節的定義來源，可以參考下面這些字典：《新牛津美國字典》第三版（*New Oxford American Dictionary*），這是我個人最喜歡使用的字典；《新韋氏國際字典第三版》（*Webster's Third New International Dictionary*）完整版和《藍燈書屋大詞典—完整版》（*Random House Unabridged Dictionary*）這兩本也很好用。這是我個人大推的三本，你可以從中選擇一本，或是三本都購入，可以交叉確認你不瞭解的詞彙，我個人覺得這是人生中無價的投資。現在我們就開始逐一來學習這些關鍵字。

能量／精力

1. 能量：由電力、燃料、食物和其他來源所獲得的能量，用來工作或產生動作。
2. 精力：是指一個人可以進行某種活動的體力或腦力。

物質

1. 任何與心靈和靈魂不一樣的實體物質。
2. 從物理學（關注物質與能量的科學分支）的觀點來看，占據空間並會隨力量移動的東西都算是物質，與能量有所區別。

化學

化學這門科學關心的是物質的組成，並探討這些成分的特質和反應，並利用這些反應來組成新的物質。

化學作用／化學製品

1. 化學作用：泛指與化學相關，物質的組成、反應以及產生變化的過程。
2. 化學製品：任何透過化學過程或變化產生的物質。化學製品通常是指人造物質，但定義並不僅局限於此。

有機體

泛指生命，如人類、動物或是植物。

細胞

生物體的基本單位，而有些生物體是單細胞。根據最新研究指定，人類的身體是由三十七兆二千億的細胞所組成 [1]。

細胞能產生能量，與其他相鄰細胞交換訊息，並且能夠分裂繁殖，時間到則會死亡。

組織

動植物體內形狀與功能相近的大量細胞，集聚而成。

肌肉

通常附著在骨骼上的身體組織，藉由收縮和放鬆來產生動作。

骨骼肌

連接骨骼的肌肉，讓身體與四肢能夠產生動作的力學系統。

肌纖維

也稱為肌肉細胞或肌細胞，像線一樣的長束肌原纖維，和其他體內的結構一起收縮來產生動作。

脂肪／油

1. 脂肪：動物體內天然的油性物質，特別是指皮膚下或是器官周圍的脂肪層。
2. 油：由動物或植物體內提煉，用於烹飪的物質，可能是固體或是液體。

器官

由兩種類型以上的組織結合而成器官，共同運作以達成生物體中的特定功能，例如心臟、皮膚、肺臟。骨骼肌不是器官，因為骨骼肌只由一種組織所形成。

公克

公制的重量單位，一磅重約四百五十四公克。

公斤

公制的重量單位，一公斤等於一千公克或二點二磅。

攝氏

溫度的度量單位，水在**攝氏**零度時會凍結，並在一百度沸騰。

卡路里

卡路里是能量的度量單位，指的是生物體的熱量輸出或是食物的能量值，能讓一公斤的水提高攝氏一度所需要的能量，被稱為千卡或大卡，這個單位可表示食物的能量。

元素

元素也稱為化學元素，不能透過化學反應再分解成更小部分的物質稱為元素。目前已知的元素超過一百種，是構成物質的基本要素。

化合物

由兩種以上元素組成的物質。

分子

是仍具物質性質的化合物在不受改變下的最小組成粒子，如果你要進一步分解它，就會變成組成這個分子的元素，也就是說它不再是原本的物質。

酸

一種化學物質，通常會腐蝕其他物質。

胺基酸

是組成蛋白質的化合物。

蛋白質

一種天然的化合物，由一個或多個胺基酸長鏈所組成。

蛋白質是生物體內不可少的組成部分，身體需要蛋白質來讓肌肉、頭髮、皮膚等各種重要的化學物質組織生長與修復。

必需胺基酸

人體維持生長和健康的必須物質，並且需從食物中攝取，就稱為必需胺基酸。

氣體

像空氣的物質，不是固體亦非液體。

碳

非金屬化學元素，地球上與生物中的物質大多數都有碳的存在。

氧氣

一種無色、無味的氣體，是大多數生物賴以生存的必需品。

氫

無色無味且易燃，是宇宙中最簡單、最輕的化學元素。

碳水化合物

由碳、氧和氫所組成的分子，身體可以透過分解它來獲得能量。

消化

這是分解食物的過程，以便人體可以吸收和利用食物中的養分。

酵素

由生物體產生的物質，會引起特定的化學反應。

新陳代謝

身體維持生命而產生的一系列物理和化學反應。包含能量製造，以及細胞組織的生成、維持與破壞。

合成代謝

生物體中的代謝過程，細胞利用簡單的物質（如蛋白質）來製造較複雜的物質（如身體組織），也稱為構成性代謝。

分解代謝

指的是將複雜的物質分解為小分子，如蛋白質被分解為胺基酸，這過過程會釋放能量，也稱為破壞性代謝。

這就是第一份關鍵字列表，做得好！可以回頭再看一遍以確定所有概念都清楚，因為下一章的概念將奠基你剛剛讀過的這些內容。

6

多數人不知道的健身知識 II

我們國家似乎有個一直沒被注意到的大問題，
那就是用詞遣字含糊不清所衍生的有害影響。

——美國學術教育之父 諾亞‧韋伯斯特（NOAH WEBSTER）

　　這第二份關鍵字列表建構在之前一份的列表上，我們會複習你所需要知道的基本用詞，以便能在飲食、營養和營養補充品這危險的大海中安全航行。

　　這些用詞害得許多人翻船，弄錯幾個核心用詞就可能錯解整個領域的知識。錯解知識很可能讓你搞錯方向，而你其實只要花些時間，學習這些用詞就能避免錯誤。

健康

1. 健康的身體會有良好的肌力、體能狀況佳，沒有疼痛、疾病、受傷、失能等狀況。
2. 對身體、精神或情緒狀態有益處的東西。

營養素

一種物質，提供生命和成長必須的營養。

食物

是身體攝取的物質，能提供身體製造能量與成長所需的營養素。

營養

指為生長、生存和維持健康提供所需的食物與其他物質。

滋養

身體獲得營養的過程，主要是指食物進入身體，分解後成為可利用的養分，讓細胞可以生長生成、代謝，維持健康的狀態。

主要營養素

飲食中需求相對大量的營養成分，特指蛋白質、碳水化合物、脂肪和礦物質，如鈣、鋅、鐵、鎂和磷。

維生素

生物體內的細胞能夠正常運作、生長和發展所需的物質。

激素

又稱荷爾蒙，是人體製造的化學物質，透過血液或體液進入細胞和器官，藉以引起特定的反應或作用。

礦物質

人體需要各種礦物質，如鈉、鉀、鈣和鋅等來維持不同的生理功能，如製造骨骼、激素和調節心跳。

飲食

1. 人們日常攝取的食物和水分。
2. 人們因為有特殊目的，進而控制攝取的食物與水分，像是為了減重、提高運動表現或是治療疾病而實施的維持療法。

糖

一種有甜味的碳水化合物，來自植物、水果、穀物等來源。

葡萄糖

自然界中廣泛存在的糖，葡萄糖是生物體中重要的能量來源，是碳水化合物的組成成分。

毫克

公制中的重量單位，等於千分之一公克。

毫升

公制中的容量單位，等於千分之一公升。

血糖

指在血液中的葡萄糖。而血糖濃度是指血液中含有多少葡萄糖，以每一百毫升的血液中有多少毫克為計算單位。

蔗糖

存在於多數植物中的糖，像是甘蔗和甜菜根都有豐富的蔗糖，是最常作為食用糖的一種糖類。

果糖

一種非常甜的糖，許多水果和蜂蜜，以及蔗糖和高果糖漿都含有果糖，兩者皆由百分之五十的果糖和百分之五十的葡萄糖組成。果糖會被肝臟轉化為葡萄糖，然後釋放到血液中供身體使用。

半乳糖

存在於乳製品中的一種糖，代謝方式和果糖相似。

乳糖

牛奶中的一種糖，含有葡萄糖和半乳糖。

肝糖

碳水化合物的一種形式，主要儲存在肝臟和肌肉組織中。它是身體儲存的能量，可快速轉化為葡萄糖，滿足人體對能量的需求。

單一碳水化合物

在人體中可以迅速分解為葡萄糖。果糖、乳糖，以及庶糖都是單一碳水化合物。

複合碳水化合物

由單一碳水鏈結在一起所形成的，這種結構需要更長的時間分解成葡萄糖。全穀物、豆類和蔬菜中的糖屬於複合碳水化合物。

澱粉

一種複合碳水化合物，存在於許多水果和蔬菜中，廚師會將澱粉加到食物中，增加濃稠度。

胰島素

胰臟產生的一種激素，在你進食時，身體會分泌胰島素，並且釋放到血液中。胰島素會讓肌肉、器官和脂肪組織從食物中吸收養分，部分養分會進入血液，部分則會儲存起來。

索引

按順序排列資訊的系統，讓人們可以輕鬆進行比較，獲取資訊。

升糖指數（GI）

是測量食物轉換成血糖速度的指數。將食物在消化過程中轉化成葡萄糖的速度進行排名，量表從零到一百。

升糖指數五十五以下屬於低升糖，在五十六到六十九之間屬於中升糖，七十以上則為高升糖。

單一碳水化合物會迅速分解成葡萄糖，因此屬於高升糖指數，像是蔗糖的升糖指數為六十五，白麵包是七十一，白米飯為八十九，馬鈴薯為八十二。

複合碳水化合物轉化為葡萄糖的速度較慢，屬於低升糖，像蘋果是三十九，黑豆為三十，花生是七，全麥麵食為四十二。

纖維

是一種無法消化的碳水化合物，可在多種食物中找到，水果、蔬菜、豆類和穀物都是含有纖維的食物。

脂肪酸

是動植物中的脂肪和油脂。

必需脂肪酸

對身體的機能至關重要的營養，但因人體無法自行合成，所以需由飲食中攝取。

飽和脂肪

在室溫下是固體。可從許多動植物身上提煉出來，包括肉品、鮮奶油、起司、奶油、豬油、椰子油、棉籽油和棕櫚油等等。

不飽和脂肪

在室溫下是液體，存在於許多植物和部分動物中，如酪梨、堅果、蔬菜油、魚類等。

反式脂肪

是一種不飽和脂肪，是人造製品，在自然界中並不常見。這種脂肪存在於加工食品，如早餐麥片、烘焙食品、速食、冰淇淋與冷凍晚餐。任何含有「氫化油」的東西都有反式脂肪。

膽固醇

存在於大多數的人體組織中，是一種柔軟的蠟狀物質。膽固醇是細胞結構的重要部分，用於製造不同的激素。

結束！我們終於完成關鍵字定義了，希望這對大家能有所助益，我自己就從這上面學到很多，也才發現原來我對這些用詞和概念有許多誤解，這讓我感到非常驚訝。而在瞭解了正確的定義之後，很多錯誤的想法輕易的改正過來了，我也才能以一個更理性、專注的視角來看待健康和健身議題。

接來下還有更多的驚喜等著大家，在下一章中我們要來揭發最大的健康、健身權威故意讓民眾相信的十大減重迷思。

7

減脂十大迷思

找藉口是通往失敗的路徑。

——馬克・貝爾（MARK BELL）

人類在這幾千年來，一直在追求著體格精壯、肌肉發達的運動員身型。這是一個至高的標準，是古代英雄、希臘神祇的標配外觀，沒人挑戰它的崇高地位，而我們迄今依舊崇敬著這樣的理想。

在美國，肥胖率超過人口數的百分之三十五，並且逐年攀升。似乎只有天生基因像超人，或是願意為了健身犧牲奉獻、嚴守紀律，深入學習正確觀念的人，才能夠練出這種理想的體格。然而，別被這個論點給騙了，基因不是阻止你練出強健體魄的原因，想學健身知識也不難。

在你看完這本書後，你就能學到所需的各種知識。也別擔心自己沒有足夠的意志力，這件事沒有你想像的難，雖然你不能天天吃批薩，也別夢想偶而練個幾下，就能擁有完美六塊肌。但是，只要能把握飲食和重訓要點，我們還是可以享受喜歡的食物，做自己喜歡的鍛鍊，進而達到增肌減脂的目標。

這是我寫書的原因，我想要幫助你改善體格，還有讓你的生活

更美好。減脂是這個願景中的主要部分。若要實現這個目標，你不能盲從那些未經證實的流行節食法。方法錯誤很容易發生瘦了又胖回來的溜溜球效應。要徹底拋棄讓你變得虛弱、過重和沮喪的節食法。學會輕鬆、持續的減脂方法，你才能做自己身體的主人，讓過多的脂肪從此不上身。在幫助大家做到這點之前，我先得破除十個嚴重的減脂迷思，有些你聽過，有些你甚至試過，如果我們不先破除這些迷思，你可能會懷疑我接下來要講的事，更可能對書中的核心概念與減脂方法產生抗拒心理。

現在，就讓我們一舉剷除這些害人不淺的謬論，祝福各位都能練就理想的身型。

迷思 1 計算卡路里是錯誤的做法

美國有位醫生在他最新的暢銷著作說：「計算卡路里的方法行不通。」還有位一輩子是紙片人的漂亮女生，在電視上跟主持人歐普拉（Oprah）說：「計算卡路里是人類無知的節食歷史。」前鐵人三項的運動員，現在自封為飲食大師，他在部落格上大力呼籲：「我們要拋棄過去，繼續前進，重要的是食物的品質而不是熱量。」這些話聽起來很悅耳，只要選擇正確食物，就能疏通和改善身體的激素、促進新陳代謝，身體自然就會變好。

然而，會相信這種話的人，無非就是希望不用限制飲食分量，想要靠著選對食物，就能變得精瘦健康。我只想說：傻人說傻話。事實上這樣講的人無異是信口開河、胡說八道，因為單就體重而

言，吃多少遠比吃什麼重要。你不相信？看看美國堪薩斯州立大學（Kansas State University）馬克赫柏教授（Mark Haub）的親身經歷。他在十週內，只吃蛋糕、薯片、Oreos、和乳清蛋白，減了十二公斤[1]。還有一位教自然科學的老師約瀚·西斯納（John Cisna），他在六個月內只吃麥當勞，就減了二十五公斤[2]。還有賽奇威克（Kai Sedgwick），他是一位健身愛好者，他每天做完嚴格訓練後都會吃麥當勞，為期一個月，卻練出非常精壯的體魄[3]。

但我不建議大家這麼做，因為營養均衡確實很重要。我舉這三個案例是要讓大家瞭解計算卡路里的重要性。以上三位即使吃下大量的垃圾食品，但是熱量進出平衡，還是可以增肌減脂。

這一切運作模式以及體重變化的關鍵，就是能量平衡，可透過能量的攝入（吃進去的卡路里）和輸出（消耗的卡路里）兩者來計算。

每種食物的卡路里都不一樣，像堅果的能量密度很高，每公克平均有六點五大卡。另一方面，芹菜的能量則很少，每公克只有零點一五大卡。總和一天中所吃的卡路里，和消耗的卡路里相比較，我們會發現三件事：

攝入的卡路里＞燃燒的卡路里（經常如此，體重會增加）。
攝入的卡路里＜燃燒的卡路里（經常如此，體重會下降）。
攝入的卡路里＝燃燒的卡路里（經常如此，體重會維持）。

我們以銀行帳戶來作比喻，存（吃）的比提領（燃燒）的多，就會創造能量正平衡，存款就會增加，這多出來的存款（儲存於身體

的能量）就是體脂。存的比提領的少，存款數字就會下降，就會創造負向能量平衡。也就是存不夠時，身體會去消耗之前存的脂肪來補償能量赤字，以維持正常運作。

人體需要持續不斷的能量來維持生命，如果沒有立即可用的儲存能量（體脂肪），就必須用非常精準的飲食計劃來補充能量。在這個情況下，少吃一餐都可能因為能量耗盡而喪命。幸好，這不是人體運作的方式；吃不夠的時候，身體自然會分解儲存的體脂肪，在必要的時候燃燒脂肪以提供能量。

那如果你持續幾週或幾個月，消耗的都比攝取的多，這時，身體不得不把之前儲存的體脂拿出來用，體脂會越來越少，你看起來也就越來越瘦。以上講的不是假設，也沒有顛覆任何理論，這不過是熱力學的第一定律。這個定律講的就是能量無法被製造或消毀，只能改變形式，而此定律適用於所有物理能量系統，包話人體的新陳代謝。食物在吃下肚之後被肌肉轉為機械能量（動作），被消化系統轉為化學能量（體脂肪），被身體器官轉為熱能（熱）。

因此過去這一世紀所有有控制的減重研究都得出相同的結論，也就是消耗能量必須大於攝入能量，減重才能看到成效。[4] 許多世界知名的健美先生，都是靠這個知識有系統地調節身體所需的脂肪含量，像是「現代健美之父」尤金·桑多（Eugen Sandow）、老牌健美明星史蒂夫·里夫斯（Steve Reeves）、到指標性人物阿諾·史瓦辛格（Arnold Schwarzenegger）都是如此。

所以結論是：一世紀以來的代謝相關研究已經證明，能量平衡就是體重增加減少的基本機制，[5] 這點毫無疑問。

我提出這些證據並不是要你非得計算卡路里才能減重，而是希望大家能瞭解，卡路里的攝取與消耗對體重的影響。你要依照自己想達到的目標，計算所需的卡路里攝取量。

迷思 2　碳水和糖會讓你變胖

大家都喜歡簡單的解釋和聳動的言論，因此多數主流飲食趨勢就蔚為風潮。想創個受歡迎的節食法，有個簡單的方程式：

1. 過胖和不健康不是你的錯

那些渾蛋只會一直說你吃太多又懶得動，但他們錯了。你不是懶，只是吃錯食物，被不正確的科學理論害了。

2. 新研究終於找出體重超標的背後兇手

你要和對方說終於找到問題了，我們要聯手起來擊倒它們，迎向光明的未來。

3. 不惜代價躲開碳水和糖，就能過著幸福快樂的日子

這些以情感為訴求的方法是業者的行銷策略，十幾年前追求的是低脂，而今日流行的是要低碳和低糖。然而，這些都是為了向大眾販售產品的方法。他們說減少萬惡的碳水和糖，體重就會自行融化、離你而去。

這聽起來很有道理，但我告訴你，事實根本不是這樣。因為你可以從剛提到的大學教授和科學老師，或其他嚴謹的科學研究中證實，減重和低碳高碳或是低糖高糖無關。

　　我以下面的範例來說明：

- 美國亞利桑那州立大學（Arizona State University）的研究人員，讓兩組實驗對象攝取相 同的卡路里，第一組，百分之五的卡路里來自碳水化合物； 第二組，百分之四十的卡路里來自碳水化合物，十週後，他們發現卡路里的來源差異對減重或減脂沒有影響。[6]

- 美國威斯康辛醫學院（Medical College of Wisconsin）也做過相同的實驗，一樣分成兩組，第一組，百分之四的熱量來自碳水化合物，第二組，百分之三 十的熱量來自碳水化合物，為期六週，結果發現對減重、減 脂沒有產生差別。[7]

- 美 國 哈 佛 大 學 公 共 衛 生 學 院（Harvard School of Public Health）的研究人員將實驗分成三組，第 一組的卡路里有百分之六十五來自碳水化合物，第二組為百 分之四十五，第三組為百分之三十五，時間長達兩年，結果 發現在減重和減脂的成果上，沒有造成任何差異。[8]

- 美國史丹福大學醫學院（Stanford School of Medicine）進行過相同的實驗，他們將受測者分 為兩組，第一組從碳水化合物攝入的卡路里是百分之五十， 第二組是百分之二十五，為期一年，對減重或減脂沒有造成 任何差異。[9]

- 美國杜克大學（Duke University）亦是將受測者分為兩組，

一組從碳水化合物攝入的卡路里為百分之四，一組為百分之四十三，為期六週，在減重或減脂的成果上，不產生任何影響。[10]

- 蘇格蘭瑪格麗特皇后大學（Queen Margaret University College）將受測者分為兩組，一組的卡路里有百分之五來自糖分，一組是百分之十，為期八週，對減重結果沒有造成任何差異。[11]

我們會在後面更深入探討，為何糖和碳水化合物不如大家所想的，那麼危險、那麼容易讓人發胖。目前我們需要把握的重點是：只要燃燒的卡路里比攝取的多，不管你是高碳高糖還是低碳低糖飲食，你都能減重成功。

我們還有一個推論：沒有一種食物可以讓你更容易變胖，只有「吃過量」才會導致體重增加，如果你攝取的熱量一直超過消耗的，即使你只吃地球上「最健康」的食物，體重仍舊會穩定上升。

觀察一下你週遭的人，就很容易證實以上的論點。你身邊有多少人即使堅持「乾淨飲食」，卻仍然過重？現在你明白原因了吧！

迷思 3 有些人就是易胖且不可能瘦下來

很多人「莫名其妙」減重不成的首要原因是「吃太多」！原來如此！真相水落石出！當局者迷啊！研究指出，大多數的人很不會算卡路里，可能是低估分量，或是低估食物的卡路里、誤算攝取量，甚

至有人會自我欺騙，覺得再吃幾口沒關係。

美國哥倫比亞大學（Columbia University）從實驗中發現，那些過重的人，計算自己每日攝取八百到一千二百大卡，但實際上他們對於平均攝取熱量預估的誤差，平均卻高達二千大卡。[12] 是的，這些人每日攝取三千大卡左右，卻宣稱只有八百到一千二。

人們無法遵守飲食的規定和限制，不能正確計算每天攝取的熱量，這是節食失敗的原因。當然，要佛系減重，不算卡路里也是能瘦身成功，但這個方法會隨著體重下降而越來越不可行。除此之外，還有許多原因會造成卡路里計算方法的失敗。如果你經常外食或是吃包裝食品，熱量很容易就會超標。因為餐廳和食物包裝上提供的卡路里通常不準確。[13]

事實上，食品製造商把熱量少寫百分之二十，還是可以通過政府的審查，這裡面有很多不道德的操作。[14] 所謂的「低熱量」餅乾的熱量大概也沒那麼低吧？瞭解了這點，而堅持自己備餐的人也未必有較好的結果，因為沒有確實測量食物熱量。

以下狀況隨處可見：你在備餐時拿出麥片、花生醬、藍莓、優格、量杯和湯匙。你量了一杯麥片、一匙的花生醬、半杯的藍莓和半杯的優格，全部加在一起做成你的餐點。看似不多，但這餐的熱量仍舊超標，而且比你想的多了幾百大卡，你不禁納悶到底是怎麼回事？

好吧，事情是這樣的。你倒的那杯燕麥片，一百公克有三百七十九大卡，但包裝盒上寫三百零七大卡，因為包裝預設你只會舀出八十一公克的燕麥片。這樣一來，光麥片就先差了七十二大卡。然後一匙 二十一公克的花生醬有一百二十三卡，但罐上標的是十六

公克的花生醬，總共九十四大卡，這裡又藏了二十九大卡。每餐、每種食物、每天都犯這種錯誤，就很可能讓你「莫名其妙」無法減重。

迷思 4 作弊餐可以想吃什麼就吃什麼

許多減重方法都會有「作弊餐」，這一餐可以想吃什麼就吃什麼。這個想法本身確實有好處，而隨後你就會讀到，本書認為可以吃作弊餐，以減輕節食過程中的心理壓力和想吃的慾望。不過，就算作弊也要做對才有效用，很多人減不下來就是做錯了。

譬如說太常作弊，稍微回想一下卡路里減重原理的大原則，就能瞭解哪裡做錯。如果每個月只有幾天適度的多吃一些，對整體熱量不會有太大的影響。就怕老是拿作弊餐當藉口，每週吃上好幾次，那減重的速度自然慢如牛步。

另一個常見的錯誤是把作弊餐拉成作弊日，放縱一餐能造成的損害不大，畢竟吃到兩千大卡左右的時候，你的胃大概也要開始求饒了。可是如果整天都隨便吃，一整天下來攝取超過數千大卡也是正常，而你這幾天甚至整週所做的努力就會被破壞殆盡。

還有一個很糟糕的作弊方式是特別選擇高脂、高熱量的食物，雖然我才剛說放縱一餐造成的損害不大，但若選錯食物，攝入太多熱量仍舊會影響減重成果。

高脂、高熱量的食物成分和體脂肪接近，身體不用太費力就能轉化成體脂肪（約佔食物所含的零到百分之二的能量），這是高脂高熱量最糟糕的地方。[15]

而蛋白質和碳水化合物的化學成分和體脂肪不同，需要較多的能量來消化（分別佔它們所含的百分之二十五和百分之七的能量），而且在正常情況很少會轉化成體脂肪，[16] 因此高脂餐點會比高蛋白或高碳水更容易讓身體變胖。[17]

　　你已經很瘦但還想變瘦的話，這個資訊對你特別有用處，身體在這個時期最不需要的就是過剩的卡路里，尤其是食物中的油脂，傷害最大。

　　在作弊餐喝酒也不好，雖然酒精不能被儲存為體脂肪，但是會減緩脂肪的燃燒速度，同時加速身體將碳水和脂肪轉為體脂肪的速度，讓身體將食物中的脂肪儲存成體脂。[18]

　　簡言之，酒會讓你變胖不是因為熱量，而是微醺時，誰能抵擋得住眼前的美食呢？

迷思 5　你可以局部減脂

　　翻開任何健身雜誌，幾乎都會看到練腹肌、瘦大腿、消蝴蝶袖等局部瘦身的運動方法，我還真希望瘦身能如此簡單。研究指出雖然局部運動，可以增加該區塊的血流量，進而加速脂肪細胞的分解，但這樣做的效果微乎其微。[19] 訓練肌肉可以消耗卡路里，幫助肌肉生長，兩者都可以幫助身體減脂，但無法大量燃燒局部脂肪，讓你看到顯著的效果。[20]

　　要知道減脂是全身性的，你透過飲食和運動創造「熱量赤字」時，身體會進入減脂模式，將體內原本儲存的脂肪轉換成能量。然

而，每個部位的脂肪分解速度不一，有些快有些慢，我們之後會進一步說明。因此研究告訴我們：想堅持每日做仰臥起坐也行，但除非體脂降低，不然六塊肌永遠不會現身。[21]

迷思 6) 節食會破壞新陳代謝

依據大多數的論點而言，「新陳代謝受到破壞」指的是生理系統被打亂，造成身體消耗的能量低於應有的水準。

也就是說，這種假設的狀況會讓你燃燒的卡路里低於你的體重和活動量所應該消耗的狀態。而且這些理論認為新陳代謝若是受到破壞，會持續幾週、幾個月甚至是幾年。

這叫做「新陳代謝破壞」，因為意思是新陳代謝真的「壞掉了」，到了需要「修復」的程度。

人們認為新陳代謝受損的常見原因為：長期熱量不足、節食過度以及做太多有氧運動。因此，在你控制熱量攝取，體重卻無緣故停止下降，或是節食一段時間後，體重完全失控、降不下來，有人就會說這應該是新陳代謝受到損害需要修復。

支持這個論點的幾乎都是故事而非科學實證，例如有人即使每天只吃幾百大卡還是無法減重；或更糟的是，有人採取低熱量的飲食方式搭配高強度的運動，還是持續增重。

因此，世人普遍相信節食會破壞身體的運作，而且還可能造成不可逆轉的結果，必須有特殊的飲食方法，才能讓新陳代謝恢復正常。

對此，科學界有話想說。

有研究指出，因為長期低熱量飲食而降低的新陳代謝率，下降幅度小於百分之五到百分之十五。[22] 而且唯有體重減少百分之十以上，新陳代謝率才會產生兩位數的變化，而且這些實驗的受試者都是因為錯誤的飲食方法，如熱量過低、攝取太少的蛋白質，沒有做阻力訓練等原因。

其實，降低的新陳代謝率在減重停止後還會持續很長的一段時間，但透過增加卡路里攝取量、重訓和高蛋白飲食就能輕易逆轉。[23]

對於曾經採取極端方法來減重的人也是如此，雖然減重方法不正確，但下降的新陳代謝率相對來說並不大，只要透過適當的飲食和運動訓練都是可以改變的。

科學研究還有更振奮人心的發現，當我們正確的對待身體，新陳代謝會有其他正面的轉變，關於這點後面會更深入的討論。

迷思 7 節食會讓身體進入飢餓模式

「飢餓模式」的說法和新陳代謝受損的概念差不多，也就是過度限制熱量，會減緩新陳代謝，減重會變得很困難，除非吃仙女餐，不然體重是不可能再下降。

人們普遍認為「飢餓模式」和「新陳代謝受損」是一起發生的，大部分的人會這樣描述過程：

1. 你吃太少，減重的速度太快。
2. 你讓身體進入飢餓模式，體重會停止下降。
3. 你吃得更少，運動更多，對新陳代謝卻產生更大的傷害。

4. 你處於飢餓模式的時間越長，不管如何努力，減重的速度會越來越慢，而新陳代謝卻會越來越糟。

　　他們說為了避免新陳代謝下降，減重要和緩，要溫和地限制攝取的熱量，過於躁進只會傷害自己。以上論述不能說全錯，但就和那些「人人都知道」的健身知識一樣，錯的成分大於對的成分。身體在遇到熱量限制的情況時，雖然體重會停止下降，但不會進入什麼「模式」，體重就會很神奇地降不下來。

　　舉一個最極端的人體新陳代謝實驗為例，也就是驚人的「明尼蘇達飢餓實驗」來說明，[24] 這個實驗始於一九四四年，當時，第二次世界大戰已接近尾聲，國家需要找出方法來幫助歐洲數百萬挨餓的人民恢復正常體重。

　　如同你的猜測，這個研究會刻意讓人挨餓，真的挨餓。科學家找到了三十六名志願者，讓他們選擇要送物資到戰爭前線，或是將自己的新陳代謝貢獻給科學，讓他們以戰俘營的條件生活。故意讓受試者連續挨餓六個月。除此之外，受試者每日要勞動數個小時，每週行軍三十五公里，但每日攝取的熱量減半（約一千五百大卡）。

　　可以想像這樣的生活條件非常嚴苛，實驗接近尾聲時，受試者個個瘦成皮包骨，有些甚至瀕臨死亡邊緣，甚至有人無端剁掉自己的手指來充飢。

　　那他們的新陳代謝率呢？是否也一樣進入了飢餓模式呢？

　　事實上並沒有。

　　在平均減少約百分之二十五的體重後，新陳代謝比科學家根據

他們的下半身體重而推估的代謝率低了百分之二十，也就是說在經歷了半年最極端的減重手法後，他們的新陳代謝率只降低了百分之二十。

實驗進入第二階段，受試者開始正常飲食，讓他們恢復失去的體重。十二週後，新陳代謝率只比正常的低百分之十，有些人的情況甚至恢復正常，好像從沒經歷過極端減重一般。

我有一位從事科學研究的朋友，和門諾・漢斯曼（Menno Henselmans）從事一項實驗，分析受試者這十二週恢復期的數據，發現即使快慢不一，但最終每一位的體重都恢復了正常狀態。[25]

這項突破性的實驗就像是棺材上的最後一根釘子，真正破解人們對飢餓模式的迷思，也就是志願者到了實驗尾聲都還在降體重。雖然他們減重速度變慢，但體重從未真正完全停止下降。

我們可以肯定的假設，如果每日攝取一千五百大卡左右，並且每週進行長時間中等強度的運動，可以持續減重六個月的話，你不用擔心我們這樣相對平淡無奇的飲食控制和運動習慣會影響減重的功效。

迷思 8 少量多餐更助於減重

有沒有聽過：「少量多餐，可以促進新陳代謝，加速減脂的速度，還能控制食慾。」聽過的話舉手。

這個理論很簡單：吃東西的時候身體會一直處理食物，因此若每幾個小時就吃東西，新陳代謝會一直維持活躍，對吧？，而且將一日三餐的量分成多餐食用也能降低想要大吃一頓的食慾，對吧？可是

這理論在科學研究的面前卻完全站不住腳。

法國衛生醫學研究院（French National Institute of Health）的科學家檢視大量文獻，針對許多研究的內容，比較各種飲食型態之間的差異，從一天一餐到十七餐都有。[26]

他們發現少量多餐吃個不停跟一天好好的大吃一餐，兩者沒有顯著差異。餐量少帶來的是小而短暫的代謝提升，而餐量大則會引起長而大的代謝高峰。因此將一天因消化而燃燒的熱量加總起來，飲食型態並不會帶來明顯差異。

加拿大渥太華大學（University of Ottawa）的研究結果也支持這項結論，他們將受試者分成兩組：[27]

1. 一組每天正常三餐飲食。
2. 一組每天三餐加三次的點心。

兩組受試者維持相同的熱量赤字，在八週後完成實驗，數據顯示所有人的體重、脂肪、肌肉降低程度都沒有顯著差異。

那少量多餐對控制食慾有幫助嗎？這需要討論兩個面向。先舉美國密蘇里大學（University of Missouri）的實驗來說明，研究人員讓受試者進行了十二週的節食減重計劃，發現增加蛋白質的攝取量可以控制食慾，但一日三餐或六餐對食慾則沒有影響。[28]

另外，美國堪薩斯大學（University of Kansas）也進行過性質相近的研究，旨在瞭解用餐頻率與蛋白質攝取量，對食慾、飽足感和激素反應的影響。他們也發現增加蛋白質攝取量可以提高飽足感，而一日六餐的飽足感不如一日三餐。[29]

但同時也有其他的研究發現一日三餐的飽足感較低，反而是增加每日用餐頻率可以提高飽足感，讓受試者更容易堅持減重計劃。[30]

某種程度上而言，你能堅持的飲食模式就是最好的飲食模式，在飲食頻率上更是如此。我身邊很多人喜歡一日四到六餐，我也是如此，也有人喜歡二到三餐，兩者都是恰當的。

迷思 9 要運動才能成功減重

如果你願意每天吃很少的食物，那麼不用做什麼運動，就能創造很高的熱量赤字。靠節食可以減下不少體重，不過，同時也會流失許多肌肉，這不是我們樂見的情況，原因有很多，而虛榮心當然也是很常見的原因。[31]

減重有成要控制飲食也要運動，而且不是任何運動都可以，在熱量赤字的狀態時，最好的運動是阻力訓練，這是一種提高肌力和肌耐力的方法。

可以從美國西維吉尼亞大學（West Virginia University）所做的一項研究中，看出節食時進行阻力訓練的益處，研究人員將二十位男女受試者分成兩組：[32]

1. 第一組每週做四次一小時的有氧運動。
2. 第二組每週做三次重訓。

兩組的飲食內容相同，十二週後，每個人都減了差不多的體脂肪，但有氧運動組卻流失九磅左右的肌肉，重訓組則沒有這個問題。

還有其他研究也有同樣的發現，若想要快速減脂卻不想流失肌肉，就需要在減重時加入阻力訓練。[33]

迷思 10 有氧運動比重訓更有助於減脂

這是上一個迷思的延伸，大多數人在開始運動減重時會選擇有氧運動，像是慢跑、游泳或騎自行車。

這些運動都很好，問題是有氧運動對減重而言效益不大。[34] 有許多研究發現，人們在做心肺運動後，體重甚至會開始增加。[35]

過重者迷上的是燃燒熱量而不是變得更健康。

光靠有氧運動無法明顯減重的主要原因為二：

1. 要補回運動燃燒的卡路里太容易了。

猜猜看，快跑三十分鐘能消耗多少大卡？對於一個體重七十公斤左右的人來說，大約能消耗四百大卡的熱量，然而，只要一把堅果、一點優格和一個蘋果就能補回這些卡路里。或是如果你比較愛吃，幾片巧克力餅乾和一杯牛奶就能補足滿滿的四百大卡。

我不是說減重時不應該吃堅果、優格、蘋果或餅乾，而是心肺運動並不如我們所期望的可以消耗大量的卡路里。

做有氧消耗的卡路里對減重有幫助，但你的目標不只是燃燒卡路里，而是要「減去體脂肪」，而若是吃得太多，有氧運動永遠無法幫助你減重成功。

2. 你的身體會對運動產生適應，並減少熱量消耗。

研究指出在熱量赤字時，身體會提高能量的使用效能。[36] 也就是說你雖然做著相同類型的運動，但持續運動所需的能量卻會越來越少。這也意味著在同樣情況之下一直做同樣動作，你燃燒的能量比想像中更少，也讓你在減重過程中更可能大吃特吃或進度停滯。

許多人會做更多的有氧運動消耗更多的能量，讓減重持續進行，但是這樣做的同時也會加速肌肉流失，導致新陳代謝變慢。

那重訓的情況又是如何？

科學研究很清楚的指出這是很有效的減脂方式，那為何人們提到重訓就想到練太壯而非變苗條呢？[37]

答案很簡單，重訓並不是受歡迎的減重方法，因為它其實是很糟的減重方法，但它對加速「減脂」和保存肌肉卻有絕佳的效果。美國杜克大學（Duke University）的一項研究就完美說明這點[38]。研究員招募了一百九十六位年齡在十八到七十歲之間、肥胖或過重的受試者，男女皆有，將這些人分為三組。

1. 第一組每週做三次阻力訓練，每次一小時。
2. 第二組每週以中等強度慢跑三天，每次四十五分鐘。
3. 第三組則是進行阻力訓練和有氧運動。

實驗在八個月後結束，你猜哪一組減去最多的體重？

不是第一也不是第三，體重減最多的是只做有氧運動的第二組。但是，他們也是唯一流失肌肉的一組。那再猜猜看哪一組減去最多體脂，而且還提高肌肉量？沒錯，就是同時進行阻力訓練和有氧運動的

第三組。

　　換句話說，你做有氧運動時要搭配阻力訓練，體重雖然因為肌肉量增加而減得較少，卻減去了更多的體脂肪，我們會在之後的章節詳細介紹產生這種結果的生理因素。

　　我現在真心為各位感到高興，因為大家在讀完此章後，對健身有更新層面的認識，可能連醫生、運動員甚至是科學人員都沒有這樣的水平，而我們才剛暖完身而已呢！

　　我們會在下一章用一樣的方法分析增肌，深入探討十項人們對增肌的迷思，找出讓大家無法獲得完美線條、精壯體格的原因。

重點整理

- 輸入（攝取的卡路里）與輸出（消耗的卡路里）之間的能量差距，就是體重增加或減少的基本機制。
- 攝取的熱量持續少於消耗的熱量，不管你吃多少碳水化合物和糖分，體重都會下降。
- 攝取的熱量持續多於消耗的熱量，即使你吃的卡路里是地球上最健康的食物，體重仍舊會增加。
- 沒有單獨哪一項食物會讓你變胖，只有「過度飲食」才會。

- 多數人莫名其妙無法成功減重的首要原因就是「吃太多」。
- 無法準確估算卡路里攝取量，是多數人飲食控制失敗的原因。
- 要注意「作弊餐」的做法，許多人減重會卡關就是方法錯誤。
- 高熱量、高油脂是最糟糕的作弊餐，這樣的餐點和體脂的化學成分相近，只需要很少的能量便能將食物轉化成體脂肪（僅需食物零到百分之二的能量）。
- 研究顯示高脂食物比高蛋白和高碳水，更能造成體脂增加。
- 即使酒精不能作為體脂儲存，但會鈍化脂肪燃燒的速度，讓加速食物中脂肪儲存成體脂肪的速度，另外還會加快碳水化合物轉化成體脂肪的速度。
- 訓練肌肉可以燃燒卡路里、促進肌肉生長，這兩者都有助降低體脂肪，不過對於局部減脂效果並不顯著。
- 因為節食，甚至是長期性極低熱量的飲食，而造成新陳代謝率下降，下降範圍只有百分之五到百分之十五。
- 體重減輕停止後，新陳代謝適應會持續很長的時間，但可以透過增加卡路里、蛋白質攝取量和重訓輕鬆逆轉。
- 人體在遇到熱量不足的狀態下會停止體重下降，這不是身體進入什麼模式，也不是打開了什麼神奇的關關，讓體重無法再下降。
- 用餐頻率對每日總消耗能量或是減重沒有顯著的影響。
- 如果你想快速減脂且不流失肌肉的話，那要增加阻力訓練。

8

增肌十大迷思

不冒險，有時才是真正的冒險。

——美國小說家 艾瑞克・瓊恩（ERICA JONG）

上健身房的人，十有八九練法錯誤，真要一條條的列出，可能會佔上整個章節，就先舉較為常見的：

- 花太多時間在錯誤的動作。
- 許多肌群訓練過度或訓練不足。
- 姿勢錯誤，特別是需要更多技術的訓練。
- 負重太大或太少。
- 組數之間的休息太長或太短。

許多人在健身房做的只能算是運動，而非訓練。那運動和訓練的差別在哪？

運動是為了燃燒卡路里、提高體力或是提振心情的身體活動，而訓練是一種系統性的運動方法，有明確的長期目標，例如增加肌力、訓練肌肉線條或是提升運動能力。

運動本身沒有錯，比坐著不動好，但唯有訓練才能給你理想中

的體格。運動可以讓你更健康，但不能保證能增肌減脂，而這兩者是讓你獲得強健體魄的最大生理槓桿。

不幸的是，大多數上健身房的人都不明白這點，他們做著相同的動作，推著一成不變的重量，持續幾天、幾週、幾個月甚至是幾年的時間，時間過去了，身體還是毫無長進。

你在上一章學到為何許多女性減脂遇到困難，這一章你會發現增肌更是難上加難，就讓我們從第一道增肌迷思開始說起吧。

迷思 1　肌肉是可以雕塑的

甩掉蝴蝶袖、雕塑腹肌線條、打造翹臀！這些話聽起來相當吸引人，也是女性朋友所渴望的，而這樣的標語也常用在許多健身房的行銷話術上。

事實上，你無法讓肌肉變長、變緊實，從根本改變它們的形狀，也無法局部減脂。但是你可以做的是，增加肌肉量或是降低體脂肪，當你做對了，保證可以得到明顯的肌肉線條，還有玲瓏有致的身材曲線。

坊間有些人聲稱，必需做某些運動，才能練出像舞者那樣又長又緊實的肌肉線條，而非像運動員又大塊又結實的醜肌肉，這種說法絕對是錯的。因為無論你是做皮拉提斯、瑜伽還是重量訓練，它們練出來的肌肉都會是一樣的。唯一的差別是，肌肉增長的速度不同。

這表示，你絕對可以擁有漂亮的翹臀、勻稱的雙腿和性感的手臂，但沒辦法和你喜歡的那些明星、名模們擁有一模一樣的身型，因

為每個人的肌肉結構是不一樣的。但是，誰知道呢？搞不好你會更喜歡你自己的身材呢！

有些訓練會說可以幫助你雕塑身材、打造身形等等，這其實也都是空口說白話。很多女性接受到訊息是，需要進行大量高重複、低重量的重量訓練，但這樣的做法其實大錯特錯，因為如果想要盡快擁有健美的身材，應該做完全相反的事情——大量的低重複、高重量的重量訓練。

等等，你可能會想，那這樣練是會讓我變成大塊頭嗎？關於這點，我們就直接進入到「迷思 2」來幫大家解說。

迷思 2 　大重量，會讓女生變大塊頭

「練大重量，會讓女生變得強壯魁梧」，乍聽之下，好像還滿有道理的，大重量應該比較適合那些想要練出二頭肌的女生吧？為什麼想要擁有性感曲線的女生，也是要用相同的訓練方式？

想要打破這個迷思，你可以直接到任何一間當地的全方位體適能訓練（Cross Fit）健身房，你就會看到幾個身型很好、讓美式足球員感到嫉妒的女生，但不會看到練得又巨大又笨重的女生。

基本上，女生很難練成又大大壯的身材，想要達到這樣的身材，也非隨便練練就一蹴可幾的，這需要優良的肌肉建構基因，還需要同時在健身房與廚房下苦心多年才能練成。如果是職業運動員，可能還需要施打類固醇。

很多在健身房定期進行訓練的女生，看起來笨重到會讓你暫停動

作，這其實是「體脂過高」的真實寫照。這聽起來很刺耳我知道，容我解釋一下。

你可以想像一個擁有健美雙腿、渾圓臀部、緊實的手臂和平坦小腹的健身女性，在他身上加上七、八公斤的脂肪，會變成怎麼樣？她的脂肪會堆積在肌肉的表面和裡層，身形看起來相當不勻稱，雙腿變成了粗壯的木頭，屁股塞不下合身褲裡，手臂腫得像香腸。

根據我對健身房女生的觀察，他們偏好的身材外型，也可以在科學研究中得到證實。

根據密蘇里大學堪薩斯分校（University of Missouri-Kansas City）的一項研究，他們從 Pinterest、Instagram 等網路上取得一些照片，這些照片的女生都有著不同程度的肌肉線條[1]。研究人員將照片進行修圖，讓這些女生看起來比原本的還要瘦弱，但不大緊實。

接下來，他們請三十位女生，對照原始圖片和修過的圖片，分別就肌肉曲線、苗條身材、吸引力等方面進行評分。結果，百分之六十五的受訪女性認為更健康（未修圖）的女性，看起來比更瘦但好像不大有運動（有修圖）的女性更有吸引力。

在同一項研究中，科學家們對美國小姐選美比賽的最後十五名獲勝者進行分析。他們發現，二〇一三年的獲勝者比一九九九年的獲勝者，肌肉量約多百分之十，纖瘦度約百分之二十。

在最後的分析中，研究人員得出的結論是，儘管這些受試者認為看起瘦瘦的女生很有吸引力，但他們更喜歡健美精實的女性外觀。

當然，這並不是說如果你沒有增加四到七公斤的肌肉，你就是個沒有吸引力的人，只是從大多數女性的反應來看，都認為擁有肌肉會

讓人看起來更好，而不是更糟。

迷思 3) 大重量訓練很危險

許多人認為重量訓練很危險，特別是大重量的危險性更高，我可以瞭解人們的擔憂。硬舉、深蹲和臥推都需要舉起大重量，和慢跑、騎腳踏車或是做體操相比較，舉重看起來更像是自找死路，而不是自律訓練。

在網路上搜尋一下就會發現非常多足以令人怯步的資訊，輕則因為重訓而關節、肌肉疼痛，重則全身無力，沒吃消炎止痛藥之前連鞋帶都無法自己綁。

因此，重量訓練在這幾十年來一直受到輿論的束縛，肌力訓練更是受到聲討。值得慶幸的是，時代在進步，人們的思維也在轉變，肌力訓練越來越受到大眾的歡迎，但仍然有很多人認為它的危險性遠遠超過帶來的好處。

重量訓練確實有風險，但並不像人們想得那麼糟糕。諷刺的是，研究指出在正確操作下，重量訓練可以是最安全的運動項目之一。

澳洲邦德大學（Bond University）針對二十份研究的回顧指出，平均每一千小時的健美運動才會造成一次運動傷害。[2]

也就是說，如果你每週花五個小時做重量訓練，你在四年內幾乎都不會受傷。研究人員還指出，大多數的傷害都是輕微的疼痛，無需進行治療或復建，休息一下就能恢復體力了。

當然，像是奧林匹克舉重、全方位體適能訓練（CrossFit）、健

力等，激烈、需要技術的運動誠然會導致更多的傷害，但其實數量遠比大家所想的少。這些訓練每一千小時僅造成二到四次受傷。

相比之下，研究顯示冰球、足球和美式橄欖球，每一千小時就可能發生六到二百六十例的運動傷害，而長跑也約有十例的傷害會發生。[3] 換句話說，這些日常運動的受傷比例足足比在健身房訓練高出六到十倍。

重量訓練的效益很大，對健康有許多益處，無法從其他運動中獲得。以下是設計良好的重量訓練菜單能帶給你的好處：

- 更強壯、更健康的關節。[4]
- 更多肌肉量。[5]
- 促進心臟的健康。[6]
- 改善大腦的健康。[7]
- 壽命更長，生活品質提高。[8]
- 骨質密度增加。[9]
- 降低骨折風險。[10]
- 加快新陳代謝。[11]
- 柔軟度變好。[12]

當你把這些優點和微不足道的傷害風險、以及就算受傷也都很輕微做比較，結果顯而易見。選擇重量訓練所得到的好處，絕對比害怕受傷而放棄多得多。

假如你堅持不讓身體受到一丁點的傷害，那唯一能做的就是整天待在床上（可能還得跟褥瘡纏鬥！）。出門在外，不管是坐進汽

車、走樓梯，甚至是打字都可能造成身體受傷，人在江湖跑，哪能不挨刀，你得接受：「風險就是人生的一部分！」我們可以審慎評估風險潛在的優劣面，做出對自己最有利的選擇，並且盡一切努力，積極創造最佳的成果。

迷思 4 女生很難增肌

你可能聽過這種說法：女生因為生理機能的關係，很難有效增加肌肉，所以應該多做伸展或是有氧舞蹈。

通常提出如此見解的人，所依據的理論是：女生分泌的睪固酮比女生還少，正確來說，是少了十五至二十倍[13]。睪固酮是促進肌肉生長的主要激素，因此可以假設當體內只有少量睪固酮流經靜脈，是無法長出很多肌肉的，對吧？

錯！雖然女性的睪固酮量低，確實使她們在獲取肌肉時處於荷爾蒙上的劣勢，但睪固酮並不是唯一一個與建造肌肉有密切相關的激素。

雌激素也是建造肌肉時的重要激素，而且女性的雌激素比男性多得多，還可提供多種增強肌肉的好處，包括刺激生長激素，有助於鍛鍊後的恢復，並防止肌肉分解。[14]女性在一天中產生的生長激素也比男性多，這也有助於增肌。[15]

這也是為什麼有許多研究顯示，女性也可以和男性一樣有效地增肌，以及為什麼許多精英女運動員的肌肉量是男性運動員的百分之八十五。[16]

女性天生的肌肉總量大約是男性的一半，之所以無法獲得那麼

多的肌肉，主要是由於激素的差異和解剖結構。換句話說，與其說男人比較容易鍛鍊肌肉，不如說我們有先天上的領先優勢。

迷思 5 若一直做相同的運動，增肌效果變差

是不是常聽到要不斷改變訓練菜單才能持續進步？要一直「混淆」和「刺激」身體，讓身體接觸新的動作和訓練，肌肉才會穩定成長？這聽起很有道理，無論是想要提升訓練技巧或是肌肉成長，就必須以新方式挑戰自己、讓身體一次又一次的超越極限，對吧？

每週進行完全相同的訓練確實會停止進步，但混淆肌肉的理論實際上見樹不見林。因為肌肉並沒有認知能力，它們猜不出你今天要做什麼訓練，也不會被花俏的訓練菜單給弄糊塗。肌肉就是收縮和放鬆，純粹機械性的動作。當然，肌肉若要成長、肌力要提高，就必須持續給予挑戰，然而，用混淆的方式來挑戰肌肉，方向就錯了。

你可以每週改變訓練菜單，甚至每天換也不是不行，但終究會遇到停滯期，因為肌肉成長靠的不是改變。

你需要的是**漸進式超負荷**（Progressive overload），這才是肌肉成長的關鍵，比任何條件都重要。[17] 漸進式超負荷指的是逐步提高施加在肌肉上的壓力，最有實效的方法就是逐漸增加訓練的重量。

也就是說，你要肌肥大、要肌力增加，關鍵在於讓肌肉越來越努力，而不是改變給予刺激的型態，而最好的方法就是使用越來越大的重量。健身者的首要目標是持續增加全身的肌力，這也是本書訓練方針的主要目標。

迷思 6 要用彈力帶、器械式等器材才會有效果

我們才剛談過這本書的主要目標是盡可能讓大家變強壯。因此，我給各位的訓練和大多數的健身房會有很大的不同。

我不會要各位使用彈力帶、在健身房的機器做超級組，或是核半球等健身新玩具，我要讓大家做的只有下列這三項：

1. 推
2. 拉
3. 蹲舉

而且你訓練時最常用到的器材只有兩種，不是槓鈴就是啞鈴，因為自由重量（free weights）可以給你最大的增肌效益。

有些人會不同意我的說法，拿研究出來駁斥，認為對增肌與提升肌力而言，機器和自由重量同樣有效。

但我們不能光看這些研究的表面，要深入去瞭解整體真相。多數研究中的受試者（至少以我所見的）都是沒有重訓經驗的新手，從未接觸過阻力訓練。

這就是關鍵，在剛開始健身時，身體和肌肉對於阻力訓練異常敏感，這個「新手蜜月期」通常會持續三到六個月，在這個時間內不管做什麼訓練都會有很好的效益。只是從蜜月期這三個字就能知道美好時光總是短暫，當「神奇魔法」用完之後，你就會被打回凡人，前幾個月的好效果並不會持續作用

此外，有許多研究發現，在肌肉生長、肌力提升這一塊，自由

重量比機器的助益更大。

- 加拿大薩省大學（University of Saskatchewan）進行的一項研究指出：比起史密斯機蹲舉，自由槓鈴蹲舉對腿部肌肉的刺激多了百分之四十三。[18]
- 美國加州大學（California State University）所提出的研究顯示，自由重量的臥推所啟動的肩膀肌肉，足足比史密斯機臥推多出百分之五十。[19]
- 美國杜克大學醫學中心（Duke University Medical Center）也從研究中發現，比起大腿推蹬機（Leg Press），自由重量的蹲舉對股四頭肌能多出百分之二十到百分之六十的刺激，對大腿後肌的刺激則多出百分之九十到百分之二百二十五。[20]

很多人的個人經驗也都符合研究的發現。幾十年來，厲害的健美運動員幾乎都較推崇自由重量訓練，而且我敢打賭，在你的健身房之中最強壯的人，一定也是練自由重量。

迷思 7 盡量多做單關節動作

如果你想要盡快增加肌肉、拉高肌力的話，就必須把重點放在某些動作上。你要做正確的自由運動項目，對我們來說，最有效果的是需要多肌群連同作用的「複合自由重量動作」。像是蹲舉就需要用到膝蓋、足踝和臀部，還得全身肌群共同作協調，股四頭肌、大腿後肌和臀肌來承擔重量。另一方面，「俯臥腿後勾」（Nordic hamstring curl）不被認為是複合運動，因為只有單關節活動，使用到的肌肉也不多。我們再看一個孤立運動的例子，二頭肌彎舉唯一用到的關節是手肘，主要訓練的肌群只有二頭肌。人們在健身時犯的最大錯誤就是低估複合動作的重要性。

以下是複合動作值得你投注時間和精力的好理由：

1. 可以同時訓練到許多肌肉

重訓時，你能同時訓練到越多的肌肉，就能增加越多的肌肉量，也能提高訓練的效率，一個複合動作的效果可以大於多個孤立動作。

2. 可以舉起更重的重量

最好的複合動作可以在大範圍的動作中同時作動數十條肌肉和許多關節。比起孤立訓練，複合動作可以幫助你可以舉起更大的重量，可以加快漸進負荷的速度，也就是說能讓肌肉生長的速度變快。

3. 可以大幅提高睪固酮和生長激素的濃度

肌群作動的數量會影響到合成性荷爾蒙（anabolic hormones）在訓練後濃度增加的多寡，這就是為何科學研究顯示，複合動作能讓身體分泌更多的睪固酮和生長激素。[21]

這些激素對肌肉生長的影響可能不如有些人宣稱的那麼多，但確實也有其他好處。

我會將自己在健身上的成就歸功於複合動作，在我瞭解了它們的功效之後，我將訓練的重點都放在複合運動，七到八成的時間都花在這上面，而我為各位設計的菜單也會著重於此。

迷思 8 漸進式超負荷不重要

如果我能回到過去，和十七歲的自己分享健身心得，在只能給予一項建議的狀況下，我要說的就是：「無論你做什麼項目，都一定要讓肌肉接受漸進式超負荷。」

我若是在十七歲就知道這件事該有多好，我會少走許多冤枉路，早早就成為肌肉猛男（為過去默默拭淚）。我們先前提過，漸進式超負荷意指在肌肉上逐步增加重量的負荷，這是肌肉生長的主要動力。

這聽起來很簡單，而實際上要如何操作呢？

大多數的人不知道要這樣做，只會日復一日、年復一年重複練著相同的動作，然後一直想不透為何肌肉這麼難練。

不想跟著他們埋頭苦練不成，你要做三件事：

1. 執行被證實有功效的漸進式訓練菜單。
2. 記錄自己的訓練。
3. 依需要調整飲食和訓練內容。

在本書的後半段，你會學到如何正確地實踐這三步驟，我相信在你越來越精實強壯的同時，你會直接體驗這個強烈改變。

迷思 9 你不需要吃很多蛋白質

我遇過很多喜歡鍛鍊的女生，她們都不喜歡高蛋白飲食。

肌肉是由蛋白質所組成，大量的研究指出，高蛋白飲食比低蛋

白飲食更有助於增加肌肉與力量 [22]。

麥克馬斯特大學（McMaster University）、雀巢研究中心（Nestlé Research Centre）和肯特州立大學（Kent State University）的研究發現，女性每天、每磅體重至少需要攝取 0.6 ～ 0.8 克蛋白質，才能最大限度地增加肌肉。[23]

以一個一百二十磅（五十五公斤）的女性來說，每天需要攝取七十至一百克的蛋白質。據我所知，許多一百二十磅的女性每天根本吃不到這樣的蛋白質量。雖然我沒有實際的深入調查，但我猜一般女性每天大概攝取三十至五十克的蛋白質。

這正足以說明，為什麼很多女性朋友即使很認真的進行重量訓練，卻遲遲無法練出想要的肌肉。事實上，我身邊許多女性鍛鍊者，只透過簡單的提高蛋白質攝取量，馬上就能看見肌肉量的提升。

迷思 10 做有氧才能有好身材

常有人說要把大量的時間花在跑步機或是踏步機上才能有好體格，請允許我在這裡吐槽一下，因為這根本是胡說八道。

要改善身體的組成（肌肉量與體脂率），有氧運動是一把雙刃刀。它能燃燒能量因此促進減脂，然而，在幫助你減脂的同時也會消耗肌肉，對於想要建立大量肌肉、擁有強健體魄的你，根本是扯後腿的行為。

如果你想要盡快提高肌肉量和肌力，那麼基於下列兩種原因，

你得限制有氧運動：

1. 以短期來看，有氧運動會消耗體力，讓人感到疲累，降低重訓的成績，阻礙肌力和肌肉量的提升。[24]

2. 以長遠來看，有氧運動會破壞細胞之間傳送的增肌信號，干擾肌力和肌肉量的提升。[25]

當然，不是說完全不能做有氧運動，有氧可以幫助身體燃燒更多的熱量，讓人更快減少脂肪、維持體重，對健康也有許多益處，有些益處是無法從阻力訓練中獲得的，只是你必須先知道如何正確進行有氧運動，而我們會在之後的章節和大家分享。

我們在這章討論到自由重量、複合運動和漸進式超負荷是提升肌肉量和肌力最重要的課題。我們明白了許多人健身沒有成果的原因，都是因為浪費太多時間在在輕重量、跑步機和無效的訓練上。

之後的章節將會討論如何運用這些新知識，以簡單、實用的步驟來改造身體。下一章我們會回到減脂的議題，學好正確減脂的方法。

重點整理

· 運動可以讓你更健康，但無法保證可以增肌減脂，想要獲得理想體格，就要懂得如何利用增肌減脂這兩大生理槓桿。

· 你無法讓肌肉變長、變緊實，從根本改變它們的形狀，也無法局部
　減脂讓肌肉線條分明。

· 你可以藉由增加肌肉讓身型變好，並且減低體脂肪。

· 必需做某些運動，才能練出像舞者那樣又長又緊實的肌肉線條，而
　非像運動員又大塊又結實的醜肌肉，這種說法絕對是錯的。

· 女生很難練出又大又巨的身型，讓她看身型看起來巨大的原因，不
　是因為健身，而是她們的體脂肪過高。

· 當肌肉量越高，脂肪量越低，就可以讓身型看起來不那麼笨重。

· 從我指導的健身女性中發現，當她們提高 10 ～ 15 磅的肌肉量、降
　低 20% 的體脂肪，能帶來幸福感。

· 正確操作的話，重量訓練是世界上最安全的體育活動之一。

· 重訓對體能和健康有許多益處，是其他類型運動所做不到的。

· 女性或多或少可以像男性一樣有效地鍛鍊肌肉，其中一個原因是因
　為女性的雌激素和生長激素水準較高，可以促進肌肉生長。

· 漸進超負荷指的是逐步提高施加在肌肉上的壓力，而最有效的方法
　是逐漸增加重訓的重量。

· 獲得肌肉和肌力的關鍵不僅僅是改變刺激肌肉的訓練類型，而是要
　讓肌肉承受更困難的訓練。

· 重訓的首要目標應該要放在逐步增加全身的肌力。

· 自由重量可以幫助你以最大的程度來訓練肌肉，遠遠超過器械、彈
　力帶等各種設備。

· 複合訓練比單關節的孤立訓練能獲得更多肌肉和肌力，因為複合訓
　練可以一次訓練到許多肌群，幫助你舉起更大的重量，並且能大幅

提高體內睪固酮和生長激素的濃度。

- 肌肉組織是由蛋白質所組成的，不意外地，高蛋白飲食比低蛋白飲食更有助於增加肌肉和力量。

- 女性每天、每磅體重需要攝入約 0.6 ～ 0.8 克蛋白質，才能以最大限度地增加肌肉。

- 如果你想要盡快增加肌肉量和肌力，就必須限制有氧運動，因為有氧運動會使身體疲勞，破壞肌肉生長的細胞信號的傳導，干擾肌力與肌肉量的提高。

- 有氧運動對身體健康有許多好處，其中有一些是無法從重訓中獲得的，還能幫助你燃燒更多的熱量，快速減去脂肪，讓人更輕鬆維持體重。

9

快速減脂的三要點

**對我來說，活著就會餓，然而生命的意義不只是吃喝生存，
而是要不斷的前進、向上、實現與征服。**

——美國電影明星、加州州長　阿諾・史瓦辛格（ARNOLD
SCHWARZENEGGER）

　　一般人會認為體脂肪油膩噁心，必須將它們從身體鏟除，但沒
了體脂肪我們也活不下去。體脂肪是一個器官，幫助身體製造各種重
要激素。沒有體脂肪，人類的祖先無法在荒野中生存，他們經常挨
餓，幾天不進食是常態，要等到捕捉到獵物後才能大吃一頓。這時候
身體會將多餘的熱量轉成脂肪，為下一次的挨餓做準備。

　　這種遺傳基因仍舊編寫在人體內，這應該是現代很多人過重的
原因。在人類歷史上，我們首次可以無限量的享受美味的高熱量食
物，這些食物經過精心烹調，就是要讓人們滿意和「上癮」。如果
你想瞭解食品科學的黑暗面，你可以閱讀邁可摩斯（Michael Moss）
的著作《糖、脂肪、鹽：食品工業誘人上癮的三詭計》（*Salt Sugar
Fat: How the Food Giants Hooked Us if you want to learn the truth
about the "dark side" of food science*）

幸好，人類有自由意志可以選擇不受食物的控制。我們雖然無法完全超越這道生物難題，但我們可以減去多餘的體脂，維持一個健康和令人滿意的體脂率。這個過程既不複雜也不困難，你只需要明白三個規則，並且好好的執行遵守，就再也不必為減脂而掙扎了。

要點 1 能量平衡是王道

在前幾章，我們學到「能量平衡」是決定體重上升或下降的因素，熱量攝取得比消耗得多，一段時間之後體重就會增加；反之，吃得比消耗得少，體重就會減少，就這麼簡單！

雖然這些知識就足以讓你擬定出能達到良好效果的飲食計劃，瞭解能量平衡影響脂肪儲存和燃燒的機制，還是對我們很有幫助。

從科學上來解釋，身體會消化和吸收你吃下的食物，在用餐後，開始「進食」狀態，而在消化後，會將一部分的能量儲存成脂肪，有人稱此為「存脂模式」。

當身體完成食物的消化、吸收和儲存之後，就會進入「禁食」狀態。在這個狀態中，人體主要的能量源自於用餐時儲存的脂肪，有人把這個狀態稱為「燃脂模式」。身體每天都在進食與禁食之間切換，飯後儲存少量的脂肪，然後在消耗完食物的能量後燃燒身體的脂肪。可以從下面這個簡單的圖形來瞭解：

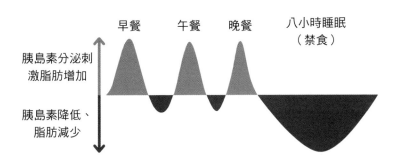

早餐　午餐　晚餐　八小時睡眠（禁食）

胰島素分泌刺激脂肪增加

胰島素降低、脂肪減少

　　淺色的是你進食後，提供身體的能量被儲存為脂肪的時間。深色部分是食物的能量耗盡，身體必須燃燒脂肪才能維持生命。

　　圖表中還提到胰島素，這是一種荷爾蒙，可以讓肌肉、器官和脂肪組織吸收、使用或儲存養分，像是葡萄糖和胺基酸。近來，有些健康飲食「大師」會抨擊胰島素，認為它不僅抑制脂肪細胞的分解，還會刺激身體儲存更多的脂肪[1]。

　　換句話說，胰島素會告訴人體停止從燃燒脂肪中獲得能量，改成使用食物提供的熱量。思考一下剛才學到進食與禁食模式就能理解，胰島素會告訴身體，在這當下是燃燒食物，還是依靠之前存的脂肪來獲取能量。

　　胰島素因此常成為箭靶和代罪羔羊，我們常常聽到：

高碳水飲食＝胰島素濃度高＝脂肪燃燒較少、儲存較多＝越來越胖

那反過來看，我們就可以推斷：

低碳水飲食＝胰島素濃度低＝脂肪燃燒較多、儲存較少＝維持瘦身

這是不正確的，而用來宣傳這個概念的「證據」是偽科學。吃碳水會觸發身體分泌胰島素，胰島素也確實會觸發存脂機制，但這不是讓你變胖的原因，唯一會導致人發胖就是吃太多。因此許多科學研究證實導致體重增加的唯一方法就是**攝取**大量且「過剩」的卡路里，不分蛋白質、碳水還是油脂。[2] 只要沒有能量過剩，再多的胰島素或是造成胰島素大量分泌的高碳水都不會讓體脂增加太多。

除此之外，還有一個胰島素陰謀論，有人說高蛋白、低碳水的飲食會造成身體分泌大量胰島素。[3] 研究顯示乳清蛋白比白麵包更能提高胰島素的濃度，攝取牛肉跟糙米所分泌的胰島素一樣多。[4]

有研究還指出蛋白質和碳水化合物都能刺激相同類型的胰島素反應，也就是快速上升，然後快速下降。[5] 將碳水化合物和胰島素妖魔化的人通常還會談論「激素敏感脂酶」（hormone-sensitive lipase，HSL），這種酶存在於脂肪細胞，作用於讓身體釋出與燃燒脂肪酸。

胰島素會抑制「激素敏感脂酶」的活性，因此人們認為胰島素會導致體重增加。但是目前受到市場主流健康飲食觀念攻擊的膳食脂肪，也會抑制激素敏感脂酶。[6]

另外，由於促醯化蛋白（acylation-stimulating protein，ASP），你的身體不需要高濃度的胰島素就能將油脂轉成體脂。[7]

講到這裡，即使你想要相信我說的能量平衡，但這個論點受到新發表的科學研究所駁斥，或者是個人的經驗和能量平衡的論點相違背，你不認為我說的有道理。這些我都可以理解，讓我們來回顧幾個較常見的主張和說法。

主張 1　我完全不用計算卡路里，也能減重

很常看到有人不用計算熱量就減重成功，他們可能是低碳飲食或不吃肉、糖與任何含有動物成分的食物，或執行乾淨飲食，這樣做一定可以減重。但減重有成的根源不是選擇的食物，而是這些選擇如何影響能量平衡。即減重成功是因為這樣的飲食給予身體足夠的熱量赤字，體重自然就會逐漸下降，跟吃對或吃錯食物無關。

大多數的減重方法都是以食物為中心，限制人們的飲食內容，哪些食物能吃、哪些要控制、要避免。通常最先被劃掉的都是那些美味，讓人容易一口接一口的高熱量食物，像是精製澱粉和糖。

當你不吃這些食物時，卡路里攝取量自然會減少，只要少於消耗的熱量，就能減去體脂肪，而且少越多，瘦越多。節食者也開始運動甚至更常運動，更增加了消耗的能量，獲得更大的熱量赤字。

主張 2　怎麼挨餓也瘦不下來

每個星期都會有人跟我說：他們說每天都吃得不多，但體重一直降不下來。

我懂他們沮喪的心情，但這不表示他們的新陳代謝與眾不同。通常減重沒有成果都是人為錯誤所造成的，就像第七章所說的，在不知情的狀況下攝取了過多的卡路里，而害自己無法進步。

水腫是另一個讓減重卡關的原因，在你限制熱量攝取來減脂時，身體會留住更多的水分，在積極減重時更為明顯。這是因為限制熱量會提高壓力荷爾蒙皮質醇的分泌，使水分更容易滯留在體內。[8]

每個人的生理狀況不一樣，有些人水腫的情況不是很明顯，幾乎可以忽略不計，也有人的減脂進度會因此停滯幾週，使得努力減重好幾週卻完全看不出成果的人就會說：計算卡路里根本行不通。

我們會在之後學到如何避免這個問題。

主張 3　乾淨飲食就不用計算卡路里

單就體重而言，卡路里就是卡路里，不管乾淨還是骯髒，兩者沒有區別。當然，乾淨的健康食物對減重和維持體重更有幫助，因為乾淨的食物通常熱量較低，也不像高熱量食品容易讓人吃過頭。

來想想什麼樣食物容易吃過量，我會說披薩、漢堡、零食餅乾、冰淇淋等這些列屬於「不健康」的食品更容易讓人一口接一口。很少有人在吃雞胸肉、綠花椰菜、糙米或是蘋果等「乾淨飲食」時會大吃特吃。因此，若每天攝取熱量主要來自「飲食友善」的食物，會讓減重和維持體重更容易達成，過程也會比較開心。

主張 4　人體不是機器，不適用科學定律

有些人認為熱力學的第一定律並不適用於人體的新陳代謝，他們認為身體比冰箱、汽車等提供動力的引擎複雜許多。

這論點聰明有說服力，不過你仔細聽聽，其實內容充滿詭辯的言論，加入了一堆複雜的理論，像是熱力學中的熵，混沌理論、新陳代謝優勢、深奧的內分泌系統等等，其實這些都是煙霧彈。

人體的確比引擎複雜，但如同之前所述，上個世紀所進行的每

項減肥研究都得到同樣的結論，也就是減重要有成果，「攝入的卡路里」要低於「消耗的卡路里」，同樣的原理也適用在瘦弱、肥胖，甚至是健康管理和疾病治療。[9]

　　能量平衡是人體新陳代謝的首要原則，是管理體重的萬能金鑰匙，無法迴避也無法忽略。

要點 2 　主要營養素要均衡

　　我們剛才已經討論過能量平衡的重要性，但想要改善身體組成時，我們需要考慮更多的層面。現在讓我們深入討論減重的內容，這是最後一道程序。均衡的三大營養素指的是攝入的卡路里，分解後要有均衡的蛋白質、碳水化合物與脂肪。

　　如果你想減去脂肪而不是肌肉，或是想要增加肌肉而不是體脂，那麼你需要密切注意熱量與主要營養素的均衡。

　　在這個情況下，我們就不能單看卡路里，因為蛋白質的卡路里和碳水或油脂帶來的卡路里，在體內的作用截然不同。

　　讓我們來仔細研究一下這些營養素，來挖掘它們如何幫助身體完成減重這道難題。

主要營養素 1　蛋白質

　　科學家仍舊在尋找飲食的真理，但我們可以很肯定蛋白質在這樣的黃金飲食中一定佔有相當的地位。

已經有研究證實高蛋白飲食在各方面幾乎都優於低蛋白飲食。[10]
具體而言，攝入較多蛋白質的人能夠獲屬下列的優勢：

- 加速減脂。[11]
- 提高肌肉量。[12]
- 燃燒更多的熱量。[13]
- 降低飢餓感。[14]
- 骨骼更強壯。[15]
- 心情較佳。[16]

身體在規律的運動時需要補充更多的蛋白質。[17]為了減脂而限制
熱量的人，也要攝取足量的蛋白質以留住肌肉。[18]久坐的人更不要忘
了適量補充蛋白質，研究顯示，這些人如果蛋白質攝取不足，在老化
的過程中會比其他人更快失去肌肉，提高死亡機率。[19]

主要營養素 2　碳水化合物

碳水化合物不是你的敵人，你要去瞭解它、善用它，讓我們先
簡單的看一下碳水的化學結構，以及它們在身體裡的情況。

碳水化合物共有四種主要形態：

1. 單醣
2. 雙醣
3. 寡醣
4. 多醣

單醣（Monosaccharides），"Mono" 是單一，"saccharides" 是糖，單醣的結構非常簡單只有單一分子。單醣有三種：葡萄糖、果糖和半乳糖，我們在前面已經學過，現在就快速帶過。

葡萄糖是自然界中廣泛存在的分子，是生物體中重要的能量來源，也是許多碳水化合物的組成成分。

果糖存在於許多水果和蜂蜜中，加工食品中的高果糖玉米糖漿，或是加在咖啡紅茶中的白糖也是果糖。果糖會被肝臟轉化為葡萄糖，然後釋放到血液中提供人體使用。

半乳糖存在於乳製品，代謝方式與果糖相似。

雙糖（Disaccharides）通常是以蔗糖、乳糖和麥芽糖的形式存在。現在讓我們快速複習兩個你已熟悉的術語，並介紹一個新的術語。蔗糖存在於植物中，是天然的糖分，人們會從甘蔗和甜菜中萃取做為食用。乳糖是牛奶中的糖分，含有葡萄糖和半乳糖。麥芽糖是由兩個連接在一起的葡萄糖分子所組成的糖，在自然界中並不常見，通常用在酒精釀造。

寡糖（Oligosaccharides）是幾個單醣分子連結而成的糖，"Oligo" 在希臘文是少數的意思，寡糖就是少量的糖。植物中發現的纖維有部分是寡糖，許多蔬菜中也含有果寡糖，果寡糖是果糖的短鏈分子。

棉子糖（Raffinose）是自然界中另一種常見的寡糖，由半乳糖、果糖和葡萄糖結合而成。全穀類、豆類、球芽甘藍、花椰菜、蘆筍和其他蔬菜中都含有棉子糖。

低聚半乳糖（Galactooligosaccharides）是寡糖的一種，半乳糖

的短鏈分子，來源大致和棉子糖相同。低聚半乳糖無法消化，但能刺激腸道益生菌的生長。

多醣（Polysaccharides）是碳水化合物中我們討論的最後一種，屬於單醣長鏈，通常含有十個以上的糖分子。

澱粉是植物儲存能量的形式，纖維質是植物中的天然纖維，這兩者是人類經常食用的多醣，人體很容易將澱粉分解為葡萄糖，但纖維質不被人體消化，會完整地通過消化系統。

除了不被消化的部分，所有類型的碳水化合物都有一個重要的共同點，也就是最終都會以葡萄糖的形式存在於體內。無論是水果中的天然糖、加工的糖果還是綠色蔬菜中的健康糖，都會被消化成葡萄糖並運送到血液中供人體使用。這些形式的碳水化合物主要的差別在轉化的速度。

糖果轉成葡萄糖的速度很快，因為成分幾乎都是可快速消化的單醣，而綠花椰菜相對來說就很慢，因為裡面含的是燃燒速度較慢的寡糖。有人說決定醣健不健康的關鍵，是在碳水化合物轉成葡萄糖的速度，不過這個說法並不正確。

以烤馬鈴薯為例，它的升糖指數有八十五，這非常的高，但馬鈴薯有很多重要的營養成分，西瓜的升糖指數也有七十二，燕麥有五十八，這幾種都高於士力架巧克力棒的五十五。這代表你可以任意攝取所有的單糖嗎？只要攝取平衡的熱量和主要營養素，就能用汽水和糖果來代替馬鈴薯和燕麥片嗎？當然可以，但是你必須知道人體需要從食物獲取的不只是卡路里和主要營養素，我們還需要維生素、礦物質和纖維質，而可口可樂和糖果棒根本不含這些營養素。

因此高糖加工（將蔗糖和果糖加入食物中以提味）食品會造成代謝異常，並且影響健康，包含肥胖與缺乏營養素而產生的各種症狀，都是因為攝取過多的糖分所造成的。[20]

吃太多糖會危害我們的健康，限制攝取量對身體有很大的益處，但這不表示我們要減少或是限制所有形式的碳水化合物。只要身體健康、活動量大，特別是有固定重訓的人，多攝取一些碳水化合物對你更有幫助。你在下一章中就會找到原因。

主要營養素 3　膳食脂肪

大家其實真的沒必要如此在意膳食脂肪。身體的確需要足夠油脂才能維持健康，但也不用極端到改成高脂飲食，除非這是你個人喜好。即使如此，也要謹慎執行。讓我從頭開始解釋，首先，我們知道食物中有兩種脂肪：

1. 三酸甘油脂
2. 膽固醇

日常飲食中的油脂大都是三酸甘油脂，存在於乳製品、堅果、種子、肉類等多種食物中。它有兩種型態，分別是液態（不飽和）與固態（飽和），對人體健康有許多助益，像是幫助吸收維生素、產生各種激素、維持皮膚與頭髮健康等等。

飽和脂肪在室溫下是固體的狀態，存在於肉類、奶製品和雞蛋等食物中。長久以來，人們一直認為飽和脂肪會增加罹患心臟病的風

險，此一觀點受到科學研究的挑戰。研究發現，沒有足夠的證據指出飲食中的飽和脂肪，會增加冠狀動脈心臟病和心血管疾病的風險。[21]

腦筋動得快的業者從中得到了「啟示」，他們利用這個論點發展出生酮飲食、原始人飲食（paleo diet）等高脂飲食。雖然這些飲食方法有科學文獻作為基礎，但也隱含著各種缺陷和遺漏，而飽受營養學、心臟醫學研究者的嚴重批評。[22]

這些專家認為大量攝入飽和脂肪與心血管疾病有很大的關聯，人們應該遵循公認的油脂攝取原則，也就是每日攝取的飽和脂肪，應低於熱量的百分之十，直到我們對這個議題有更透徹的瞭解。

就現有的研究來看，沒有人敢說想吃多少飽和脂肪就吃多少，因為我們不知這樣做會為身體帶來何種負面影響。

因此，我覺得在更深入的研究結果出來之前，最好還是打安全牌，不要一股腦的學大家加入高脂飲食。

先前的章節我們就曾討論過不飽和脂肪，它們在室溫下呈現液態，可以從橄欖油、酪梨和堅果中獲得。不飽和脂肪有兩種型態，分別是：

1. 單元不飽和脂肪
2. 多元不飽和脂肪

單元不飽和脂肪在室溫下為液體，冷卻後開始凝固。堅果、橄欖油、花生油和酪梨都含有豐富的單元不飽和脂肪。

多元不飽和脂肪在室溫下為液體，冷卻後一樣是液態，紅花籽、芝麻、葵花籽、玉米和多種堅果都含有多元不飽和脂肪。

　　單元不飽和脂肪不像飽和脂肪那樣受到強烈爭議，研究證明它可以降低罹患心臟病的機率，人們相信食用大量橄欖油的地中海飲食對健康有益。[23]

　　而多元不飽和脂肪就有趣多了，它有兩種主要的來源，分別是 α- 亞麻酸和亞麻酸。α- 亞麻酸是 omega-3 脂肪酸，亞麻酸是 omega-6 脂肪酸，這指的是它們的分子結構。

　　這兩種脂肪酸都是人體無法自行合成的脂肪，需要從飲食中攝取，因此稱為必需脂肪酸。這兩種物質對人體有多種影響，化學作用複雜，我們目前只需要瞭解的是以下兩點：

- 亞麻酸在體內會轉成幾種化合物，包括抗發炎的 γ 次亞麻油（gamma-linolenic acid，GLA），和促發炎的花生四烯酸（arachidonic acid，AA）。
- α- 亞麻酸可以轉化成二十碳五烯酸（eicosapentaenoic acid，EPA），這是 omega-3 脂肪酸，也可以轉化成二十二碳六烯酸（docosahexaenoic acid，DHA）。

　　科學家針對 EPA 和 DHA 進行過大量的研究，證實 α- 亞麻酸有非常多的健康益處，包括：

- 降低發炎症狀。[24]
- 改善心情。[25]
- 加速肌肉生長。[26]
- 提高認知能力。[27]
- 加速減脂。[28]

如果說 omega-6 對身體大多是負面影響，omega-3 是正面效益，這種說法雖然過於簡化，但方向大致是正確的。

飲食中若是 omega-6 太多，而 omega-3 攝取不足的話容易產生健康問題。不過，美國伊利諾大學（University of Illinois）的研究人員對此表示懷疑，[29] 他們證明攝取不夠的 omega-3 有害健康，但是也從研究中發現增加 omega-6 的攝取量，竟然可以降低罹患心臟病的風險，而不是提高風險。[30]

因此，科學家懷疑重點在攝取足夠量的 omega-3，而不是考慮 omega-3 和 omega-6 的比例。他們對含有 omega-3 的食物，像是雞蛋和肉類等進行了大量的研究。

這裡的重點在於如果你像多數人一樣，就代表你在飲食中已經能獲取足夠的 omega-6，但 omega-3（也就是 EPA 和 DHA）可能就不足的話。補充 omega3 保健食品是一個簡單的解決方法，我們之後會在進行探討。

蠟狀的膽固醇是食物中的另一種脂肪，它存在於體內的每個細胞之中，身體用它來製造激素、維生素 D 和幫助腸胃消化的物質。

人們在幾十年前曾認為含有膽固醇的食物，像是雞蛋和肉類，會增加罹患心臟病的風險。但我們現在知道事情沒那麼單純，雞蛋已經不用再背這個黑鍋。另外，也有研究發現加工肉品會提高心臟病發的機率，但紅肉本身並不會。[31]

膽固醇和心臟健康的關係之所以很難釐清，原因在於富含膽固醇的食物通常也含有大量的飽和脂肪，而飽和脂肪確實會提高罹患心臟病的風險。還有一個原因是身體是透過一種稱為脂蛋白的分子，在

血液中把膽固醇輸送到細胞。脂蛋白是由脂肪和蛋白所形成的，脂蛋白分為兩種：

1. 低密度脂蛋白
2. 高密度脂蛋白

人們口中的壞膽固醇指的是低密度脂蛋白，因為研究指出血液中含有大量的低密度脂蛋白時，就會造成動脈阻塞，心臟疾病的罹患率就會提高。[32] 常吃炸物、加工食品等富含飽和脂肪的食物，會增加體內低密度脂蛋白，進而對心臟有害。[33]

我們認為高密度脂蛋白是「好的」膽固醇，因為它會將膽固醇帶到肝臟，進行加工以供人體各種需要。

要點 3　依身體反應來調整食物攝取量

要根據身體的反應，來調整卡路里和主要營養素攝取量，這一點非常重要，原因有二：

1. 卡路里和主要營養素的計算公式可能對你不適用。
2. 本來有用的方法失去效用。

以第一點來說，你的新陳代謝率可能比公式估算的快或慢，你可能一整天下來做了許多自己沒有覺察到的活動，像是講電話時會走來走去；半跑著去洗手間；閱讀時會敲手指或是思考時會晃動雙腳。你的工作或興趣消耗的熱量可能比你想像中的多，讓你低估了能量消

耗。而你運動時消耗的能量可能比平均多或少。

以第二點而言，我們在之前討論過人體在遇到熱量受限時，會降低新陳代謝率，讓體重下降的速度減慢，這就是計算卡路里的方式一開始能讓重量減輕，但最後會失效的主要因素。

同樣，身體在遇到熱量過多時也會加速新陳代謝率來阻止體重上升，因此想要增重的人，逐漸也會發現計算卡路里的方式行不通。

幸好，在開始減脂飲食前不需要試著考量以上所有因素。控制飲食時，只要觀察身體的反應來調整卡路里和主要營養素的攝取量。

基本原則如下：

「如果你嘗試減重卻減不下來，你可能需要少吃或是多動。」

若是想要增重卻努力無果，那應該只需要再多吃一點。我們會在本書的後面詳細討論減重的部分，包括減重停滯時應採取的措施。

終於，講完了！

你剛剛學到了飲食控制的終極祕招，我相信你一定可以訓練出最強健的體格。理論很枯燥，但這世界上需要付出心力去學習的事情，大多都是如此。

資訊的價值和你對它的感受無關，價值取決於你能理解多少，落實多少，這樣資訊才會發揮作用。

現在我們也懂了如何快速又健康的減脂，並且不流失肌肉。瞭解原理後就不難做到，你需要一些指導和紀律，在你如道如何將本章

所學付諸實踐後，你可能會很驚訝減脂增肌其實很容易。

　　靈活這種飲食控制方式可能會是你試過中最簡單、最有效也最能持續的方法。很令人開心，對吧？

重點整理

- 身體在消化和吸收食物中的養分時，是處於「進食」狀態。
- 身體完成消化、吸收和儲存之後，會進入「禁食」狀態。
- 身體每天在「進食」與「禁食」兩者之間切換，餐後會儲存少量的脂肪，然後身體消耗完食物的熱量後，會燃燒之前儲存的脂肪。
- 能量沒有過剩的情況下，任何會激發胰島素分泌的食物都無法大幅的增加體脂肪。
- 限制熱量攝取來減重時，身體會留住更多的水分。
- 如果我們只看體重的增減，那麼卡路里就是卡路里，乾淨飲食還是垃圾食物的卡路里都是一樣的。
- 健康的食物更有利減重，除了熱量較低也很難吃過量。
- 在節食減重時，若能從適合減重的食物中獲取大部分的卡路里，減重可以更輕鬆。
- 三大營養素要攝取平衡，攝入的卡路里中要有適當比例的蛋白質、碳水化合物和膳食脂肪。
- 如果你想減脂但不流失肌肉，或是想要增肌而不增加體脂肪，你要攝取均衡的熱量和主要營養素。
- 增加蛋白質的攝取可以更快的減脂、增肌、燃燒更多卡路里、減少

飢餓感、增強骨骼，並且擁有更好的心情。

- 有固定運動時，身體需要更多的蛋白質，因此這時期要更為注重蛋白質的攝取。

- 水果中的天然果糖，綠色蔬菜中的健康糖，或加工食品的糖果，進入體內後都會被分解成葡萄糖，輸送到大腦、肌肉和各個器官。

- 在減重時，高升糖或是低升糖飲食不會對減重造成差異。

- 糖分攝取過多對健康有不良的影響，會導致肥胖、引起代謝異常，造成營養缺乏等問題。

- 在節食減重時，高碳水高蛋白的飲食對你的重訓有幫助，並且可以讓你保住更多的肌肉。

- 攝取適量的膳食脂肪以維持健康，除非有健身或是健康的需求才需要提高攝取量。

- 日常攝取的油脂大都是三酸甘油脂，乳製品、堅果、種子和肉類等都含有三酸甘油脂。

- 飽和脂肪在室溫中為固體，存在於肉類、乳製品和雞蛋等食品中。

- 攝取大量的飽和脂肪容易造成心血管疾病，我們應該遵守飽和脂肪的飲食指南，也就是要少於每日熱量的百分之十，直到我們對油脂有更透徹的瞭解。

- 單元不飽和脂肪可以減少罹患心臟病的風險，人們相信食用大量橄欖油的地中海飲食對健康有益。

- 飲食中 omega-3 的絕對攝取量比 omega-3 和 omega-6 兩者的攝取比例更為重要。

- 一般人的飲食大都含有豐富的 omega-6，但 omega-3 的量通常是

不足的，特別是 EPA 和 DHA。

· 蠟狀的膽固醇是食物中的另一種脂肪，存在於體內的每個細胞之中，身體用它來製造激素、維生素 D 和幫助腸胃消化的物質。

· 科學家曾經認為含有膽固醇的食物會提高心臟病的風險，但我們現在知道事實並非如此。

· 人們口中說的壞膽固醇指的是低密度脂蛋白，當血液中含有大量的低密度脂蛋白時，就會造成動脈阻塞，心臟疾病的風險就會提高。

· 如果你努力減重卻減不下來，你可能需要少吃或是多動。

· 若是想要增重卻努力無果，那你應該只是需要再多吃一點。

10

快速增肌的三定律

如果你認為照顧自己是自私的,那就改變主意。如果你不這樣做, 你只是在逃避你的責任。

——安 ・ 理查茲（Ann Richards）

若是你經常去健身房的話,一定聽過許多關於肌肉訓練的論點, 像是下面這些:

- 肌肉對不同類型的訓練有不同的反應。
- 肌肉不管重量大小,只知道施加的壓力。
- 肌肉生長有不同的類型。
- 輕重量高次數的訓練對肌肉生長最有幫助。
- 大重量低次數的訓練最適合增肌。
- 能不能增肌主要和基因有關,和訓練方式沒有關聯。

也許你也聽過以上這些都是偽科學的胡說八道,或是一些教你 快速、有效增肌的祕訣等等。這些理論是否讓你感到困惑、挫折,不 確定該相信什麼,搞得你在健身房不知從何著手,這些我都懂,畢竟 我也是這樣走過來的。

　　儘管肌肉生長的生理學複雜難懂，但增肌的科學原理倒是簡單許多。把握幾項關鍵定律，在增肌上就能獲得八成的成果，這些定律和物理學一樣確切無爭議並且可被觀察。

　　把一顆球拋向空中，球會掉回地面，這是定律。訓練肌肉也有這樣確切的三大定律，簡單卻極為有成效，能幫助你更強壯、更精實。

定律 1　刺激肌肉生長的三要素

　　要瞭解肌肉生長的生理學機制，就要先來知道肌肉生長的三種「機制」或「路徑」：[1]

1. 機械張力
2. 肌肉損傷
3. 細胞疲勞

　　「機械張力」指的是在肌肉纖維上施加力量。重訓時，肌肉會承受兩種機械張力，分別是「被動」和「主動」張力。被動張力是在肌肉伸展時產生的，而主動張力是在肌肉收縮時產生的。

　　「肌肉損傷」指的是肌纖維在訓練過程中產生微撕裂。若能在修復時提供適當的營養和休息，可以讓肌纖維更大、更強壯，之後便可以承受更高的機械張力。

　　肌肉損傷是否直接刺激肌肉生長，或只是機械張力的作用，仍不清楚。不過就目前所知，肌肉損傷可列為肌肉生長的要素之一。

　　「細胞疲勞」指的是肌肉在反覆收縮時，在肌纖維內外產生的

一連串化學變化。你在重複一遍又一遍相同的訓練動作時，在接近力竭時會造成大量的細胞疲勞。

美國哈佛大學醫學院[2]與其它許多研究[3]均證實機械張力三大增肌路徑中最重要的一項。換句話說，對增肌而言，機械張力比肌肉損傷和細胞疲勞能產生更大的刺激。這三個因素也和科學家所說的「肌力—肌耐力光譜」（strength-endurance continuum）有關，其作用原理如下：[4]

- 大重量、低次數的訓練主要提升「肌力」，提高施加在肌肉上的機械張力和擴大肌纖維損傷的數量，但細胞疲勞的程度較小。
- 低重量、高次數的訓練提升「肌耐力」，這時肌肉承受的機械張力較小，肌纖維損傷的數量減少，但細胞疲勞的程度會提高。

就你之前所學，你認為哪種訓練方式對增肌比較有實效？沒錯，是第一種的大重量低次數，因為這會在肌肉上產生較大的機械張力。

這不僅僅是我所提出的理論，它同時也有科學論證支持。

美國萊曼學院（Lehman College）與維多利亞大學（Victoria University）回顧了二十一項的實驗，進行了深度的整合分析，他們將「大重量低次數」（1RM的百分之六十以上）與「輕重量高次數」（1RM的百分之六十以下）做比較[5]，發現這兩種訓練方式都能刺激肌肉生長，程度接近，但是大重量可以讓肌力有更大的增長。

我的一位作家朋友詹姆斯·克里格（James Krieger）也參與了

此次的研究，我在 Podcast 採訪他時，他指出，如果使用輕重量進行訓練，只有在做到力竭或接近力竭（無法繼續移動重量）時，才會有顯著的增肌效果。[6]

要這樣做也是可以，但難度很高，試著做一組二十次的槓鈴深蹲，選擇差一兩下就力竭的重量。想像你還要重複做幾組，然後每隔幾天就再來一遍。

輕重量高次數可以很好的刺激肌肉生長，但除非你吃苦當吃補，喜歡被虐待，不然這個方式實在太艱辛了。

幸好我們不用選擇這條路，只要換成大重量的訓練方式，增肌效果一樣好甚至更好，也不那麼累人。

這不是單一研究的結論，有許多研究也獲得相似的實驗結果。[6]我們重訓的首要目標就是要變得更強壯，特別是蹲舉、硬舉和臥推這三項全身性動作。當你可以在這些項目中操作更大的重量，就能練出更明顯的肌肉線條。

我不是說輕重量和其他訓練方法在重訓中沒有作用，但假如你的目標是要快速增肌，那先把注意力放在提高肌力絕對是最好的方法。

定律 2) 肌肉不是在健身房生成的

你可能聽過這道健身界中的老生長談，人們會這樣說不是沒有道理的。重量訓練本身不能讓肌肉更大、更強壯，而是在訓練後身體開始修復壓力和損傷時才發生的。

身體每一天都在重複肌肉蛋白分解和重建的過程，這個過程稱

為「蛋白質轉換更新」（protein turnover），以整體來看，蛋白質分解與合成的速率通常會達到相互平衡的狀態。[7] 因此一般不運動的人，肌肉在增減兩邊的速度是持平的。

以機械的角度來看，肌肉生長是蛋白質合成的速度快於分解的速度，持續一段時間後，便能看到增肌成果。換句話說，當身體製造新肌肉蛋白的速度大於分解的速度時，你的肌肉會增加，反之，你的肌肉會流失。

若是你想要盡可能有效率的增肌，那就要盡一切辦法讓蛋白合成率大於分解率。身體處在合成狀態的時間越長，你就能越快增肌。

當你在做阻力訓練或是有氧運動時，蛋白質的合成率在這段期間會下降，[8] 在運動結束後，蛋白質合成率與分解率會同時提高，然後分解的速率會逐漸快過合成率。

運動是分解代謝活動，尤其是長時間的運動；等到運動結束，身體才會開始修復和生長。因此，睡眠對這個修復生長的過程扮演著至關重要的角色，也就是說肌肉生長大都是在睡眠時完成的。[9] 因此研究才會說睡眠不足會直接抑制肌肉生長，降低減脂的速度，甚至會導致肌肉流失。[10]

有趣的是，當你處在熱量赤字的狀態，這些負面影響會更加顯著。[11] 另外，也有研究顯示，即使只是一晚的睡眠不足也會干擾你在健身房的表現，若是兩個晚上睡不好、睡眠時間不足的話，那就夠破壞你的健身成果。[12] 有多項的研究清楚的指出，睡眠充足的運動員能夠有最佳的表現。[13]

定律 3 飲食不正確不長肌肉

大多數人認為只有要減重才需計算卡路里，卻沒有領悟到身體需要充足的飲食，才能有效率的修復訓練後的損傷、生成肌肉等事項。

因此研究顯示在熱量赤字的狀態下，肌纖維修復和生長的能力都會受到破壞，[14] 即節食時做訓練會對你造成更大的損害，而且進階的重訓者知道在節食減脂時，肌肉的生長會變緩，甚至是毫無進展。

要謹記：卡路里是身體運作的燃料，建立肌肉需要付出很高的代謝代價。因此想要以最大程度增肌的話，就得避免處在熱量赤字的狀態。

最好的方法就是吃的卡路里比每日消耗的稍微多一些，讓身體能補充到修復、增肌所需要的全部能量，也能提高在健身房的表現。

另一個「養肌」重點是要補充足夠的蛋白質，這和攝取充足的卡路里一樣、甚至是更為重要。[15] 碳水化合物也有助於增肌，它在體內會轉化為儲存在肌肉與肝臟的肝糖，是劇烈運動時主要的能量來源。

身體在碳水量受限時，肝糖儲存量會下降，研究顯示這會抑制與運動後肌肉修復與生長有關的基因訊號。[16]

定期運動者限制碳水攝取量還會提高皮質醇的濃度、降低睪固酮的分泌，這無異是在增肌路上設置障礙，破壞身體修復的能力。[17]

因此科學研究顯示，選擇低碳飲食的運動員，運動後的修復速度會比高碳飲食者慢，增肌效果較差，肌力提升也比較慢。[18]

另外，還有一點值得注意，低碳飲食會降低肌力和肌耐力，影響肌肉在漸進式超負荷的進展，因而大幅降低對肌肉生長的刺激。

那三大營養素中的油脂在這裡又能起什麼樣的作用呢？有人說高脂飲食有利肌肉增長，因為它有助於合成代謝激素的產生，特別是睪固酮的製造分泌。

但是在深入研究後，你會很快察覺到高脂帶來的作用太小了，對健身表現沒有任何顯著的效益。[19]

此外，攝取越多的油脂，就代表能攝取的碳水越少，也就完全抹煞賀爾蒙些微優勢所可能帶來的增肌好處。

肌肉生長的機制非常複雜，涉及多重層面的生理功能和適應過程，研究數百個小時都可能還停留在表面。幸好，你不需要成為科學家，也能理解基礎理論，幫助自己提高全身的肌力和肌肉量。

有了這章的知識做基礎，我們知道在訓練中要給予肌肉漸進式超負荷、肌肉損傷和細胞疲勞，然後讓身體有充分的飲食和睡眠做修復、生長。這也是本書第二部分的結束，我想恭喜各位能讀到這裡。現在你已經消化了很多的資訊，對增肌燃脂也打開了全新的視角。

如果目前為止你還喜歡本書的內容，那你一定會更喜歡接下來要談的部分。在本書的第三階段，我們會暫停生理學的討論，進入心理學的領域，唯有心態正確，健身才能有成效。

重點整理

- 肌肉生長有三大機制：機械張力、肌肉損傷和細胞疲勞。這三者中，機械張力是增肌的最大主因。
- 機械張力指的是對抗阻力時施加在肌肉上的力量。
- 肌肉損傷是指高張力在肌纖維上造成的微小撕裂。
- 細胞疲勞是指肌肉在反覆收縮時，肌纖維內外發生的化學變化。
- 大重量、低次數的訓練主要可以增加「肌力」，提高施加在肌肉上的機械張力和擴大肌纖維損傷的數量，但細胞疲勞的程度較少。
- 大重量、低次數能增加更多肌肉，因為它比低重量、高次數能在肌肉上產生更大的機械張力。
- 蛋白合成速度持續大於分解速度，就能看到肌肉生長的成果。
- 運動時會啟動分解代謝的機制，特別會在長時間運動時發生。肌肉修復、恢復和生長都是在運動之後開始的。
- 睡眠不足會抑制肌肉生長，降低減脂速度，甚至導致肌肉流失。
- 想要把增肌效果拉到最大，就要確保自己攝取足夠的熱量。
- 補充足量的蛋白質是養肌的重點，和攝取足量的卡路里一樣重要。
- 碳水化合物也有助於增肌，它在體內會轉化為儲存在肌肉與肝臟之中的肝糖，是劇烈運動時的主要能量來源。
- 有定期運動的人，限制碳水攝取量會提高皮質醇的濃度、降低睪固酮的分泌，無異是在增肌路上設置障礙，破壞身體修復的能力。
- 低碳飲食會降低肌力和肌耐力，影響肌肉在漸進式超負荷的進展，因此大幅度的降低對肌肉生長的刺激。

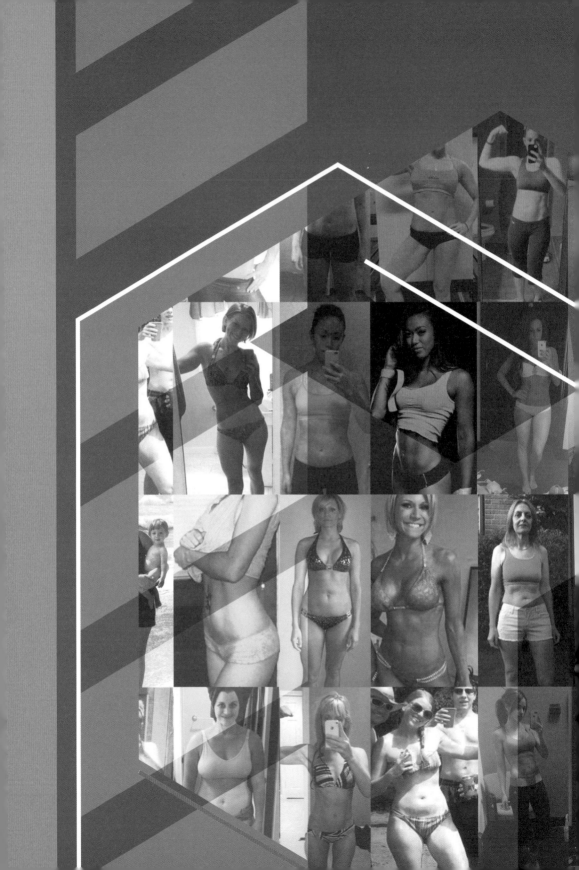

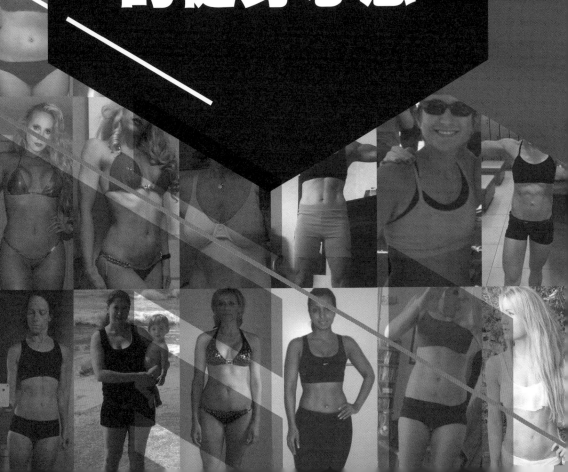

PART 3

如何建立正確
的健身心態

11

持之以恆的健身態度

品格的養成是建立在欲望的約束。

——英國哲學家 約翰・洛克（JOHN LOCKE）

提摩西・高威（Tim Gallwey）在其暢銷著作《比賽，從心開始》（*The Inner Game of Tennis*）中寫道：

> 每場比賽都分成兩部分：一場在外在，一場在內心。外在的比賽，你面對的是實際存在的對手，你得克服迎面而來的障礙，達成設立的具體目標。市售的書籍大都在教你如何贏得外在的比賽，給予各樣的指導，來幫助你達成勝利，它們教你打網球時如何揮拍、揮桿、揮棒、手臂要放在什麼高度、腳步如何移動、軀幹的位置等等。但是因為某些原因，要學會這些原則很容易，要執行卻很困難。

這段話真的非常適用於健身。我們可以看到大多數的書籍、報章雜誌、教練和名人的專注點都在如何減脂增肌，他們只看到外在的這場遊戲。

他們高談飲食、運動、營養品，卻對內在這場比賽視而不見，然而真想打贏這場賽事，你其實得先在內心稱雄奪標，因為「知道」和「做到」是兩回事。

你要能落實知識，並且天天、月月、年年耐著性子執行。如果你問我要如何掌握健身這場外在競賽，答案簡單直白。你要做的只有兩件事，首先學習能達到你目標的正確生理知識，然後每天去健身房報到。難就難在如何掌控內心的這場比賽，這就是「健身菁英」和一般人的差異。要建立、維持出色的體格，你需要紀律嚴明、懂得把握正確的飲食和運動的方法更要有良好的生活方式。

對多數人來說，這和用斧頭刮鬍子的難度差不多。動力和紀律是贏得內心賽的最大障礙，想健身的人在剛開始，總是懷抱著滿滿的決心和精力，風雨無阻的去健身房報到，但要不了多少熱情就會如風一般消逝。

怎麼好看的新節目總是跟健身時間相撞？多睡一小時應該沒關係吧？缺席幾次訓練應該沒關係吧？或是多吃一頓作弊餐沒什麼大不了吧？種種的理由和藉口，你的健身大計就像是處在濕滑的山坡，咻的一聲就撞到谷底，悄無聲息的自行結束。

這種缺乏動力的情況是多數人在三個月後放棄健身的原因，我看著這齣陳年老戲不斷的上演。三個月彷彿是一道魔咒，很多人熬不過這個關卡而放棄健身。我經常在健身房看到新手勤奮的練了三、四個月後就會消失。有些人是生病而無法再繼續訓練，有些人想休息一週，就沒再出現過了。也有人純粹是懶了、不在乎外表了，回到自己習慣的舒適生活。

不知道你有沒有經歷過以上的這些情節，我知道我有，這就是我寫了《訓練動力的小黑皮書》（*The Little Black Book of Workout Motivation*）的原因，可以上這個網站 www.workoutmotivationbook. com 閱讀。我在這本書中分享我個人完成大改造的各種實用方法和心路歷程。

健身很困難，無論你有多堅定，在運動和飲食努力多時卻看不到相對的進步，動力逐漸消逝也是再自然不過的事。

我想要盡我所能，讓這樣的情況不要發生在你身上，我想帶著你直達健身目標。我真心盼望著這是你買的最後一本健身書、執行的最後一套健身訓練菜單，我要你靠著它徹徹底底的改頭換面。因此我要和你一起在外在與內在都變得更強。我們要先安定內心的躁動，再輔以書中實用的方法和工具，安內攘外雙管齊下，你會戰勝心理和情緒的波動，贏得健康與強壯的身體，成為這場比賽中的最大贏家。

因此，在本書的第三部，我們要先建立一個無堅不摧的贏家心態，培養滿血的意志，抗拒誘惑克服障礙，並且不被挫折所憾動，畢竟健身這條路上，總會出現幾個難以攻克的大魔頭，但我們都能一一斬妖除魔，獲得最終勝利。

完成了內心攻防戰之後，我們會在下一部深入探討外部遊戲的各種細項，讓大家內外皆強大。

12

意志力剖析

要讓帝國偉大，先管理好自己。

──古拉丁格言家 普布里烏斯・西魯斯（PUBLILIUS SYRUS）

根據美國心理學會於二○一○年進行的調查，意志薄弱是阻礙人們達成目標的最大障礙。[1] 許多人會因為自制力不夠而感到愧疚，覺得自己讓人失望。他們感到人生不在自己的掌握之下。這些人受到情緒、慾望與內心的衝動所支配，覺得身不由己，總在自律與失控之間左右掙扎，把自己搞得筋疲力盡。

而意志堅強的人呢？

美國賓州大學、凱斯西儲大學和馬里蘭大學共同進行了一項研究，他們發現意志堅強的人在學表現更好、出社會賺更多的錢、成為更好的領導者擁有更高的地位、比較開心、健康，壓力也相對較小，[2] 因為他們管得住嘴巴而能享受更好的社交與感情生活，甚至更長壽。[3] 概括種種的證據，我們可以總結：無論在何種情況下，意志強大的人會努力突破困境，比起意志薄弱的人更能獲得成功。

不管我們的意志力是落在哪個層級，每個人都會面臨意志力受到挑戰的時刻，尤其是想要維持健康體格的人。這些挑戰有些是生

理性的，像是身體在某些時候會渴望吃些油膩、甜滋滋的食物，因為大腦覺得這樣的食物對生存有幫助。每個人的問題都不一樣，有些我們覺得很有吸引力的東西，別人可能覺得噁心；而他們覺得不好的東西，對我們來說可能和飛機餐一樣吸引人。

不管是提不起勁去健身房，想不顧一切連著三天大吃大喝，或是戒煙中的人覺得只抽一根還好，也許情節不一但本質相同，但背後的機制都一樣，就是意志不堅定。

我要表達的是人類都難免有意志力動搖的時候，但為何對某些人來說，這會是很沉重的壓力呢？為何有些人卻很難自律，總是輕易放棄目標，沉迷於自我毀壞的錯誤行為？他們到底該如何提振自己、讓生活恢復秩序呢？

我沒辦法給你很好的答案，但可以和各位分享一些惠我良多的見解，這些人生的智慧有如馴獸師，馴服了我內心張狂咆哮的野獸。

自我察覺的工夫很重要，深入去瞭解大腦的反應方式，可以為你帶來強大意志力。你要觀察是什麼讓你失控，然後在失控前先提高自制力的「存量」，不讓自己有機會意志薄弱掉入失控的陷阱。現在讓我們先來談談意志力到底是什麼。

組成意志力的三個要素

當我們說某人意志堅定或是意志不堅，指的通常是他們「說不」的能力。快要考試了，卻接受朋友的邀約去看電影。想減重五公斤，卻拒絕不了蘋果派。簡而言之，他們很難說出「我不要」這句話。

　　除了說不以外，意志力還有兩個層面：「我要」和「我想要」。

　　剛說的「我不要」是拒絕誘惑的能力，而「我要」就是去做該做但不想做的能力，這兩者其實是一體兩面。例如起床、完成辛苦的訓練、在期限到的時候繳費、熬夜完成工作等等。

　　「我想要」是在受到誘惑時，仍記得自己的目標。堅守真正想要達到的長期目標，而不要屈服於在沙發上整夜吃垃圾食物。

　　能充分掌握這三個能力，就能成為決定自己命運的主人。你可以改變自己愛拖延的習慣，最壞的習慣都有辦法拆解、改善。提高自律能力，就能戰勝誘惑。

　　當然，這樣的能力也不是一朝一夕就能輕鬆養成，你要對自己「重新編碼」。誰都想選擇舒服好走的路，避易就難不簡單，一剛開始可能會覺得被困難完全打敗，回到舒服又熟悉的事物，但只要內心堅持著我要改變的想法，你會發現自己拒絕誘惑、執行目標的能力會越來越強大，你只需要耐心的面對這個改變的過程。

　　我們已經瞭解意志力的三個組成要素，現在來談慾望的生理層面，探討為何人類有時很難抗拒「壞東西」對我們的誘惑。

為何放棄的感覺很好？

　　這裡講的意志力挑戰，不是那種來去像一陣風快速的念頭。我們要談的是糾結在你內心裡，你需要提出全力去對抗的誘惑，會讓你在好壞、善惡之間掙扎的挑戰，不僅心裡面下著狂風暴雨，連身體都能感受到這場風暴的力量。

這到底是怎麼一回事？

　　先從生理上來看，大腦有一個「獎勵系統」的區域，在受到刺激時，就會釋放一種叫「多巴胺」的化學物質。多巴胺給你的是「承諾會有獎勵」，它承諾你在行動之後會從中獲得獎勵。譬如你走在路上看到路邊賣的起司漢堡，腦內就會突然釋出多巴胺，突然間你的生命好像都被這個油膩、美味的漢堡給佔滿了。[4]

　　這時，大腦除了遭受了多巴胺的突擊，同時會期待一波胰島素分泌的高峰，於是降低了血糖濃度，讓你更加渴望吃到起司漢堡。[5]下一秒你就發現自己掏出錢包乖乖的去排隊點餐了。

　　大腦在一感知到有獎勵的機會時，就會分泌多巴胺，告訴你這正是我們在尋找的東西，它在腦袋唱起快樂的歌曲，要求你立刻獲得滿足，更奸詐的是還會放煙霧彈，掩蓋這樣做可能會帶來的後果。[6]

　　多巴胺的設計並不在於讓我們得到開心與滿足，它要的不是真正的快樂，而是對快樂產生渴望和行動，它的目地在吸引你的注意力，激發你採取行動去獲得獎賞。[7]此外，多巴胺除了刺激你之外，還會觸發壓力荷爾蒙的釋放，讓人感到焦慮。[8]這就是為什麼我們會覺得眼前的獎勵越想越重要，重要到我非得立馬起身去得到它不可。

　　我們沒有意識到壓力並不是來自眼前的蘋果派、百貨公司架上的漂亮鞋子或是電玩中的獎杯，壓力是來自多巴胺，壓力來自慾望本身，它是大腦確保我們會遵守命令的情感工具。

　　大腦一點都不關心整體情勢，它不在乎你胖了十五公斤會不會難過，不關心花了幾千塊會不會難過。它的工作簡單而粗暴，看到獎勵就要搖旗吶喊要你注意，直到我們屈服為止。它不管這樣做有無風

險，值不值得，會不會把人生攪得一團亂，它只要這當下得到滿足，獲得獎勵。

好笑的是，即使我們知道眼前的滿足對自己並不是最好的獎勵，但我們只要有獎勵就不肯放棄，而且放棄會讓人焦慮。這兩個原因驅使著我們不顧一切的去追求，甚至可以用「鬼迷心竅」來形容。

任何會為你帶來愉悅的人事物都會啟動這個「尋求獎勵」的系統，熱騰騰的披薩香味、黑色星期五促銷、可愛女孩對你的一個眨眼或是切中你心意的廣告商品，都可能啟動多巴胺的開關。一旦大腦受到多巴胺的控制，買不買漢堡這件事就會瞬間升級為「不買就會世界末日」的嚴重情節。

但多巴胺的問題不僅如此。

研究顯示，獎勵系統一旦被啟動，會讓人產生追求之外的追求。譬如說看到讓人心動的裸女圖片後，更有可能作出冒險的財務決策；[9] 如果夢想突然發財，食物會突然令人垂涎三尺。[10]

這種尋求回饋的行為對生活於現代社會中的我們是個大問題，這個世界簡直就是為讓人不斷產生慾望、不斷追求所設計的。

譬如說，線上影視 Netflix 設有自主學習和改進的人工智能，會自動在主選單放上你最可能觀看的節目。

電玩業者精心設計遊戲內容，把多巴胺的分泌濃度提高到像安非他命一樣的強效，我們不難理解為何打電動會打到出現許上癮、無法控制的行為。[11]

食品科學家測試了數百種產品，就為了找到完美配方，精確的鹽、糖和脂肪含量，確保每口食物都有爆發性的風味，讓人一吃就停

不下來。

零售商精心設計店內陳設方式誘使我們購買更多的商品，從一進門看到的商品，走道、貨架的排列方式，空氣中散發的香氛還有各種免費樣品，甚至連背景播放的音樂節奏都是商人促使你掏錢的設計。

我們所到的任何地方，幾乎都在對著大腦尖叫著「有獎勵！」我們的腦袋一直都沉浸在多巴胺中，很容易讓我們覺得奇癢無比，一直想去抓癢。

仔細想想，多巴胺系統時刻受到過度刺激，這也難怪許多人都是過重的拖延者，並沉溺於甜食、電玩娛樂和社群媒體，要能夠維持理智、擺脫這些「正常行為」，需要很大的力氣。

如果我們要好好的活在這個充滿誘惑的現代社會（很遺憾的，我們必須做到），就需要學會分辨每天在眼前晃來晃去的有毒獎勵，以及給我們人生充實和意義感的真實獎勵。

讓我們回到剛剛的漢堡店，還記得嗎？你正排著隊，等著吃下這份超過一千大卡的油膩美食，你會在兩分鐘內就解決它（這是你的最高紀錄）。

但你現在懂了「想吃的慾望」其實是多巴胺製造的幻境，當你清醒過來，就會記得自己仍在節食抗戰之中，你要的是一個壯碩的體格，健康快樂的生活，你發誓這次絕對能夠抵抗誘惑。在你看清楚情況後，你即將吃的食物就會讓大腦就會感到威脅，它會啟動「戰逃」反應，壓力指數隨之上升。但是，你並不會面臨被殺或必須逃跑的威脅，因為起司漢堡不會真正威脅你，它不可能帶著一堆薯條強迫你吃掉它。因此，真正威脅到大腦的其實是你本人。

　　你需要的是自我控制，而不是戰逃反應，因為你不用保護自己不受漢堡的傷害。自制力可以幫助你放鬆肌肉，放慢心跳、拉長呼吸、給你時間思考下一步。

　　那我們要如何提升自制力，尤其是在面臨抉擇的時刻呢？

　　有許多科學實驗得出的方法可以給予幫助，我們會在下一章討論最重要的一項策略。

重點整理

- 自律性強的人在學表現更好、賺更多的錢、是更好的領導者、擁有更高的社會地位、更開心、健康，壓力相對比較小。他們管得住嘴巴，因此能享受更好的社交與感情生活，甚至更長壽。
- 當我們說某人意志堅定或是意志不堅，這是什麼意思？指的通常是他們對誘惑「說不」的能力，他們很難說出「我不要」這句話。
- 「我要」就是去做該做但不想做的事情的能力。例如很累還是起床練完全程；寧願熬夜也要完成工作方案；或是在帳單截止日付款。
- 「我想要」是在受到誘惑時，堅定目標的能力。長期目標是你真正想獲得的東西，而不是想賴在沙發不上健身房，或是想吃漢堡薯條的短期慾望。
- 多巴胺的作用是要激發人們採取行動，加強你的專注力，刺激你贏得獎勵。多巴胺還會觸發壓力荷爾蒙的分泌，讓人感到焦慮。

- 大腦的工作是識別獎勵，然後搖旗吶喊直到我們屈服為止。它不管這樣做有無風險，值不值得，會不會把人生攪得一團亂。

- 任何會為你帶來愉悅的人事物都會啟動這個「尋求獎勵」的系統，熱騰騰的披薩香味、黑色星期五促銷、可愛女孩對你的一個眨眼或是切中你心意的廣告商品，都可能啟動多巴胺的開關。

- 獎勵系統一旦被啟動，會讓人產生更多的追求。

- 如果我們要成功，就需要學會分辨，不受有毒的獎勵所欺騙，要將目光放在對我們有意義的成就上，這才是真實的獎勵。

- 自制力能幫助你放鬆肌肉、放慢心跳、拉長呼吸、給你時間思考。

13

增強意志與自律的方法

成功的關鍵在於歷經失敗，卻永不失熱忱。

——無名氏

日常生活中的壓力是破壞意志力的主要因素。[1] 壓力越大，就越有可能暴飲暴飲、過度花費或是其他做完就會後悔的事。

任何會給身心帶來壓力的事物都會消耗意志力，降低自我控制的能力。而所有可降低壓力，改善情緒的人事物都能提高我們的自制力。一般人大都是如何紓壓？大吃一頓、喝酒解愁、沉浸電玩、看電視追劇、購物、上網瞎逛，這些均是常見的減壓方法。[2]

諷刺的是，科學實驗卻發現，使用這些方法減輕壓力的人，不認為這些方法能有效降低壓力。[3] 有些人甚至覺得這些方法會引發更多壓力，因為選擇不健康或是放縱的舒壓方法，因為沉溺於不健康和沒生產力的衝動行為會帶來罪惡感，接著帶來更多沉溺，而後就是更多的罪惡感，最終是一場惡性循環。

用來應付壓力的「療癒食物」通常都是高糖高碳水，因為這樣的食物會提高血糖，讓情緒暫時得到舒緩，但你要付出很大的代價。療癒食物吃下肚之後，血液中的葡萄糖會急速衝高，不用多久你反而

會覺得更累。你簡直是找了高糖高碳食物和壓力一起聯手壓垮意志力。[4] 研究顯示血糖較低的時候，我們遇到困難時容易放棄，控制不住憤怒，對人苛刻，如果這時要你樂捐給慈善團體，通常會拒絕。[5]

如果不能求助於這些解壓方法，那我們還有什麼選擇？

要釋放生活壓力你可以「刻意放鬆」。這聽起來當然一點都不令人意外，但絕對不簡單。多數人（包括我在內）都必須努力學習。

測量「心率變異分析」是觀察壓力高低的好方法。這是看呼吸時心跳會加快和減緩多少。壓力越大心率變異越小，越容易卡在加快的節奏。

心率變異率較為理想的人通常壓力較小，自律能力相對來說也較高。[6] 美國肯塔基大學（University of Kentucky）的研究發現，心率變異大的人比較有能力可以拒絕誘惑，較少受到沮喪等情緒所影響，心臟病的罹患率較低，也願意克服困難，通常能夠更好地處理緊張狀況。[7]

如果你想付諸行動，下次意志力受到挑戰時可以「刻意」地放慢呼吸，把每個呼吸拉長到十至十五秒，或是一分鐘呼吸四到六次。

微張開嘴，像是含著吸管一樣慢慢的把氣吐掉，這是一個放慢呼吸的好方法。只需要像這樣放慢呼吸就能提高心率變異性，立刻提高意志力，幫助你對抗壓力帶來的負面影響。[8]

不過，這種放鬆方式不應該只在面對誘惑或挑戰時才「啟動」。研究顯示這樣做不僅可以降低壓力荷爾蒙、增強意志力，還能維護身體健康。[9]

不過可別把「放鬆」和「放縱」混為一談，對許多人來說，放

鬆表示要喝酒、整晚追劇，這樣做益處不大，你要選擇的是可以引發良好生理反應的活動。真正的放鬆時，心跳會減緩，血壓會降低，肌肉會放鬆、大腦會停下不斷分析和計劃的腳步，一切都會慢下來。

有十三個簡單又有效益的方法可以讓你進入這樣的境界。

1. 享受香氛

芳香療法是減輕壓力、幫助身心放鬆的好方法，人類這數千年來都有使用香氣做為治療的記載，也有科學研究為其背書。台灣亞洲大學的研究發現，薰衣草、佛手柑、洋甘菊和天竺葵等精油，可以降低血壓、減輕焦慮，並且改善睡眠品質。[10] 最簡單的方法是使用香氛機，將這個方法加入你日常的減壓行程。

2. 享受按摩

我想這應該不需要科學研究來說服你，按摩是緩解壓力的好方法。不過英國牛津大學和澳洲的 Oregen 研究中心，進行了一項相當有趣的研究，他們發現幫人按摩也能安定自己的心神。[11] 你可以在睡前和另一半互相按摩，讓彼此都能放鬆。按摩的好處不僅於此，研究顯示，按摩可以減輕疼痛、降低焦慮和抑鬱的情緒，還能提高免疫力。[12] 只需花十到十五分鐘的時間就能享受許多的好處。

3. 享受性愛

如果你近來都沒有做愛，科學家說你應該增加次數，為什麼這樣說呢？

因為研究指出，有規律的性生活可以減少焦慮、壓力和憂鬱，提高幸福感和心理韌性。美國喬治梅森大學（George Mason University）進行了一項研究，他們訪問了一百七十二名年齡介於十八到六十三歲的人，[13] 他們發現做愛後的隔天，人們的焦慮減少了一到二成，並且更加自信，也不那麼在意別人對他的看法，這對天生容易焦慮的人影響更是巨大。

美國佛羅里達州立大學（Florida State University）的研究人員也發現性愛的效應大約可以讓人維持四十八小時的好心情和幸福感。[14]

有趣的是，一項研究指出性愛可以降低壓力，很大一部分是因為它提升了伴侶關係，而不僅是身體慾望的釋放。[15] 因此性愛對結婚很久或是愛情長跑的人帶來最大的好處，而對關係緊繃不幸福的雙方，性愛產生的好處則最低。[16]

4. 改變對壓力的看法

我們知道大量壓力會影響身心健康，但改變的契機來了。

研究發現認為壓力有害，才是真正使我們陷入困境的原因，壓力並不可怕，可怕的是我們對它的看法。[17]

因此美國丹佛大學（University of Denver）做過的一項實驗發

現，人們在覺察到壓力時，如果能夠重新評估情況，選擇以不同的方式來看待壓力，就可以大幅降低壓力所帶來的破壞力。[18]

像是遇到讓人難過的事，別為它喪失鬥志，換個角度想，把壓力當成是鍛鍊耐性、培養寬容美德，或提高應變能力的最好方法。

遇到挫折是要告訴你「這個方法無效，要換條路走」；受到痛苦，你才會知道自己比想像還堅強。

這種重新評估的策略並不是什麼新奇理論，羅馬帝國五賢帝之一的馬可 · 奧理略（Marcus Aurelius），在幾千年前便從沉思中，領悟了這個方法，而寫了一本《沉思錄》（Meditations），很推薦大家閱讀。

5. 睡眠充足

睡好睡飽也是降低壓力的好方法，如果經常睡眠不足，壓力很容易上身，也比較難抗拒誘惑，無法保持好習慣。事實上，研究還指出睡眠不足會引起類似「過動」的症狀，例如分心、健忘、衝動、規劃力不夠和躁動。[19]

6. 睡前不用 3C 產品

這是眾所皆知的事，夜間光線照射會抑制人體產生褪黑激素。褪黑激素是一種能產生睡意的激素。[20] 褪黑激素降低除了難以入睡，還會影響睡眠品質。睡不好免疫力就會下降，癌症、二型糖尿病和心

臟病的罹患率都會增加。[21]

當然我們不可能在晚上七點後全面禁燈，幸好也不用這樣做。光的強度是決定褪黑激素分泌多寡的主因，光線越強，抑制褪黑激素的能力也越強。[22] 因此，在太陽下山後，我們可以把電燈調暗一點，睡覺時要全部關燈。

再來，電視、電腦和手機螢幕發出的短波藍光是真正的危險分子，它比長波的暖光更有抑制褪黑激素的效果。[23]

若是能減少夜間使用會發出藍光的 3C 產品，會是維持褪黑激素正常分泌的最好方法。不過很少有人可以在日落之後，完全不使用電子產品，但你可以使用一些免費的軟體，像是 f.lux (www.justgetflux.com)，它可以將螢幕顏色設為白天，消除夜間的藍光。

如果你是使用 iOS 或是安卓系統，則不需要下載特殊的軟體，只需打開 Night Shift（iOS）或 Night Light（Android）的功能。

那從環境照明或是電視產生的藍光該如何是處理呢？

研究發現可以配帶琥珀色的眼鏡，這種鏡片除了可以過濾藍光，還可以改善心情，提高睡眠品質。[24] 雖然這是一個有點笨的解決方案，但能夠以最大的程度減少夜間的藍光照射。

7. 減少科技產品的使用

晚上盯著手機螢幕除了會破壞褪黑激素的分泌，還會影響心理健康。有許多研究發現人們越常使用電腦和手機，就會越有壓力。[25] 瑞典哥德堡大學（University of Gothenburg）進行了一項研究，他

們發現過度使用科技會造成許多心理症狀，[26] 以下是他們的結論：

- 大量使用手機的人，更容易出現睡眠障礙和抑鬱的情況。
- 手機不離身的人最有可能發生心理健康問題。
- 經常在深夜使用電腦的人，出現睡眠障礙、壓力和抑鬱症的機率會提高。
- 長時間使用電腦，會增加壓力、睡眠和情緒方面的問題。

研究人員目前尚不清楚原因，但可以明確指出這兩者之間的關聯，也就是說我們花越多時間在電子產品上，心理狀態就可能越差。

8. 享受古典音樂

下次覺得壓力大時，可以播放一些緩慢、寧靜的古典音樂，一段時間後，你會感受到身心似乎被舒緩的擁抱著。我個人會聽貝多芬、巴哈、馬克斯李希特和艾諾第。

研究顯示古典音樂不僅讓人感到放鬆，還能提高思緒的敏銳度、讓心情更好，降低血壓，減輕身體上的疼痛，並且改善睡眠品質。[27]

9. 喝綠茶

我是茶類的忠實擁護者，茶對健康有許多好處，亦是消除壓力的一大利器，這是另一個讓我長期喝茶的原因。

日本東北大學醫學院曾進行過一項研究，證明經常喝綠茶的人

比較少煩惱。[28]

研究人員認為這是因為綠茶裡有茶胺酸（L-theanine）和抗壞血酸，兩者均具有降低壓力的效用。[29]

10. 到公園散步

檢視歷史上偉大的思想家和改革者，我們會發現有許多人都有到大自然中散路的習慣。

以貝多芬為例，他經常在維也納森林度過整個下午的時光，因為他發現最好的靈感總是在走路時發生。柴可夫斯基也同樣堅持每天要出門散步兩次，他認為這對他的健康和創造力有很大的幫助。美國第三任總統傑弗遜（Thomas Jefferson）曾勸告他的姪子：「走長路運動不會疲累，沒有什麼習慣比這更有價值。」他在老年時期也是時常在居住的莊園散步。

蘇格蘭海威大學（Heriot-Watt University）進行過一項研究，他們發現在城市的公園中步行二十五分鐘就能大幅減少沮喪的情緒、提振精神。[30]

11. 享受熱水澡

人類這幾千年來已經懂得利用熱水澡來緩解疼痛、幫助身體放鬆、預防與治療疾病。英文的 "spa" 一詞是來自拉丁文的 *"spaus per aquam"*，意指通過水來得到健康，這是古羅馬人幫助疲憊不堪

的士兵恢復體力的方法。

現代醫學也證實經常泡熱水確實有助健康。英國羅浮堡大學（Loughborough University）的研究發現：泡熱水澡一個小時的效果和騎自行車一個小時對血糖控制還有其他代謝問題都有助益。[31]

你還可以添加精油，讓自己泡一個更舒服、更放鬆的熱水澡。

12. 減少接觸新聞媒體

這應該不會讓你太意外，但研究確實發現如果你經常讓自己接受壞新聞、恐嚇、病態的消息，會提高暴飲暴食、過度消費和其他意志薄弱行為的發生機率。[32]

我們的潛意識會覺得如果這世界正在四分五裂，我還需要努力讓自己的生活井然有序嗎？減少使用會讓人陷入悲觀、恐懼的媒體，可以降低壓力指數。

13. 養成定期運動的習慣

若是你真的想要保護自己不受壓力入侵，並且提高自制力，運動絕對是最好的方法。研究顯示規律運動可以降低對食物和藥物的依賴，提高心率變異的數值，讓我們更能抵抗壓力和抑鬱的情緒，甚至可以提升大腦的整體功能。[33]

運動的效果立竿見影，不需耗費很多時間就能讓意志力滿血復活。研究指出即使是五分鐘、低強度的戶外活動就足夠改善你的心理

狀態。[34]

下次你覺得太累，或是時間不夠執行完整的訓練，只要記得任何運動都好，運動的重點在於提高精神和意志力，運動是你的祕密武器，即使是輕鬆的散步或是自身體重的訓練，都能給你堅強的自制力和體力朝目標前進。

人們大都認為壓力是負面消極的，要不惜一切代價避免它，但其實這樣的想法並不正確。

和運動一樣，我們的身體也是設計來面對壓力的；研究指出巨大的壓力可以增強免疫力，加快身體療癒的時間，並且可以提高對感染的抵抗力。[35]

壓力並非壞事，在許多方面有益身心健康，但也別一下子壓力過大給自己帶來問題，如果難以調適壓力，代表身體還沒有學會如何有效的處理慢性壓力，長期處在壓力下會讓身體一直保持在高度警戒狀態，讓人更快衰老，更容易罹患疾病，提高發炎機率。[36] 但是，逃避不是方法，也不要對壓力感到麻木，你要學習管理壓力，休息和放鬆是解決壓力的好工具。

休息和放鬆和壓力一樣，對人的影響比你想得還要多，會改變基因表現，這其中包含炎症、計劃性細胞死亡，以及自由基中和等等問題。[37] 如果我說：「人們的生活質量和生命長度有很大程度取於放鬆的程度」，這句說得可一點都不誇大。讓我們開始聰明放鬆吧，給自己設計一套適合的放鬆習慣，就像是設計飲食、運動習慣一般，不用多久就能看到情緒、效率和健康都獲得良好的改善。

這是我自己每天放鬆的行程：

1. 和妻子每晚泡熱水澡

我們通常會添加精油，放些輕快的古典音樂。

2. 每週至少做愛二到三次

有時我會假裝自己仍舊是十幾歲性慾很強的青少年，我覺得這招對我們有用。研究顯示每週一次的性愛是最幸福的次數，[38] 過於頻繁或是不常做愛，都會降低幸福的感受。

3. 每晚睡足七個半到八鐘頭

我一般是睡六個半小時，但是自從孩子出生之後，睡眠品質倍受影響，每晚經常要起來一到三次，所以我需要拉長睡眠時間來彌補。

4. 睡前至少一個小時不用「藍光」螢幕，或減到最低

這包含電腦、平板、電視和手機的使用都要盡量減少。我現在幾乎都是用手機閱讀，但睡前閱讀時，我會使用沒有藍光的閱讀器。

5. 每天早晨一壺綠茶

我必須說玄米茶是我的最愛。

6.每天運動

我目前週一到週五會做重訓，週末兩天會騎自行車三十分鐘。

要將壓力管理視為提供意志力和自制力「營養」，降低壓力對生活帶來的負面影響，不僅可以維持情緒平和、增加自信，還可以透過「壓力訓練」來提高自我紀律。

那要如何提高意志力，徹底執行重要的健身大計呢？請繼續閱讀，我會一一為各位解答。

重點整理

· 任何會給身心帶來壓力的事物都會消耗意志力，降低自我控制的能力。而所有可以降低壓力，改善情緒的人事物都能提高自制力。

· 使用食物、喝酒、看電視、購物、上網瞎逛等方法舒壓的人，最後都認為這些對改善壓力沒有效果。

· 下次意志力受到挑戰時，你可以放慢呼吸，將呼吸拉長到十到十五秒，或每分鐘呼吸四到六次。

· 每天抽出一些時間放鬆，不僅可以減少壓力荷爾蒙，增加意志力，還有助於維持身心健康。

· 芳香療法是幫助身心放鬆的好方法，在人類數千年的歷史都有使用

的記載。使用香氛機就能輕鬆的在日常生活中減輕壓力。

· 幫人按摩或是讓人按摩都能達到緩解壓力、減輕疼痛、降低焦慮和沮喪的情緒，並且能提高免疫力。

· 規律的性生活能減少焦慮和壓力，提高幸福感和心理韌性。

· 認為壓力對身心有害，才是真正使我們陷入困境的原因，壓力並不可怕，可怕的是我們對壓力本身感到很有壓力。

· 經常睡眠不足容易壓力上身、無法抗拒誘惑，也會缺乏保持良好習性和避免惡習的心理力量。

· 夜間的光線會抑制人體分泌褪黑激素，這是一種讓人產生睡意的激素。太陽下山後可以把電燈調暗一點，並在完全黑暗的環境睡覺。

· 減少夜晚暴露在藍光的時間，是維持褪黑激素正常濃度的有效方法。

· 花越多時間在 3C 產品，心理狀態就會越差。

· 古典音樂可以提高思緒的敏銳度、提振心情，降低血壓，減輕身體上的疼痛，並且改善睡眠品質。

· 綠茶和散步（特別是在大自然中散步）是消除壓力的兩大利器。

· 經常洗熱水澡有益健康並且可以恢復體力。

· 讓自己不斷的接收壞消息、恐懼、威脅和病態新聞，會大大增加暴飲暴食、過度消費和其他意志薄弱行為的發生機率。

· 經常運動可以減少對食物與毒品的渴望，增加心率變異率的數值，幫助我們更具抗壓力、不容易沮喪，還可以提高大腦的整體功能。

· 以許多方面來說，規律的壓力其實有助於整體身心健康。

· 生活品質和壽命長度有很大程度取於你多放鬆。

14

鍛鍊意志力的方法

我這一代人最偉大的發現，
就是你可以透過改變心態來改變處境。

——美國哲學家 威廉 • 詹姆斯（WILLIAM JAMES）

　　有人說：意志力就像肌肉，因為力量有限，用一次就少一點，跟肌肉一樣會力竭而消耗殆盡。如果這是真的，那反過來想，既然會用完就表示可以補充，我們能像鍛鍊身體一樣鍛鍊意志力的肌肉，使它更強壯、更持久。

　　很多科學家仍在研究這個假設是否正確，但我們的意志力似乎有時會有用完的情況，而特別容易受到誘惑。[1]科學家觀察到，無論做什麼事，人們在早晨的自制力最高，然後就會逐漸遞減。[2]我們可以利用這個特性，在早上意志力最堅定時，處理最艱鉅、最不愉快的工作，例如訓練。

　　有研究發現累積日常生活中各種小小的自律行為，也是訓練意志力的好方法，像是少吃零食、記錄每筆消費、維持良好的姿勢、不要動不動說髒話、每天練握力或是改左手（非慣用手）做事等等，這些方法都能提高意志力肌肉的強度。[3]

　　以心理學來看，我們真正訓練的是「暫停和計劃」的反應，也就是所謂「三思而後行」。[4] 在行動之前先停一下，觀察要做的事，做出智慧的選擇之後再動作。

　　這可以增強我們的自律性，幫助自己渡過生活中令人煩心的時刻，像是抵抗甜食誘惑，不讓負面情緒作主、不被各種誘惑所分心，強迫自己完成待辦清單，甚至是完成日常採購決定等等，這些都需要我們用意志力來完成。[5]

　　接下來，讓我介紹幾項訓練意志力、提高自律的好方法，以及這些就像鍛鍊肌肉和心血管能力一樣的方式。

不要跟欲望硬碰硬，要借力使力

　　在經過漫長而累人的一天之後，終於回到家坐在沙發上喘口氣，這時腦海跳出了冰淇淋的身影，味蕾馬上跟著反應分泌出口水。你好想吃，可是你跟自己說：「不能吃冰淇淋。」

　　但大腦完全不理會這個指令，你越想擺脫冰淇淋，它就越會控制你的意識和神經系統。這時候唯一解決慾望的方式，就是大口吃下冰淇淋。這裡的問題不是冰淇淋誘發欲望的火花，而是想要壓抑欲望的方式點燃了你非吃不可的衝動。這種時候你該怎麼辦呢？

　　研究顯示，在不真正採取行動的前提下，去思考事情和感覺事情，會讓你更有力量應付挑戰。在你被負面情緒給束縛、渴望食物或其他事物等等，都可以用這個方法來幫助自己更堅強。[6]

　　試圖壓制負面的念頭和感覺，像是要求大腦停止自我評判、丟

掉煩惱、悲傷或是欲望等，可能會引發更大的不適任感、焦慮、沮喪甚至是暴飲暴食的感覺。[7]

也就是說，當情緒或慾望的浪頭向你拍打過來，你倒不如順勢「乘風破浪」，不要正面跟它硬碰硬，慢慢的頭腦就會冷靜下來。

做到這點其實並不難。在你生出令人不安的念頭或慾望時，請從容面對，不要強迫自己屏除這個想法。你當然不需要思考或研究這個念頭，只需要接受它的存在，並把它當作不重要的事情來冷落它，它自然就會褪去。

這部分和節食特別習習相關，因為研究發現抑制想吃的念頭，反而更難控制食慾，也就是說越是壓抑、越是想吃。[8]

美國華盛頓大學（University of Washington）曾執行一份幫助人們戒菸的研究，裡頭的方法也是一個應付飢餓和慾望的絕佳方法。[9]

這個方法就是當你發現內心產生不該出現的感受時，你要「接受它」。然後提醒自己也許你無法控制思緒亂飄，但你可以決定自己要如何反應。最後，在你臣服於欲望之前，想想自己的目標，想想控制飲食的初衷為何，然後讓自己安坐在欲望的浪頭上，等待它自行崩潰消散。這個方法就像是「衝浪板」，你站在板上乘風破浪，等海浪自己消散。

有一個簡單的方法跟大家分享，就是「等待十分鐘」。在你允許自己滿足慾望之前，你告訴自己：我要等十分鐘！

雖然十分鐘看起來很短，但美國普林斯頓大學（Princeton University）的科學家表示，這會讓你解讀情況的方法產生很大的差異。[10]

　　這個十分鐘的等待不僅給你暫停和思考的時間，也讓立刻得到滿足的慾望逐漸褪去。只要將這個慾望推遲十分鐘，你就能夠把它的殺傷力降到最低。

　　這個方法也適用於克服「我要」的挑戰，當你面對該做而不想去做的事，那就跟自己說：你做十分鐘就好，等時間到再決定要不要繼續做下去，通常你會發現，一旦開始做了，就會想要做完它。

為將來的自己而做

　　電影《巧克力冒險工廠》（*Chocolate Factory*）裡面有一首歌是這樣唱的：

> 我要成品，我要全部的成品
> 禮物、獎品、糖果和驚喜
> 各種形狀、各種尺寸都要
> 現在就要
> 不管如何，我現在就想要
> 不管如何，我現在就想要

　　這段是電影《巧克力冒險工廠》中一個被寵壞的小女孩維魯卡所唱的，而如果你仔細聽，很多人每天都會輕輕唱這首歌。他們想要全部，而且現在就想要！不管是食物、金錢、愛情、腹肌……，你說得出來的都想要。我們生活在一個立即滿足的社會，這是一個競爭世

界，業者為了賺錢，想盡一切辦法要民眾盡情消費。

要消除慾望的方法就在於時間，當我們想要獎勵時，如果等待時間越長，對獎勵的期待就會越少。經濟學家認為一個獎勵折現多少會根據等待時間而定。

越在乎時間的人越不重視未來才會得到的獎勵，他們更想要的是立即滿足。而對時間比較豁達的人，則會更加關心未來的走向，他們願意為了獲得最大的樂趣或利益而放棄眼前的獎勵。

有些人特別不在乎未來的獎勵，研究發現越在乎當下的人，自制力就越差，這樣的人更可能有衝動行為或是成癮問題。[11]

這就是為什麼會有卡債問題，快餐店比健身房賺錢，以及每天仍有數百萬人吸菸。他們寧願一鳥在手（大麥可堡）勝過百鳥在林（精實的體魄），未到手的東西再好也不如已到手的東西。健身就和其他人生中重要的事情一樣，人們把它放在未來，想想就好，不願意為它付諸行動。

我要問你：為了更強壯、更精實的體格，你願意忍受多少不舒服？你願意拒絕多少眼前的獎勵，著眼未來呢？

降低對時間的在乎程度，將目光放在未來的成功機會的一個好方法，是實地的改變我們看待獎勵本質的角度。

舉例來說，如果我給你一張二百美元的支票，幾個月之後可以兌現，但我現在想用一百元跟你買回這張支票，你會賣給我嗎？我覺得你應該不會賣。

那假設你有一百元，我想用一張二百元的遠期支票，來交換你手中的一百元，你會賣給我嗎？我猜你也不會賣。

　　不賣的原因很簡單，因為我們不想失去擁有的東西，即使之後可以獲得更大的利益也不換。

　　心理學稱之為「損失規避」（loss aversion），我們寧願選擇即時的小獎勵，放棄較大的延遲獎勵。[12] 這是節食者特別容易落入的陷阱。他們寧願選擇吃掉手上的甜甜圈，也不願意少吃一口，為減掉一點體重而努力。

　　沒關係，那我們可以重新設計意志力挑戰，妥善利用這種心理怪癖。研究顯示，當你的意志力又面臨挑戰時，你可以先思考你未來想要得到什麼獎勵，然後想想我如果現在吃下這口甜甜圈，我會犧牲多少健身的進度，這樣的思維順序可以幫助你不沉迷於眼前的慾望，進而減少放棄目標的機率。[13]

　　舉例來說，你這週已經吃了兩次披薩了，今天你又忍不住被熱騰騰的披薩吸了魂，這時你可以想像自己已經達成理想體格的畫面，你要非常生動的去想像身體上每道漂亮的線條，想像起伏的腹肌、強健的二頭肌和壯碩的胸膛。想像你擁有穿衣顯瘦、脫衣猛獸的體魄，想像瞧見自己鏡中的身型時，都會感到特別的驕傲。然後再考慮要不要吃披薩，你願意為了披薩而吃出臃腫肥大的身材嗎？這樣一想，你會突然發現不吃好像也沒關係。

　　這時候，你還可以搭配「十分鐘等待法」，在等待的時間裡想像你的目標、你要的體格，如果這十分鐘還是不夠讓你放棄眼前的披薩，那就去吃吧，但一定要讓自己等足十分鐘。

　　還有一個改變對時間偏好的好方法，稱為「預先承諾」（precommitment）。你要立即採取行動，強化你對這個行為的承諾，

而且不可以自欺欺人。[14]

就像希臘伊薩卡島之王尤里西斯，命令他的士兵將他綁在船桅上，以確保他不會被海妖賽蓮優美的歌聲所吸引，我們也可以建立一個保護自己不受人心慾望傷害的系統。

有了正確的「預先承諾」策略，你可以採取適當的保護措施，讓明天的你實現今天的承諾。這樣做，你會發現更容易控制衝動和慾望，讓自己一直朝著目標前進。

例如，你在電腦工作時，老是想看些無關緊要的網站，你可以下載一個叫 Cold Turkey 的程式（www.getcoldturkey.com），它可以阻擋特定的網站和應用程序，或是完全關掉網路一段時間。

如果你想要痛下決心規律運動，那狠一點直接付清會員年費，不要用繳月費的方式給自己任何放棄的理由。還可以幫自己訂教練課，或是號召朋友一起健身。

有一個網站叫 www.stickk.com 對預先承諾也很有幫助，它幫助了成千上萬的人成功的實現他們的目標。你可以在這個網站設定目標和完成時間，然後下注一筆金額，如果沒有達成目標，錢就會轉給你設定的對象，像是慈善機構，甚至可以設定轉給你厭惡的公司，這樣可以更刺激你完成目標的動力。

你可以指定「裁判」來監視你的進度，確認你是否如實回報進度，還可以邀請家人朋友或粉絲上網為你加油打氣。

避免受從眾心理所左右

　　根據幾項研究的發現，僅有百分之十的人攝取足夠的蔬果，滿足身體基本的營養需求，也只有百分之二十的人會適度運動以維持身體健康。[15]

　　那其他人在做什麼？百分之三十二的人每週至少吃一到三次的速食，百分之七十的人糖分攝取超過身體所需，還有三成的人願意做家務、整理稅單或清理車庫，卻不願意花時間去運動。[16]

　　這樣的統計數字應該是要產生驚嚇效果，但反而給了你溫暖和安慰，原來大家都一樣，我也不算太糟糕。

　　即使你沒有別人不做我就可以不做的心理，覺得自己不受他人的思維與行為所左右，然而真相並非如此。

　　大量心理學研究發現：不管我們是否察覺，我們的選擇和行為很容易受外人的行為所影響，甚至只是我們「認為」他們在做什麼就能產生作用力，如果是我們身邊親近的人，對我們的影響更是巨大。[17]

　　當我們不確定要採取怎樣的思維或行動時，會傾向看看別人是如何想、如何做，在沒有察覺的狀態下就跟著這樣做，潛意識會以為跟著做比較安全。

　　市場行銷稱這樣的效應為「社會認同」（social proof），他們利用這種從眾心理，在各個細微層面左右著我們的購買行為。這就是為何顧客評論與推薦對銷售非常重要的原因，如果有那麼多人都說這產品好，那它一定很好！如果媒體都在討論，那它一定很好！

　　這也是為何大企業會支付高額費用請名人代言，如果貝克漢喜

歡，那這東西絕對是極品！這也是媒體廣告很重要的原因，如果富比世雜誌有寫到這個，它一定很棒！

這樣的情況經常在日常生活中上演，我們會因為其他人這樣做，而這樣做的人是正常人，而認為這樣的行為合理、正常。

美國達特茅斯學院（Dartmouth College）的研究發現，從眾心理是人們的慣性思維模式，不管是面對偶發事件的應變方式，或是已經建立的習慣都是如此，我們深受身旁親近者、陌生人、甚至電影角色影響。[18]

思維模式和與慣性比我們意識到的更具傳染性，生活中這樣的例子不勝枚舉，例如：

- 生活中若是有肥胖的朋友或家人，將會大大提高你肥胖的機率。[19]
- 學生若是越懷疑有同學作弊，即使是誤會，他自己作弊的可能性將會大幅增加。[20]
- 越多人相信其他人都低報所得稅，就會有越多人想方設法欺騙國稅局。[21]
- 滴酒不沾的人若是常和愛喝酒的人廝混，慢慢的他們開始喝酒的機率也會提高。[22]
- 原本不吸菸的人交的朋友如果都是吸菸者，也越有可能養成吸煙的習慣。[23]
- 若是經常與感到孤單的人在一起，這樣的心理感受也會慢慢的侵入你的心理。[24]

即使你不會暴飲暴食、酗酒或抽煙，但看著身旁的人沉溺於此，仍舊會左右你的思維，甚至牽動你作出這些行為。[25]

看到某人毫無節制的花錢，可能讓你下意識的認同暴飲暴食是合理的。聽到有人找藉口蹺課，你可能不知不覺中就認為今天偷懶少練一點有什麼關係。聽到有人對伴侶不忠，讓你覺得其實吃點作弊餐也沒有關係。

五人平均值（Average of Five）是很常聽說的理論，意指人們現階段花最多時間相處的五個人，平均起來就成為當下的你，因此人必須時常審視自己的人際關係。所謂近朱者赤，近墨者黑其實是有大量的科學證明的。

即使我們不接受周遭人傳來的負面態度、思想和行為，但它們的影響力會在不知不覺中滲透，使我們更難專注目標，做自己想做的事、成為自己想要的樣貌。

我也曾犯過這樣的錯誤，讓許多「有毒」的人在我的生命中停留太久，給我帶來許多的打擊和創傷。我領悟到無論我過去和他們有多親近，或這些人有多風趣好相處，友誼和受到的創傷兩相比較後，這些朋友已不值得我留戀。

當你開始想健身，想做點有意義的事，這些人總是不管這些事的好壞，第一個就跳出來質疑、批評。對於這類型的人，我後來學會了一套強硬政策，我只能果斷和他們分開。我不知道你會如何處理這樣的事，但千萬不要讓他們阻止你前進的腳步。

幸運的是，積極的態度和行為也會互相傳播，如果我們周圍充滿樂觀、目標明確、意志堅定的朋友，並且他們的意志力和自制力都

高於常人，我們也能或多或少提高在這些方面的能力。[26]

事實上，研究顯示只是在腦海中想一些自律的人，就能在這當下提高我們的意志力。[27]

因此，無論你在飲食控制或日常健身是否遇到困難，下面這三件事都可以讓你的生活更輕鬆：

1. 減少接觸意志不堅的人

這句話通常會是一個不錯的建議，不過當然不一定適用每個人，有些人很懂得見不賢內自省，看到別人的失敗反而會提高決心、促使自己更努力，並不會因此仿效錯誤的例子。[28]

我剛好也是這樣的人，看到別人失敗，反而會受到更大的激勵，不會因此而動搖。大多數人認為是「正常」的東西，對我來說都是消極、不應該的。我想做什麼事前，會先觀察大多數人會怎麼做，然後考慮跟大家唱反調會帶來什麼好處，這對我來說算是一個相當可靠的決策方向。

2. 尋找志同道合之友

至少找一個和你為了共同目標而努力的人，你們不用相約出門，只要定期的郵件往來、私訊聊天就足夠滿足心理需求，幫助彼此成功完成目標。

3. 閱讀或聽取別人成功健身的範例

　　這是我製作廣播節目的原因之一，我在節目中採訪使用我的書而健身成功的人，聽聽他們是如何透過書中的訓練菜單、產品和服務來改變體格和人生。我每週都會收到聽眾的來信，他們說自己深受節目中的採訪人物所激勵，讓他們知道任何人只要願意努力都一定能達到目標。

不要被心裡的想法綁架

　　有沒有一種經驗，在你完成責任，或是意志堅強時，生出一股我很棒的感覺，但在拖延懶散，或是一時衝動做了後悔的事時，覺得自己真是糟糕透頂？你是否曾經以做了「好」事為藉口，來合理化你的「壞」行為？

　　相信大家都有過這種經驗，我當然也是過來人。這是一種人類的心理特徵，科家學上稱之為「道德許可效應」（moral licensing），它對自制力有很大的損害。在你把道德價值觀架套行為上時，即使在我們背離目標，或是傷害他人時，這樣的道德價值觀會讓你覺得自己很好或夠好。

　　在你稱讚自己很好時，會以為自己有權利做一點或很多壞事。例如你今天認真訓練、飲食熱量控制得很好，你認為自己很棒，就很容易想要「寵愛」自己一下，結果隔天偷懶睡過頭又大吃大喝，卻仍舊覺得自己品德高尚，一切都在控制之下，並不會因此產生罪惡感。

有趣的是，用來合理化「壞」行為的「好」行為，這兩者之間甚至可以沒有關聯。研究顯示想要節儉而放棄一心想買的商品之後，可能會用吃來補償自己。被人稱讚自己品德良好時，一個人反而會減少對慈善機構的捐款。甚至只是在心裡考慮要不要做一件好事，就可能增加做壞事或是放縱行為的機率。[29]

　　研究顯示還有更扭曲的思維模式，當人們光只是想到要做好事，事實還沒有真正去做，這時他們就已經覺得自己是個大好人，這樣的想法反而會提高不道德或放縱的行為。[30] 像是原本可以吃完整塊起司蛋糕，但已經有克制的只吃幾片；或是原本可以一週偷懶四天不去健身房，但最後只跳過三次；夠錢買二千美元的西裝，最後只選了七百美元的款式，這些都是放縱的行為，卻因為在過程中有克制而對自己感到滿意。

　　這就是「道德許可效應」荒謬的地方，你知道為什麼麥當勞在菜單上添加健康的沙菜蔬果選項之後，大麥可反而賣的更好？根據紐約大學柏魯克分校（Baruch College）的研究，因為人們有選擇健康飲食的機會，他們在心理上得到滿足，就下意識的想要滿足自己而選擇大麥可。[31]

　　如你所見，一旦我們尋求道德許可來偏離目標，我們會給自己打開道德綠燈，讓慾望方便通行，讓自己心理舒坦。

　　諷刺的是，這些被心理許可的都是有害的行為，阻礙我們實現真正重要的事，像是身強體壯、長命百壽、意志堅定、收支平衡、如期完成工作等等。

　　當想要犒賞、寵愛自己時，我們其實正在自我欺騙，為了酬謝

自己的辛苦，所以付出了健康、財富、時間、精力、機會和人際關係等等去交換享樂，我們所珍惜的享樂其實是一種自我傷害，而真正受騙的只有自己。

要擺脫這種陷阱，我們需要停止「道德化」自己的行為，不要再用一些模糊的字眼，像是「對錯」、「好壞」來決定當下的行為。我們要記住自己為什麼要選擇「困難」的道路，為了什麼原因要鍛鍊體魄、控制飲食、學習成長、設定預算、工作加班？

我們需要將以上這些行為視為實現目標的步驟，它們是獨立的，而不是用來酬謝自己去合理化這些不好的行為。

要記住的目的不只是為了訓練，也不只是為了飲食控制，我們這樣做是希望去游泳池、海邊時能充滿自信；是為了把體重計永遠丟掉，因為不再需要；希望久久不見的朋友，看到我們窈窕的身材時嚇到說不出話來；希望愛人滿意。

簡而言之，狂吃冰淇淋和偷懶不訓練，並非心存正向思想就能彌補的事，而是對你遠大目標的直接威脅。下次你遇到意志力挑戰的時候，請牢記這點。

避免自我欺騙

人類很容易欺騙自己，打著我之後會努力的旗幟，為當下的不良行為辯護。

常常有人才「打算」去運動，就覺得可以買些美食來獎賞自己。[32] 有另一項研究發現如果你承諾每週要做三小時的志工，就更有

可能把錢花在購買奢侈品，像是明明該買吸塵器，卻把同樣的錢花在名牌牛仔褲上。[33] 有另一項研究發現，假如你承諾幫同學複習功課，就可能減少捐給慈善機構的金額。[34]

這樣的思維模式來自兩種心理作用，一種是之前提到的道德許可效應，另一種就是理想化未來，認為自己明天就會煥然一新，會做出與今天不一樣的決定。

我們會這樣安慰自己：雖然我今天吃多了甜點，但明天一定會控制好飲食；或是雖然我今天沒訓練，但明天一定加倍訓練；或今天就讓我好好的看電視，這週其他的時間絕對不開電視。

能做到的話，樂觀不是壞事，但我們都知道不可能做到。時間不斷的前進，當未來變成現在，我們卻沒有如預期的展現出新風範，今日的難題在明日到來時依舊卡關那該怎麼辦？是不是要再次呼喚「未來的你」來拯救這失敗的當下？

我們把未來的自己想得太厲害，指望他們能做到現在做不到的事，樂觀的以為幾天、幾週、幾個月之後的我們就會變得熱情、精力充沛、勇敢堅強、勤奮上進，這樣的思維模式只是將事情和責任往後推，讓未來的負擔越來越沉重。

要記住，未來的你不是什麼抽象的概念，他的情緒和慾望和現在的你不會有什麼差別。很可能發生的一個情況是，未來的你和現在的你有著一模一樣的心情，對事情的反應也會一模一樣。因此，我們若能讓自己變好，讓現在的行為與未來的結果產生連結，都能獲得很多好處。

唯有改變當下才能看到你期望的未來，心理學上稱為「未來自我

連續性」（future self-continuity），這是一種將現在行為和未來結果作連結的能力。研究發現在這方面做得越好的人，越有可能練出最強健的體格，且不僅是健身這一塊獲得改善，你會更有創意、更有建設性，人生會全面提升。[35]

德國埃彭多夫醫學中心（University Medical Center Hamburg-Eppendorf）、加拿大麥克馬斯特大學（McMaster University）與荷蘭伊拉斯姆斯大學（Erasmus University）共同合作，發現以下這些心理訓練方法，可以實際的改善你的「未來自我連續性」[36]。

1. 想像你未來會如何表現

你只需想一想未來的情景，但不要考慮回報，這樣做便足以強化意志力。透過想像未來的自己會認真的去做該做的事，會堅定的拒絕誘惑，就能幫助現在的我做得更好。

例如，你想要堅持飲食計劃，但覺得很難控制，那就在腦海裡想像自己買了該吃的食物，飲食獲得改善；或你總是提不起勁去健身房，那就想像自己充滿精力、換好衣服走出門去完成當日的訓練。如果你擔心下週聚餐時，會被一堆美食所包圍而失控，你就想像自己重點式的享受了食物，但都有控制好數量。這個方法適用於各種情況，你可以自行延伸想像的方式，然後，你會發現你真的有從想像中得到進步的力量。

2. 給未來的自己寫一封信

在這封信裡，你可以說說你未來想成為什麼樣的人，你對未來的看法，對未來的期望，告訴未來的你現在你為了他做了什麼努力，讓他安心等著美好的果實。問他有沒有話對現在的我說，對現在的哪些行為感到憂心，不希望現在繼續做哪些事讓未來承擔後果。如果你想要這封信變得更有趣，可以上 FutureMe.org 的網站，給自己發一封信，信件能夠設定想要收到的日期，時間一到就會按時發送。

3. 鉅細靡遺的想像未來的你

越生動仔細越好，這時你要觀察自己現在的行為，好壞兩面都要。去想像你現在的行為會編織出什麼樣的未來，是好還是壞呢？假設結果可能不太好，而現在又不致力改變的話，未來的你會是怎樣的光景？身體、精神和情緒會是怎樣的狀態？會發生你不想要的事嗎，像是生病、變醜、覺得悔恨、羞愧、沮喪或孤單嗎？想像的時候要放膽去想，退縮對現在和未來都沒有幫助。

然後，你再想像自己成功的做了改變，未來的你會因此有所改善。你的外表、你的心情會有什麼變化？你會為自己感到驕傲、感恩嗎？那時候的你會過著什麼樣的生活？好好的在腦海裡的探索一番。

如果你想要更全面性、有證據支持的內容和執行方法，可以上彼得森博士（Jordan Peterson）的網站 www.selfauthoring.com，搜尋自我創作計劃。

這三個方法就和運動一樣，練習的次數越多，「未來自我連續

性」就會越強，越能應付各種意志力挑戰，不管是健身或是人生其他面向都是如此。

不要自暴自棄

人們在意志不足，有點偏離目標時，例如吃了太多零食、昨天偷懶沒去健身房，大都會如何反應？

是聳聳肩，趕緊拉回正軌，將損失降到最低，還是癱在原地，覺得自己搞砸一切，乾脆去吃到飽餐廳狂吃一頓？

不幸的是，發生的大都是第二種情況。這個「小放縱、後悔、更放縱」的過程被心理學家稱為「管它的效應」（what-the-hell effect），人們在克制不住自己之後，很難跳脫這樣的心理反應。[37] 忍不住吃了二片洋芋片之後，索性把整包嗑光；不小心吃了一口巧克力，倒不如解決一整條；啜飲了一口美酒，不喝光整瓶甚至兩瓶怎對得起自己。

人們在遇到挫折時很容易因為沮喪而對自己說：「我搞砸了，我不管了。」這種因為失敗而產生的不管不顧的心理，讓人落入更負面的惡性循環。他們放棄、難過，為了提振心情而放縱自己，反而引發更大的羞愧和罪惡感，進而帶來更大的失敗。他們在不斷苛責自己，又一再向誘惑屈服的牢圈裡轉個不停。

我要跟你說一個好消息：健身訓練的過程難免犯錯，畢竟這是一條長路，聚餐時吃太多，偶爾就是不想去健身房，有時偷懶不想全力以赴，這些小過錯很正常，你沒有什麼好擔心的。

健身和生活很相同，你不需要完美就能達到目標。你只要把大部分的範圍做好就好，不需要完美主義，完美主義甚至也不會有幫助，因為這樣極致的心理反而會給自己添加太多不必要的壓力。

你在搞砸之後，請不要對自己失望。「損害」沒你想得嚴重，也不要濫用自我批評，否則只會讓自己落入更糟的境地。我知道有很多人只是一餐吃太多，就會擔心搞砸了整個飲食計劃。事實上，無論你吃多少，你真的不可能在一餐或是一天中攝取到讓你暴肥的脂肪量。不管你吃一頓的作弊餐，還是整天縱情吃喝，你可能就是增加二百到五百公克的體重。

你一定會犯錯，但在你犯錯時，你要像對待朋友那般，給予自己同情和寬容。加拿大卡爾頓大學（Carleton University）與美國杜克大學（Duke University）進行的研究發現，人們在面臨沮喪和挫敗時，對自己寬容以待反而能提高意志力和自制力。這樣的心態會幫助你學會承擔責任，對自己的行為負責，繼續向目標前進。[38]

不要自滿

目標一旦確定，我們最渴望的就是進步，想要看到正面的變化，這樣的動力使我們願意付出更大的力氣去提升。

但人生未必會乖乖的按照劇本演出。進步是雙刃刀，人們常常因為看到進步而感到自滿，反而大大削減意志力。我們以為進步了就可以喘息一下，前進一步就有權利退後兩步。

已經有許多研究證實了這項矛盾，例如美國芝加哥大學

（University of Chicago）發現人們越接近減重目標時，就越容易生出一種可以稍微放鬆的心理，在選擇零食時，會提高百分之三十二的機率選巧克力棒而不是蘋果。[39]

　　這些年來，我看著這樣的情節不斷上演，人們常常會因減重有進步，反而放鬆飲食控制的標準，而無法百尺竿頭更進一步。那我們要如何防範這種因成功而放縱的效應呢？

　　芝加哥大學的同一個研究團隊提出：人們應該避免不要每件事都養成讚美自己的習慣。[40] 進步和成功是在提醒自己前面有目標尚待完成，我的進步是實現目標的證明。也就是說，看到進步就要更努力前行，而不要放慢腳步，被沿路的風景給迷惑。

　　這是我人生有所成就，健身有成果的「訣竅」，我總是專注著邁向目標的每一個腳步，我想為自己、為家人建立一個美滿的未來，我不回頭計算完成的事項，這些事讓我感到自豪，但我從不敢因此而自滿。雖然這樣的心態會增加人生的壓力值，但回報是值得的，不僅是經濟上的利益，自我實現所帶來的感受更是金錢無法比擬的。

　　人性充滿矛盾，而意志力和自律也不例外。

　　我們在立即性滿足和延遲滿足之間裹足不前，在長遠目標和短暫愉悅之間掙扎。我們天生容易受到誘惑，但又有對抗誘惑的定力。我們總是在正面與負面情緒中跳來跳去。幸福平和，對人生感到自信的同時，也經常交織著沮喪、焦慮和懷疑等等的負面情感。

是不是能靠著增強意志力，從根本上改變自己，還需要時間來證明，但只要你願意不斷的進步，你絕對能夠更專注、更有自信，找出更好的方法戰勝日常生活的挑戰。

健身是一個訓練紀律的好方法，你在重訓時所面臨的挑戰和困難，事實上都跟生活中遇到的阻礙相似。你在近乎自我懲罰的鍛鍊中磨練意志力，在大大小小的美食誘惑下培養自制力，並嚴格遵守健身和飲食計劃，這些你都能做得到的話，你一定更可以面對生活中的各種挑戰，實現更大的抱負。

重點整理

· 不管是做什麼事，人們在早晨的自制力最高，隨時間推移漸減。

· 我們可以透過日常生活中各種「瑣碎」小事來訓練意志力。

· 自制力訓練是心理學上所說的「暫停和計劃」反應，在行動之前先停一下，觀察要做的事，做出智慧的選擇之後再行動。

· 心生欲望時，倒不如給思緒和感覺一點時間，讓它們在腦海裡轉一下，不要馬上想處理它們，反而更有力量應付挑戰。在你被負面情緒給束縛、渴望食物或其他事物等，都可以用這個方法幫助自己。

· 試圖壓制負面的念頭和感覺，像是要求大腦停止自我評判、丟掉煩惱、悲傷或是欲望等，可能會引發更大的不適任感、焦慮、沮喪甚至是暴飲暴食的感覺。

· 有一個很好的方法可以幫助你應付外在壓力和內心慾望，這個方法有三個步驟：觀察和接受不好的感受，提醒自己雖然無法完全控制

- 思緒亂飄，但可以決定如何反應，然後提醒自己設立目標的初衷。

- 有一個增加意志力的簡單方法，就是告訴自己，「我要等十分鐘」。在你衝動行事，做出不該做的事之前，或是在你允許自己滿足慾望之前，要求自己要等十分鐘！

- 如果你需要去做一件自己該做但不想做的事，你告訴自己：我只要做十分鐘就好。做完十分鐘再決定要不要繼續做下去。

- 越在乎時間的人越容易低估未來才會得到的獎勵，比起未來的滿足，他們更想要在當下獲得立即性的滿足。

- 對時間比較豁達的人，則是更加關心未來的走向，他們願意為了獲得最大的樂趣或利益而放棄眼前的獎勵。

- 可以先思考未來想要得到什麼獎勵，然後想想我如果屈服於慾望，會離目標多遠，這樣的思維順序可以幫助你對抗眼前的慾望。

- 還有一個改變對時間偏好的好方法，稱為「預先承諾」。你要採取行動，強化你對這個行為的承諾，而且不可以自欺欺人。

- 「預先承諾」是讓你在今天先採取行動，讓明天更難改變決定。這樣做，有助於控制自己的衝動和慾望，讓自己一直朝著目標前進。

- 人們的想法和行為很容易受他人影響，如果是我們身邊親近的人，對我們的影響更是巨大。

- 即使我們不直接採取周遭人傳來的負面態度、思想和行為，但它們的影響力會在不知不覺中滲透，使我們更難專注目標，做自己想做的事、成為自己想要的樣貌。

- 如果我們周圍充滿樂觀、目標明確、意志堅定的朋友，也能提高自己在這方面的能力。

- 減少接近意志不堅定的人，和志同道和的人做朋友，共同努力一起進步。閱讀或聆聽他人如何成功完成健身目標的範例。
- 「道德許可效應」指的是，當你覺得自己很好時，會以為有權利可以做點壞事。
- 用來合理化「壞」行為的「好」行為，兩者甚至可以沒有關聯。
- 不要使用像是「對錯」、「好壞」等一些模糊的字眼，來決定當下的行為。我們要記住自己為什麼選擇「困難」的道路，為了什麼原因要鍛鍊體魄、控制飲食、學習成長、設定預算、工作加班。
- 人類很容易欺騙自己，打著我之後會努力的旗幟，為當下的失控、薄弱的意志作辯護。
- 我們把未來的自己看作萬能，指望他們能做到現在做不到的事。
- 「未來自我連續性」是一種將現在行為和未來結果作連結的能力。
- 你可以利用想像未來的表現，寫一封信給未來的你，並且鉅細靡遺的想像未來的你會是如何，可以加強你的「未來自我連續性」。
- 人們在遇到挫折時很容易對自己說：「我搞砸了，我不管了。」這個「小放縱、後悔、更放縱」被心理學家稱為「管它的效應」。
- 很多人只是一餐吃太多，就會擔心搞砸了飲食計劃。事實上，無論你吃多少，你真的不可能在一餐或是一天中攝取到讓你暴肥的脂肪量，不管是一頓的作弊餐或是整天縱情吃喝，你可能就是增加二百到五百公克的體重。
- 健身是一個訓練紀律的好方法，你在重訓時所面臨的挑戰和困難，事實上都跟生活中遇到的阻礙相似。

15

找出健身的理由

英雄總是孤獨，王者都是寡人。

——美國企業家　吉妮・羅曼堤（GINNI ROMETTY）

那些健身目標不明確、不切實際，或是根本沒有健身目標、沒動力的人，一遇到困難總是最先放棄。

這樣的人很好辨視，你看那些沒有固定時間來健身房，來了也是帶著閒散的態度在訓練，從一台機器晃到下台機器，甚至連汗都沒逼出一滴。訓練不用心卻抱怨個不停，覺得已經這麼辛苦了卻沒有看到成果，他們總是向外尋著最新的流行訓練方法，最好是有魔法出現，讓他們一秒就完成目標。

若不想和這些人一樣健身無成，若想要練就這輩子最好的體態，並達到真正的健康，就必須杜絕這些態度和行為。因此，本章我們會進行一個靈魂探索的過程。

每個人有自己想要控制飲食和重訓的理由，有些人喜歡挑戰極限，有些人是想練出吸引異性（或同性）的體格。很多人想要提升自信和自尊，而多數人希望改善身心健康。

這些都是鍛鍊身體的好理由，我可以給你一長串強健體格的好

處，像是看起來吸引人、讓人心情好、精力充沛、健康長壽、提升抵抗力等等，但最要緊的是找出並清楚說出自己訓練的理由。

在上一章節中，我們學到「想像未來的我」，這個方法很有效果。這樣做可以讓自己更清楚前進的方向。現在就讓我們著手練習，首先，從多數人最喜歡的項目開始說起，即健身帶來的「視覺效果」。

你期望的理想體格為何？

就讓我們真誠以對，你會讀這本書的主要原因是想擁有更好的體格，對吧？想要健壯體格非常正常。我認識的人之中，只要注重健康的人都會希望鏡中的自己看起來更好，這和追求更好的人生是一樣的道理。我重視健康，希望自己身心裡外都能更好，我也想要獲得運動帶來的種種益處，除此之外，如果我說我不在乎外表，那就太矯情了，誰不希望照鏡子時會對自己的外貌心生歡喜。想要提升外表不是自戀，能在社群放上自己看起來很棒的健身照，當真讓人覺得格外開心，一點點的虛榮能讓你更加自信、快樂的話，那何樂而不為？

既然如此，那我們來討論一下你會想要哪樣的外表。用言語形容太過飄渺，確認理想體格的第一步，首先要落實腦袋裡的想像畫面。請你上網找幾張想要的體格照片，存在每天都會看到的地方，像是手機畫面、Google Drive 或是 Dropbox，時刻給自己前進的動力。

當你開始本書的訓練計劃時，我希望你有一個很真實、精準的目標，不要用「我要變瘦」、「我要減重」這種陳腔爛調的形容詞來糊弄自己。

　　如果你已經知道要去哪裡找照片，就趕快開始吧：假如你不太確定到哪找照片，建議大家可以上 Pinterest 的「Great Female Physiques」（www.pinterest.com/mikebls/great-female-physiques）上搜尋。這裡有各種體型的照片，內容豐富，一定能找到理想體格。

你的理想健康狀態為何？

　　現在你已經決定好想要的體格照片，接著我們來討論健身的隱藏版好處。很少有人在開始健身時會思考這一點，我們要的是強壯又健康的身體。身體練的越健壯的同時，你會發現自己體力更強、思緒更清晰、情緒穩定、更靈活、機動性更高、身體更不容易痠痛，睡眠品質提高等等，這些只是基本的優點。你還會更有自信，更高效率，擁有更良好的親密關係。

　　我希望你花幾分鐘想想你要的新人生，用自己的方式寫下來。你要用肯定句的方式寫，像是「我要整天精力充沛」、「我要思緒敏捷、清晰」、「我要提高專注力」。

　　這個方式可能有點怪異，但是科學研究的確發現寫作和閱讀這些正向的句子，可以為你帶來幾項好處，以美國賓州大學的研究為例，科學家發現練習正向描述自己未來的人有更高的運動頻率。另外，英國薩塞克斯大學（University of Sussex）的研究也發現，執行自我肯定可以改善記憶力和認知能力。[1]

　　為了完整起見，讓我們將健康分成四類：

- 身體
- 心理
- 情緒
- 精神

「身體」上的正面陳述包含身體機能和體力高低，下面的例句可供大家參考：「起床後覺得精神奕奕」，「關節無痛」，「身體好、不生病」等等正向的肯定句陳述。

「心理」上的正面陳述與大腦的能力有關，記憶力、計算能力與專注力，不受外界干擾的能力。你可以試試以下例句：「我要專心把手頭工作完成」，「我要提高記憶力」，「我要能控制思緒」等等。

「情緒」上的正面陳述不離積極與消極兩面，你可以這樣寫：「我要處處都能找到快樂」，「我聽到壞消息後很快就能平復」，「我能愛人，也能被愛」等等。

「精神」上的正面陳述要涵蓋目標與動力，試試以下說法：「我動機強烈，一定要練出理想體格」、「我覺得我的方向正確」、「我知道我會成功」。

在編列清單時，你可以參考以下的原則：

- **句子要簡短有力，好記憶**

  即使一句話只有四、五個字，也強而有力。

- **以「我」，或「我的」當開頭**

  這些句子都是以自己為中心，當然就是以我作為開頭，「我的關節不痛」會比「關節疼痛消失」要來得更好。

- **用現在式來寫，好像它們正在發生，而不是未來的事**

  例如：「我很好入睡，醒來覺得充滿活力」會比「我將會很好睡」或是「三個月後，我就會睡得很好而且起床後充滿活力」，這些句子要讓你感覺事情正在朝著好的方向進展。

- **句子不要用「我想要」，或「我需要」當開頭**

  不要寫需要或想要的事情，要寫當下的狀況。

- **句子要正向肯定，就必須放棄負面的想法或行動**

  譬如說，你希望自己不再焦慮不安，你可以寫：「我很平靜、自靜和滿足。」而不要寫「我不再焦慮或感到不安全」；或是你想要改善失眠的狀態，你就寫「我好睡好醒，精神好。」而不是寫「我不會再睡不好。」

- **把情感帶入句子中**

  例如「我對…感到很…」，或是「我覺得很⋯⋯」。你也可以寫「我很開心可以每天重訓」，讓自己覺得健身是一件快樂的事。

- **別寫遙不可及的目標**

  如果你覺得這個目標不可能實現，那它對你不會產生任何力量，一定要寫自己能夠信服的事。如果你覺得某些肯定的話語特別難以接受，那你可以從「我願意接受⋯⋯」或是「我願意相信⋯⋯」為開頭。

這些就是書寫的方向，好好的思考一下，把想法都寫下來。你慢慢寫，我等你。

列舉這些目標的原因？

重訓帶給我許多喜悅，在日常生活中，我經常會發現：「哇，我竟然可以做到這個，真棒」。就是這些小成就為我們帶來笑容，增添活力，讓每一天更加美好。

我不是在講走在路上，有人轉頭看我的那種小虛榮，而是做健康檢查時，醫生會問我要如何健身，或是晚上休息時，覺得自己一整天好有效率，完成了許多事還陪孩子玩，而且一點也不覺得累，雖然這些事微不足道，但卻讓我的生活更加舒適，透過改變，我知道自己的堅持是對的。

這些年來，我幫助了許許多多健身者，在這裡和大家分享幫助他們成功的肯定句，也許對你也有助益：

- 上健身房有人來請教我重訓方法。
- 獲得更多異性或同性的眼光。
- 不管是不是在健身房，都能更自信、更有能力。
- 工作效率更高。
- 吃零食時沒有罪惡感。
- 穿西裝時覺得自己很帥。
- 為孩子樹立好榜樣。
- 重新享受戶外活動。
- 身體的病痛消失。
- 可以嘗試新的運動挑戰，像是爬山、騎自行車或是跑步。

　　以上列舉都是我很喜歡的方向，實際、明確，有意義，讓人很清楚的看到重訓好處良多。

　　寫好了嗎？看看自己寫的項目，為什麼你會想實現這些內容呢？你寫了什麼呢？是想要增強自信、想要更有吸引力、想要提高運動能力、想要挑戰自我極限？或是可以陪孩子更久、不要生病、退休後還可以到處遊山玩水、不要太快變老、永保青春活力？或單純一點只是想要維持健康、和朋友比腕力時能贏？

　　好好的激盪一下腦袋，找出自己具體想健身的理由，給自己滿滿的動力，因為在本書的下一部分我們就要開始化想像為行動，學習實現目標的方法了！

　　這段準備工作很長，我們調整了心態，找到動力來源，雖然耗費時間卻至為關鍵，在你困頓時能拉你一把，給你站起來的力量。健身過程太容易遇到挫折了：疲累不想上健身房；看著朋友暢飲、大啖美食；零食甜點對著你招手；早上起床時心不甘情不願，在這些時候，你就讀讀這張表，看看你存的照片，想想重訓的原因，你的身體和心理都會生出動力來鼓舞你，就像風吹在帆上，會驅動著你前進，你會離理想體格越來越近。

　　要達到理想體格是有階段性的，不是一蹴可幾。你在完成一個階段後，可以重新制定目標、集結動力，規劃下一個更激勵人心的路

線，往下一個更美好的生活前進。

為了幫助各位盡快到達目的地，現在我們要返回「外部遊戲」，學習飲食、運動和補充營養品的遊戲規則，這些方法會讓你終身受用，徹底改造你的身心。

重點整理

- 那些健身目標不明確、不切實際，或是根本沒有健身目標、沒動力的人，一遇到困難總是最先放棄。
- 每個人控制飲食和運動的原因不盡相同，你必須找出並清楚說出你的理由。
- 確認理想體格的第一步，先找幾張你想要的理想體格照片，存在每天都會看到的地方，像是手機畫面、Google Drive 或是 Dropbox，時刻給自己前進的動力。
- 花幾分鐘想像達成理想體格的你會有怎樣的生活，用肯定句的方式寫下來。
- 要用正面的方式陳述，像是「我要整天精力充沛」、「我要思緒敏捷、清晰」、「我要提高專注力」。
- 理想清單可分成四個方向進行，分別是身體、心理、情緒與精神。
- 「身體」上的正面陳述包含身體機能和體力高低，下面的例句可供大家參考：「起床後覺得精神奕奕」、「關節不會痛」、「身體好，不易生病」等正向的肯定句陳述。
- 「心理」上的正面陳述與大腦的能力有關，記憶力、計算能力與專

注力，不受干擾的能力。你可以試試這些例句：「我可以專心把手頭工作完成」、「我有更好的記憶力」、「我可以控制思緒」。

· 「情緒」上的正面陳述不離積極與消極兩面，你可以這樣這樣寫：「我處處都能找到快樂」、「我聽到壞消息後很快可以平復」、「我能愛人，也能被愛」等等。

· 「精神」上的正面陳述要涵蓋目標與動力，可能包括以下說法：「我有動力打造夢想的身型」、「我知道我方向正確」、「我知道我會成功」好好的激盪一下腦袋，找出自己具體想健身的理由，寫下來，給自己行動的力量。

· 需要回頭看看初衷的時候，請記得你在這邊寫下的句子，你會更有動力繼續下去。

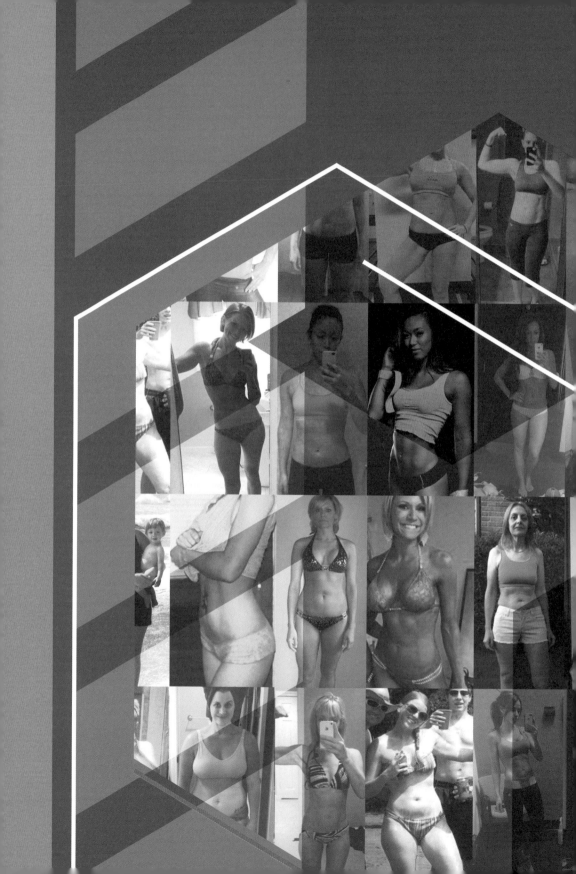

PART 4

最棒的
飲食建議

16

歡迎來到靈活飲食的美好世界

生活不止重訓，然而重訓卻讓你的生活更加豐富。

——自身體重訓練專家 布魯克・卡比柯（BROOKS KUBIK）

我理解說起「節食」這個字總讓人有點害怕，感覺要控制飲食就得負面的「克制」，而不是正向的「改善」。大多數的節食法都不會把重點放在提升新陳代謝率，讓身體能更完善、更有效率的運作，節食在乎的是限制食量和飲食內容，這兩者實在讓人心生畏懼。

他們說：如果你想減脂增肌，那差不多就得跟所有喜歡的食物吻別，米飯、紅肉、加工食品、乳製品、義大利麵、披薩、蛋糕、麵包、高熱量飲品，通通都再見吧。

開始這類計劃之後，你可能就會想，也許自己不適合這類計劃、也許自己不夠堅強、也許海灘上令人稱羨的身材不值得奮鬥。

本書和你想像的不一樣，而且我要告訴你：「你做得到，你絕對做得到！你會比過往的任何時間都來得出色，你所得到的遠遠超過你所認知的。」

「靈活飲食」是我要教的方法，是世界上最簡單也最有成效的飲食方法，你試試看就會知道我所言不虛。

　　你可以每天吃喜歡的食物，就能大幅度地改變體格，只要遵循幾項簡單的規則，不用挨餓或虐待自己來減脂。

　　更重要的是，你會體驗到靈活飲食要帶給你的活力，你不用像大多數人一般，因為控制飲食而情緒受挫、焦慮，你可以建立一套正向、健康的飲食方式。

　　我不是畫大餅，這個承諾會實現的，跟著我一起做。

從飲食著手

　　飲食對身體健康與達成健身目標到底有多重要？

　　有人說飲食就是一切，也有人認為飲食不如運動、遺傳或其他因素重要。不過我們最常聽的還是：「三分練，七分飲食」，甚至還有八分、九分飲食的說法。然而，我會說：「十分飲食」，只是對肌肉漸進式超負荷也是十分，然後充足的休息和睡眠也是十分。

　　我想表達的是：建立強健體魄是蓋房子而不是拼圖，我們需要的是穩固撐四方的柱子，若有一根樑柱沒架好，就可能讓整個結構崩塌。營養不足，身體無法負荷訓練的強度；訓練錯誤，肌肉量和肌力練不出來；訓練態度不正確，也無法從中獲得大效益；睡眠不足亦會影響訓練成果。

　　這是為何我希望大家能抱持著「全力以赴」的態度，衷心盼望著各位在訓練的各個面向付出百分百的心力，才得激發出百分百的潛能，獲得滿分的成功。那些訓練時只出六成的力，飲食努力三成，態度二成的人，他們會更襯托出你的優秀。

我們已經瞭解到每一點的價值，接下來會給各位實用的答案，讓大家知道飲食對健身有多重要。飲食如流水，能載舟亦能覆舟，對健身訓練而言能加分也能減分。

　　無論你在健身房做得多正確，除非你在廚房也做對了，否則永遠不會對結果完全滿意。你可以看到許多人耗費大量的時間訓練，卻和從未舉過槓鈴或是做有氧的人看起來相差無幾。

　　你可以把飲食想成是高速公路上的收費站，要增肌或減脂都需要付費過關，訓練會讓你前進，但如果不付過路費，就會卡在收費站無法繼續奔馳前行。

　　還有一個重要的觀點需要釐清，飲食和訓練對身體組成的關係如下：飲食負責讓你減脂、維持理想的體脂率，並促進肌肉生長；訓練負責讓你增加和維持肌肉量。

　　許多人將這兩者混為一談，以為訓練的目地在消耗卡路里和脂肪，於是陷入了令人挫折的惡性循環，就是不斷做艱苦的運動，只為了跟上自己的飲食目標。

　　也許你經歷過這種喪氣過程，也許你正卡在這個階段，沒關係，我們現在就要終結這樣的窘境。我會教你一套全新的飲食和運動方式，它會幫助你以更輕鬆的方式減脂、增肌，讓你達到前所未有的健康。接下來要講的靈活飲食四大原則，將會是解救你的終極答案。

靈活飲食的四大原則

人們在聽過靈活飲食的內容之後，都會質疑：這種不嚴格的飲食法真的我值得我嘗試嗎？每天吃那麼多碳水怎麼可能減脂？哪個自重的人敢在節食的時候吃糖果或速食快餐？

這些都是靈活飲食常見的批評，會有爭議是因為不同的人有不同的需求。

為了讓大家有更全面性的瞭解，我們先列出我所謂靈活飲食的主要原則：

1. 吃的量比吃的內容重要。
2. 選擇自己喜歡吃的食物。
3. 攝取的卡路里要有營養價值。
4. 依適合自己的時間表進食。

靈活飲食就是根據身體的能量和營養需求，找出你喜歡的飲食方式，你要做的是建立一個生活方式，而不是快速解決問題的方法。

讓我們仔細看看這些原則：

1. 吃的量比吃的內容重要

這個原則的重點有二：能量（卡路里）與三大營養素的平衡（蛋白質、碳水化合物和脂肪）。

食物的選擇當然重要，我們等等就會提到這點，但和多數人認

為的原因並不相同。總括來說，這個原則有兩個方向：

- 透過卡路里的攝取量來減輕、保持或增加體重。
- 調整蛋白質、碳水和脂肪的攝取量，讓身體達到最佳狀態。

做好這兩件事，就可以完全控制自己的體格。

2. 選擇自己喜歡吃的食物

無論飲食內容規劃得多完美，無法堅持就起不了作用。懂得運用靈活飲食的人很有福氣，你享受著自己喜歡的食物，有時還能放縱飲食，你永遠也不會覺得是在「節食」。

你不用虐待自己好幾個月，好不容易瘦了下來，在犒賞自己一番後又胖回去。你每一餐都能獲得滿足，不會有挨餓和壓抑的問題。

要減少還是增加卡路里攝取量，取決於你的健身目標，靈活飲食的調整過程舒適安穩，是可以持久的生活方式，而不是短暫的「節食」控制。

即使如此，如果你花點時間看看社群媒體上有在健身的人，你可能還以為靈活飲食就是吃大量的垃圾食物，同時又可以保有六塊肌。

只能說這想法很蠢，也許你體質清奇，像十二歲時那樣大吃大喝，也能保持腹肌，卻不代表你應該這樣做。體脂低、二頭肌大並不表示他們很健康。食物給你的不只是熱量，更重要的是數十種微量元素，這些營養素為身體帶來健康、讓我們心情愉悅，身心都能維持在最佳狀態。這也說明了第三個原則的重要性。

3. 攝取的卡路里要有營養價值

　　把時間拉長來看，偶爾吃吃沒什麼營養價值的漢堡、披薩或是一點甜食，對身體不會有傷害。但如果天天這樣吃，不要說節食者，對任何人都不好。雖然速度很慢，但缺乏營養會慢慢造成各種健康問題、影響身心機能，身體在訓練後無法復原，當然就長不出肌肉。

　　從這方面來看乾淨飲食是正確的，也許他們不明白為何增肌減脂很困難，但他們的確瞭解營養的重要性。

　　因此，靈活飲食的第三原則，就是每日熱量應該有八成來自有營養且相對未加工的食物。也就是你要清洗、烹煮全食物。這些食物應該包含瘦肉蛋白、水果、蔬菜、全穀物、豆類、堅果、種子和油脂。剩下的兩成熱量你可以吃喜歡的東西，當作款待自己。

　　這種飲食方式很健康的主因之一，就是因為你可以補充到充足的纖維質，是蔬果中無法消化的碳水化合物。

　　纖維質有兩種形式：

- 可溶性纖維
- 不可溶性纖維

　　可溶性纖維會溶解於水中，減緩食物通過消化道的速度。研究顯示，可溶性纖維會被腸子中的細菌代謝，可以刺激腸道好菌和脂肪酸的生長，[1] 進而增加糞量，因此，可溶性纖維是結腸的重要燃料。[2]

　　好的可溶性纖維包含豆類、豌豆、燕麥，以及像是香蕉、蘋果和李子等水果，另外某些蔬菜也含有豐富的可溶性纖維，如綠花椰

菜、地瓜和紅蘿蔔。

不可溶性纖維無法在水中溶解，會撞擊腸壁，造成損傷。研究發現這個過程可以刺激細胞再生，並且有助於維持腸道健康和功能。[3]

好的不可溶性纖維包含豆類和全穀物食品，如糙米、大麥和麥麩；蔬菜中如白花椰菜、豌豆、四季豆，水果則是李子、葡萄、奇異果和番茄的皮中含有豐富的不可溶性纖維。

纖維質在飲食中的重要性自古就廣為人知，例如古希臘醫學之父希波克拉底（Hippocrates）就曾有句名言：「讓食物成為你的藥，讓藥成為你的食物。」他總是會推薦患者食用全麥麵包來改善腸胃蠕動的問題。

現代科學發現纖維質的好處遠不止於此，有許多清楚的證據指出攝取足夠的纖維質可以確切地降低罹患許多疾病的風險，包括心臟病、呼吸系統疾病、癌症、二型糖尿病和各種感染病，纖維質幫助人類擁有更健康、更長壽的生活。[4]

因此，美國營養與飲食協會（Academy of Nutrition and Dietetics）建議兒童和成年人每一千大卡中需要十四公克的膳食纖維。

只要依循我的靈活飲食原則，你可以自然做到，因為如同你剛剛看到的，纖維的最佳來源就是你每天都應該吃足夠的植物性食物。

4. 依適合自己的時間表進食

用餐時間並不如許多人相信的那麼重要，把握好飲食原則，進食時間不會造成太大的影響。不過，鍛鍊前後和睡前的營養補充，對

身體會有不同的好處，這點我們很快就會談到，最重要的是，你想要一天吃三餐還是八餐，早餐吃不吃，或是晚餐吃多吃少都是可以依照自己的喜好而決定。

每隔一段時間，就會有報章媒體或是網路上有「節食無效」的文章。然後「專家」跳出來呼籲「節食」無法真正減重。事實上，你自己都久病成醫，也可以從自身經驗中得知節食的效果不大。

其實不是節食無效，而是多數節食方法都很爛。

多數節食方法讓你攝取的熱量不足，讓你感到不舒服；多數節食方法建議的蛋白質攝取量都太少，會加速肌肉流失；多數節食方法會嚴格限制飲食，不切實際也令人厭煩。另外，很少有節食方法會告訴你恢復飲食之後要怎麼吃，才不會產生溜溜球效應，讓減掉的體重不再上身。

因此我們需要尋求一個新的正確方法，讓身心都能獲得最終的勝利。這個新方法就是我要講的靈活飲食，一旦你親身體驗之後（不管名義上或實際上），我相信你絕對不會後悔。

重點整理

· 使用靈活飲食的方法，你可以每天吃喜歡的食物，就能大幅度地改變體格，只要遵循幾項簡單的規則，不用挨餓或虐待自己來減脂。

- 飲食負責讓你減脂、維持理想的體脂率，並促進肌肉生長；訓練負責讓你增加和維持肌肉量。

- 控制好卡路里攝取量，就可以依自己的需要減輕、保持或增加體重。再透過控制蛋白質、碳水和脂肪的攝取，將身體組成調到達到最佳狀態。做好這兩件事，就可以完全控制自己的體格。

- 無論飲食內容規劃得多完美，如果你不能堅持，那就起不了作用。

- 食物給你的不只是熱量和主要營養素，還能提供數十種微量營養素，這些營養素為身體帶來健康、讓心情愉悅，身心保持最佳狀態。

- 就是每日熱量應該有八成來自有營養且相對未加工食物。也就是你要清洗、烹煮全食物。這些食物應該包含瘦肉蛋白、水果、蔬菜、全穀物、豆類、堅果、種子和油脂。

- 這樣的飲食方式可以補充足量的纖維素，纖維素是蔬果中無法消化的碳水化合物。

- 好的可溶性纖維包含豆類、豌豆、燕麥，以及像是香蕉、蘋果和李子等水果，另外某些蔬菜也含有豐富的可溶性纖維，像是綠花椰菜、地瓜和紅蘿蔔。

- 好的不可溶性纖維包含豆類和全穀物食品，如糙米、大麥和麥麩；蔬菜中如白花椰菜、豌豆、四季豆，水果則是李子、葡萄、奇異果和番茄的皮中含有豐富的不可溶性纖維。

- 兒童和成年人每一千大卡中應該含有十四公克的膳食纖維。

- 只要依循我的靈活飲食原則，每日大量食用含有營富營養的蔬果食物，這點很容易做到，不用刻意計算就能自然發生。

- 整體而言，只要堅持飲食原則，進食時間不會造成太大的影響。

17

計算卡路里和主要營養素的簡要方法

你要謹慎，因為有太多胡說八道。也要小心我說的話，
我也可能講錯，最好是評估了所有的證據和邏輯後，再下判斷。

——美國肌力體能教練和作家 馬克 · 銳普托（MARK RIPPETOE）

如果有人告訴你：「他想要開車橫跨美國，但中途不用按時加油，也可以繼續開下去。」你肯定覺得這個人也太瞎扯了，對吧？

瞎扯的人又說了：「我不喜歡像個奴隸被油表束縛，在加油之前，我想要開多遠就能開多遠。」他們或許也會說：「對啊，一定有更好的方法可以不用加油，誰想一直看油槽裡還剩多少油？」或是：「我讀過一本書，內容是講只要你用有機、不含麩質、低碳非基改的高級汽油，這樣你就不用經常留意自己剩多少油。」

你聽著這群人胡言亂語，這時你會怎麼做？趕緊東西收一收，起身走人吧。

重點是什麼？只要有人想減重或增重，卻不在乎卡路里，或是說攝入的熱量和體重增減無關，這些人就是在犯傻。

不用計算卡路里就能減重嗎？當然可以。但對多數人而言是否是長期有效的辦法呢？我必須告訴你，答案是否定的。減重不是三天

二天的事，要靠「佛性減重」有成，需要高度的覺察能力，你必須對卡路里的進出完全了然於心，這樣節食才能發揮作用，但隨著體重的降低，你需要適時減少攝取的熱量，這時你要如何衡量攝取的熱量呢？另外在身體特別想吃，食慾非常旺盛時，你要如何控制。不計算卡路里會讓你的減脂之路變得困難重重。

我還是建議大家應該計算卡路里，輕鬆制定增肌減脂的飲食計劃，不是更好嗎？

你只需要三個簡單的步驟，即可算出每日應攝取的卡路里：

1. 計算基礎代謝率（BMR）。
2. 計算每日總消耗熱量（TDEE）。
3. 計算每日的熱量攝取目標。

1. 計算基礎代謝率（BMR）

我們先從第一步計算基礎代謝率（基代）開始：

基代指的是人靜臥一天不進食所消耗的能量，身體雖然沒有活動，但還是會消耗能量，換句話說，維持生命的最基本能量需求稱為基礎代謝率。

除非你的活動量很大，否則基代的數字差不多就是你一天會消耗的熱量。舉例來說，大腦每小時大約燃燒十大卡的熱量。因此，讓新陳代謝處在最佳狀態是成功減重與維持體重的關鍵因素。

以我自己為例，我今年三十四歲，體重八十八公斤，基代約為二千一百大卡。我之所以說「大約」是因為除非你能夠到高級實驗

室，進行精準的測試，否則應該是沒有人能算出最準確的基代數字。

不過，沒有需要算到如此準確，我們只要幾個簡單的公式，算出來的數字就足夠。計算基代的公式有好幾種，我個人最喜歡的是 Mifflin-St Jeor 公式。這是美國內華達大學（University of Nevada）為了解決 Harris-Benedict 舊公式的缺點，在一九九〇年提出來的新方法。[1]

女性的計算公式如下：

基代＝10×體重（公斤）＋6.25×身高（公分）－5×年齡（歲）－161

如果看不懂的話，別擔心，我們一步一步來。

1. 將體重（公斤）乘以 10。
2. 將身高（公分）乘以 6.25。
3. 以上兩個數字相加。
4. 將年齡乘以 5。
5. 第三的數字減去第四的數字。
6. 女性的話第五的數字加上 5，女性則減去 161。

完成這六個步驟後就能算出基代，現在讓我們來看一個體重六十公斤，身高一百七十公分，年齡四十一歲的女性，要如何計算基代：

1. 首先，把體重的數字乘以 10，即 73×10 = 730
2. 接著，把身高乘以 6.25，即 170×6.25 = 1062.5
3. 然後把這兩個數字相加，即 730+1062.5=17922.5

4. 將年齡乘以 5，40×5=200
5. 將第 3 和 4 這兩個數字相減，即 1792.5-200=1592.5
6. 再減掉 161，即 1592.5-161=1431.5

我們即可得知此人的基代約為一千三百大卡。花個幾分鐘算算吧，反正你本來就必須知道這個數字。如果你真的不會算，也可以上網搜尋基代計算，或到我的網站 https://legionathletics.com/tools/tdee-calculator，填入數字，就能得知自己的基礎代謝率。

2. 計算每日總消耗熱量（TDEE）

TDEE 是二十四小時之內燃燒的總卡路里數量，是基代加上每日活動量和食物消化所需的能量總合。

你是否正在想「吃東西會燃燒熱量？」

沒錯，食物進入腸胃之後，身體需要消耗許多能量來進行消化、營養吸收與合成的工作，每種營養素所消耗的熱量都不一樣。

以學術用語來說，這稱為食物熱效應（thermic effect of food），或熱生成作用（thermogenesis），約佔每日總消耗量的一成。[2]

從這個角度來看，進食著實會「加速」新陳代謝率，提高多少取決於下列幾項因素：

· **食物種類**

蛋白質的使用與儲存需要最多的熱量，其次是碳水化合物，然

後是膳食中的脂肪。[3]

研究也指出高度加工食品的食物熱效應遠小於全食品。[4]

這就是導致肥胖流行的因素之一，飲食若是以加工食品為主，在消化吸收的過程中，除了消耗的熱量比全食品少很多，還容易造成過度飲食。[5]

· 每次飲食分量

進食分量少消耗的熱量較少，吃得多消耗的熱量較多。

· 遺傳基因

有些人天生的新陳代謝率就是比較快，[6] 可惡！

上述幾點讓我們更加明白為何高蛋白、高碳水飲食對減脂有很大的幫助。[7] 這些是影響食物熱效應的主要因素，其他因素這裡就不多做贅述。

那要如何計算每日總消耗熱量呢？

首先，你需要算出基礎代謝率，然後在加上每日活動所燃燒的額外熱量。計算的方法有很多，像是配帶活動追蹤設備、運動機器、或是使用計算公式。

讓我們先來討論活動追蹤設備的準確度，這樣的產品非常暢銷，人們以為只要戴上酷炫的電子錶帶，一天下來就能知道身體消耗多少卡路里。

可惜的是，實驗發現這些設備並不如我們所想的準確。活動追

蹤設備通常會有一個加速器，用來記錄運動的速度，每當你邁出一步，加速器就會擺動，再透過運算法來估算這個動作消耗的卡路里。

活動追蹤設備的明顯問題在於它無法準確區分不同類型的活動，因此大多只能用在單一類型的活動，其他的運動就無法精準計算。

以計步器為例，大都有設定速度範圍，走快些或慢一點，準確性就會降低。[8] 跑步的話，準確性更會大幅下降，而活動追蹤設備對重訓這樣的運動來說則完全失效，因為大重量深蹲雖然可以燃燒許多熱量，但並沒有什麼動作。[9]

也許有人會認為買最頂極的活動追蹤設備，總會有效吧。美國北卡羅萊納大學（University of North Carolina）實驗室也根據這點做了研究，他們選擇兩家智能手環的龍頭公司 Fitbit 和 Jawbone，測試他們所推出的產品，發現這兩家的產品都發生低估行走速度、高估總睡眠時間的問題，對不同的運動也出現低估或高估的誤差值。[10]

那手機的應用程式呢？廣告上說手機比智能手環還要準確、方便，然而科學數據卻推翻了這樣的說法，研究發現許多應用程式測量出來的結果會與實際數據有百分之三十到五十的差距。[11]

胸帶式的心率記錄器算是最準確的設備，不過效果亦不佳，就更不用提戴在手腕的設備，算出來的數字錯誤率更高。

你還是可以使用這些設備來估算每日活動或運動所消耗的熱量，但不要將這樣的數據用來計算卡路里，會害到自己的減重計劃。

許多人做有氧運動的目地在於消耗卡路里，他們會依靠機器上讀出來的數值，計算燃燒的卡路里。

其實這些運動機器幾乎都會高估燃燒的熱量，而且高估許多。

美國加州大學（University of California-San Francisc）舊金山分校進行過這樣的分析，高估的數值平均如下：

飛輪腳踏車高估百分之七；

爬梯訓練機高估百分之十二；

跑步機高估百分之十三；

滑步機高估百分之四十二。[12]

造成錯誤的原因有許多，每家製造商的演算法不一樣，算出的數值就會有誤差。再來是體重、年齡、性別和體力好壞都會影響運動時熱量燃燒多寡。較重的人通常會燃燒更多的卡路里，體力好的人會比體力差的人消耗較少的熱量。[13]

然而，幾乎沒有機器會要求使用者先輸入這些相關資料，都是依照內定的程式來計算。

另外，機器磨損也要納入考慮；像跑步機這類有皮帶的機器，會因為使用次數的增加而變得光滑，皮帶的阻力降低，使用者就能減少投入的力量，消耗的能量也就會減少。

最後一點是使用方式錯誤。最常見的是使用者將身體重量放在機器手把上，尤其是設定在斜坡行走模式時，這會減少大腿承受的重量，進而降低燃燒的卡路里數。

也有人在使用滑步機時，上半身不用力，讓手把帶動身體。機器是設定使用者的手臂會用力拉動手把，如果你只是雙腿出力的話，讀出來的數值也是會出現錯誤。

數學公式的準確性高嗎？

你大概能猜出答案了，沒錯，數學公式算出的每日總消耗熱量非常準確，能幫助你設定最適合的飲食計劃，好好的執行，身體一定會給你良好的回應。

有些計算公式非常複雜，你可能聽過「代謝當量」（Metabolic Equivalen，縮寫為 MET），這指運動和靜止時，兩者之間代謝率的比值。你可以將「代謝當量」想做是卡路里，不過卡路里是將一公斤的水加熱攝氏一度所需的能量，但是「代謝當量」指的是一個平均身高體重的人一分鐘靜止不動時會消耗的熱量。

不同的活動強度會有不一樣的「代謝當量」，緩慢步行每分鐘消耗的熱量是靜坐時的兩倍，因此慢步的「代謝當量」是二，用吸塵器吸地板則會費力許多，它的代謝當量為三點五，依此類推。

有了這些不同的數字，你便可以使用公式來計算你每日消耗的卡路里。先計算出每項活動所燃燒的卡路里，然後再考慮你的基代和日常活動量。

這個方法可行，但非常冗長瑣碎，你可能需要一張全開的紙才能記錄自己一整天的活動。當然如果你喜歡探索數字和細節，這個方法很適合你。但大多數人會想要更簡單好用的方法，如果你也是，那我會推薦你使用 Katch McArdle formula 這個公式來做計算。這個公式是先算出基礎代謝率，再根據你的日常活動量估算每日總消耗熱量。也就是說你只需要將基代乘以一個數字，就能算出每日總消耗熱量。

然而，這個公式有一個問題，它的乘數可能會超出你實際的消耗

熱量。我找不到能為這個公式背書的研究，只能用自己和數千人的經驗來證明這個公式的可靠性，而且有經驗的健美運動者也都知道這點。

因此我推薦用以下這個稍作改的活動乘數來計算你的 TDEE：

基代 ×1.15 ＝久坐（運動量少或完全不運動）

基代 ×1.2 到 1.35 ＝輕度活動（每週進行一到三小時的運動）

基代 ×1.4 到 1.55 ＝中度活動（每週進行四到六小時的運動）

基代 ×1.6 到 1.75 ＝高度活動（每週進行七到九小時的運動）

基代 ×1.8 到 1.95 ＝非常高度活動（每週運動十小時以上）

這些計算公式無法告訴你每天消耗的熱量，而是依照你的活動量來估算每日消耗的平均熱量，若是你想知道每一天的數字，你可以使用稍早前提到「代謝當量」的計算方法。

這些公式計算出來的平均數值已經非常可靠，你可以放心用這個方法來制定飲食計劃，讓增肌減脂的工作變得輕鬆許多，對長期需要控制飲食的人非常好用。

讓我們來看看這些公式要怎麼用，剛剛已經算出我的基代約為二千一百大卡，我每週進行四到六小時的運動，屬於中等活動量。依照上面的公式，我的 TDEE 約為二千八百大卡（2,100×1.4），誤差大約一百大卡。

我從日常飲食的經驗中，可以判斷出這個數值非常準備，因為我每天大約攝取二千八百大卡，可以輕而易舉維持目前的身體組成。若是我故意吃少一點，我就會減脂；若刻意多吃一點，就會增重。

現在，請你花些時間算出自己的每日總消耗熱量，然後我們

再繼續下一個階段，如果算數真的不是你的強項，你可以上網搜尋基代和「每日總消耗熱量」的計算器，或是到我的網站 www.thinnerleanerstronger.com/calculator，就能輕鬆算出。

3. 計算每日的熱量攝取目標

在算出自己每日平均消耗熱量後，我們就可以來計算每天應該攝取的卡路里。首先，你需要知道自己的「身體組成」，然後確定想要先增肌還是減脂。

- 想要減脂的話，攝取的卡路里要少於消耗的量，這是「減脂期」。
- 想要維持目前的體重和身體組成，熱量的攝入與消耗要大致保持平衡，這是「維持期」。
- 想要盡速增肌，你攝取的卡路里要**稍微多於**消耗的數量，我稱之為「精實增肌期」。

讓我們拆解這些過程：

攝取多少卡路里才能成功減脂？

我們都知道要創造「熱量赤字」，體重才會下降，但這個赤字要多少才夠？是百分之十還是二十？或更多呢？

換句話說，我該吃「每日總消耗熱量」的九成、八成還是更少？

有些健身人士提倡「緩慢減重」，把減重過程拉長到幾個月的時間，溫和減少卡路里的攝取，配合輕鬆的運動，他們認為和緩的做法可以降低肌肉流失量，不會產生讓人痛苦的飢餓感，身體才不會一直想吃，這個方法的確輕鬆許多。

然而，我們仔細觀察這個方法，和激烈減重的方法相比，緩慢減重雖然容易，但進步的速度亦是非常緩慢，你需要有耐心忍受長時間的飲食控制。對許多節食者來說，長期吃少反而會增加心理壓力。

讓我舉例說明，假設在所有條件都相同的情況下，我們將原本想減少的二成熱量赤字改為一成，那麼你離達標時間就會增加一倍。飲食控制的時間越長，生活就會受到越大的影響，你得每天安排三餐、也無法輕鬆和朋友聚會，各種瑣碎的問題都可能讓飲食失控。

倒不如學習正確的減重方法，拉大熱量赤字，在健身房的運動可以更順利，不會流失肌肉，新陳代謝率不會降低，最棒的是可以儘快看到減脂成果。

加快減重速度，就能儘早達成目標。你先做好心理準備，在短時間內放棄一點卡路里，完成第一階段的減脂期後，就能把心思放在維持體重和精瘦增肌，不用再跟體脂纏鬥。

我會建議減少百分之二十五的卡路里是最合適的速度，積極但不躁進，每天攝取「每日總消耗熱量」的七成五，對大多數的女性來說，相當於每公斤可以攝取二十二到二十六大卡的熱量。

以我自己為例，我的「每日總消耗熱量」是二千八百大卡，在減脂時期得將卡路里降到二千一百大卡（2800×0.75），我需要減脂時都會採取這個辦法，可以讓我身材變精實，又不會流失肌肉。

百分之二十五不是我睡覺夢到的數字，是有科學根據的，研究發現減少百分之二十五的卡路里，並且進行阻力訓練，可以「同時」減脂和保持肌肉。

芬蘭優韋斯基萊大學（University of Jyvaskyla）的科學家進行過一項研究，他們將國家和國際級的田徑選手分成兩組，這些選手的體脂率都低於百分之十。[14]

1. 第一組的每日飲食降低三百大卡（比 TDEE 約低百分之十二）。

2. 第二組的每日飲食降低七百五十大卡（比 TDEE 約低百分之二十五）。

執行四週之後，他們發現第一組減少的體脂和肌肉都不多，而第二組平均減掉二公斤左右的體脂，但幾乎沒有流失肌肉，兩組都沒有發生任何減重負作用。

美國布萊根婦女醫院（Brigham and Women's Hospital）曾進行過一項研究，他們讓三十八位過重的女性執行十二週的飲食控制計劃，在這段期間內，他們每日減少約百分之二十的卡路里，每週做二個小時的重訓，採用高蛋白飲食。實驗完成之後，每人平均減少六公斤的體脂，增加了三公斤左右的肌肉。[15]

更極端的是美國納布斯加大學（University of Nebraska）的研究，他們讓二十一位肥胖中年婦女進行為期九十天的實驗。成員每日僅攝取八百大卡，每週做一個半鐘頭的重訓，實驗完成後，每人平均減少十公斤的體重，肌肉量也都有大幅的提升。[16]

這幾項實驗的結果都和我與數千人合作的經驗相符。我發現高蛋白飲食加上嚴格的重訓，並且減少百分之二十五的熱量攝取，可以快速減脂增肌，並且不會對身體造成任何負面影響。

如何計算減脂期的主要營養素？

先確認好要減少的卡路里，你就能輕鬆的算出每日主要營養素的物標攝取量，飲食內容如下：

百分之四十的卡路里來自蛋白質；

百分之四十的卡路里來自碳水化合物；

百分之二十的卡路里來自飲食中的脂肪。

蛋白質和碳水化合物每公克約含四大卡，油脂每公克為九大卡，瞭解這點，就能算出這主要營養素的分量，做法如下：

1. 將每日設定的熱量攝取目標數乘以 0.4，再將結果除以 4，這是每日應攝取的蛋白質分量（以公克為單位）。

2. 將每日設定的熱量攝取目標數乘以 0.4，再將結果除以 4，這是每日應攝取的碳水化合物分量。

3. 將每日設定的熱量攝取目標數乘以 0.2，再將結果除以 9，這是每日應攝取的油脂分量。

對大多數人來說，每日每公斤體重約需要二點四四公克的蛋白質和碳水化合物，而每公斤體重約需要零點五五公克的油脂。

假如你想跳過這些算式，也可以在減脂期使用主要營養素的運用原則，然後進行下一步驟（飲食計劃）。

不過，體重如果嚴重超標，就不建議你走這條捷徑，你會因此攝取過多的蛋白質，在體重過高的情況下，可以改用四十／四十／二十的原則。

一樣以我的體重為例，在減脂期，我每日熱量攝取目標為 2100 卡，那麼我的主要營養素的比例如下：

1. 2100×0.4 = 840，840/4 = 210（每日蛋白質的公克數）
2. 2100×0.4 = 840，840/4 = 210（每日碳水的公克數）
3. 2100×0.2 = 420，420/9 = 47（每日油脂的公克數）

若是使用主要營養素捷徑，算法如下：

1. 195（磅）×1.1 = 215（每日蛋白質的公克數）
2. 195（磅）×1.1 = 215（每日碳水的公克數）
3. 195（磅）×0.25 = 49（每日油脂的公克數）

吃多少卡路里可以增肌？

我們在第十章討論過，攝取多一點的卡路里有助肌肉生長，最簡單的方法是每天攝取的熱量稍微多於消耗。

有許多研究已經證實，多出來的熱量可以促進肌肉蛋白的合成，提高合成代謝，並且可以降低分解型激素的濃度，還能提升重訓的表現。隨著時間的累積，這些因素互相加成，肌肉量和肌力都能獲得明

顯的提升。[17]

　　這裡要注意的是「稍微」多一點，因為攝取過多熱量，除了無法促進肌肉生長，反而會變成脂肪。多的這些脂肪傷害的可不止是你的自尊，還會加速脂肪存積速度、減緩肌肉生長，隨著體脂肪的升高，胰島素敏感性會降低。[18]

　　身體對胰島素反應不靈敏時，脂肪燃燒速度會下降，體重就容易上升，肌肉蛋白的合成率也會下降。身體要對胰島素反應靈敏，反應越靈敏，好處越多，能幫助肌肉生長和防止體脂堆積。[19]

　　那麼到底要「多」多少才能增肌最大化、增脂最小化呢？很抱歉，我找不到一個簡潔有力的答案，不過我在自然健美（意指不用藥）的領域有多年的經驗，也和許多人合作過。以我的經驗而言，答案大約是「每日總消耗熱量」的百分之一百一十。

　　換句話說，你只能多吃百分之十，就能獲得增肌最大化、增脂最小化的效果。如果多吃百分之二十甚至三十，增加的肌肉量差不多，但脂肪也會增加很多。因此，我個人針對「精實增肌」的建議就是攝取「每日總消耗熱量」的百分之一百一十。對於大多數的女性而言，每日每公斤可攝取三十五到四十大卡。

　　以我的體重而言，每日應攝取三千一百大卡（2800 磅 ×1.1），這就是我「精實增肌」的做法，這樣做能幫助肌肉穩定增加，並且讓體脂囤積的速度降到最低。

如何計算「精實增肌期」的主要營養素？

下面是將這時期「精實增肌」的卡路里轉成主要營養素的方法：

· 百分之二十五的熱量從蛋白質攝取。

· 百分之五十五從碳水化合物。

· 百分之二十來自油脂。

你可以照著下列分解步驟來進行：

1. 將每日熱量攝取目標乘以 0.25，再將結果除以 4，這是每日應攝取的蛋白質分量。

2. 將每日熱量攝取目標乘以 0.55，再將結果除以 4，這是每日應攝取的碳水化合物分量。

3. 將每日熱量攝取目標乘以 0.2，再將結果除以 9，這是每日應攝取的油脂分量。

在「精實增肌期」，每日每公斤的體重約需要二公克的蛋白質、四點八五公克的碳水化合物、零點七七公克的油脂。

你也可以跳過這些算式，改用主要營養素的原則，然後繼續下一步驟（飲食計劃）。

一樣拿我當範例，如果我要開始「精實增肌」，我的每日熱量攝取目標為三千一百卡，那麼主要營養素的比例如下：

· 3100×0.25 ＝ 775，775/4 ＝ 194（每日蛋白質的公克數）

· 3100×0.55 ＝ 1750，1750/4 ＝ 425（每日碳水的公克數）

・3100×0.2 = 620，620/9 = 70（每日油脂的公克數）

或是使用主要營養素捷徑：
・195（磅）×2.2 = 195（每日蛋白質的公克數）
・195（磅）×2.2 = 429（每日碳水的公克數）
・195（磅）×0.35 = 68（每日油脂的公克數）

該攝取多少卡路里以維持體重？

要經過幾輪的減脂期和精實增肌期，達到或接近你想要的體格時，才需要進入「體重維持期」，以期發揮真正的作用。

在減脂和精瘦增肌兩者輪替的過程中，你要評估自己的體格，計算還需要多少的時間，才能看到想要的外表。

等到體脂降到你喜歡的數字，鏡子也會反射出你的理想樣貌，這是健身之旅中最有意義的經驗。接著你就可以享受健身帶來的成果，不用像以前只能埋頭苦練。換句話說，建立理想體格會比維持辛苦許多。然而，一旦達到理想體型，就可以不用像之前那麼辛苦。你不一定要做重量訓練，可以嘗試其他形式的阻力訓練，飲食方面彈性空間變大，偶爾大吃一頓也不會產生任何破壞。

在你開始本書的計劃時，牢記這些原則，堅持下去，很快就能實現目標。

計算「維持期」的卡路里很簡單，下面兩個方法都行得通：

1. 每天攝取相同的熱量

這是你的平均「每日總消耗熱量」，對大多數的女性來說，每日每公斤可攝取三十一到三十五大卡。攝取的熱量可能在某些天會稍微不足，某些日子又超過，身體會自行達到平衡，你有注意的話，幾週、幾個月到幾年的時間，你的體重都不會出現增加或減少的情況。

2. 活動量較大的日子可多吃，活動量小的時候少吃

要做到這點，你需要估算每日消耗的能量，以此作為卡路里攝取的衡量。我個人更喜歡第一種選擇，簡單方便。但如果你每日的活動量變化很大，第二種選擇會更合適。不管你是活動量變化大，還是純粹想試試第二種方法，下面是最簡便的作法：

基代 ×1.15 ＝久坐日

在不運動的日子，攝取的熱量為基代乘以 1.15，約每公斤二十六點五大卡。

基代 ×1.12 到 1.35 ＝輕量活動日

當天有進行三十到四十五分鐘劇烈的運動或是其他的體能活動（或六十到九十分鐘的輕度活動），攝取的熱量可以將基代乘以 1.12 到 1.35。約每公斤二十八點五大卡。

基代 ×1.4 到 1.55 ＝中量活動日

當天若是有進行四十五到六十分鐘劇烈的運動或是體能活動（或

九十到一百二十分鐘的輕度活動），攝取的熱量拉到基代乘以 1.4 到 1.55。約每公斤三十三大卡。

BMR×1.6 到 1.75 ＝高量活動日

當天若是有進行六十到九十分鐘劇烈的運動或是體能活動（或一百二十到一百八十分鐘的輕度活動），可以將基代乘以 1.6 到 1.75。約每公斤三十七點五大卡。

BMR ×1.8 到 1.95 ＝非常高量活動日

當天若是有進行九十分鐘以上劇烈的運動（或一百八十分鐘以上輕度活動）可以將基代乘以 1.8 到 1.95。約每公斤四十二到五十三大卡，取決於運動量。

維持期的主要營養素分配

體重維持的時期，我們可以依照下列的方法將卡路里轉成主要營養素：

百分之三十的熱量來自蛋白質；

百分之四十五的熱量來自碳水化合物；

百分之二十五的卡路里來自油脂。

照著下面的公式計算，就能知道每日的飲食分配：

1. 每日熱量攝取目標乘以 0.3，再將結果除以 4，即為每日應攝

取的蛋白質分量。

2. 每日熱量攝取目標乘以 0.45，再將結果除以 4，即為每日應攝取的碳水化合物分量。

3. 將每日熱量攝取目標乘以 0.25，再將結果除以 9，即為每日應攝取的油脂分量。

對於大多數的人來說，每日每公斤約二點二公克的蛋白質、三點五公克的碳水和零點九公克的油脂。

如果你想跳過這些算式，可以改用三大營養素的原則，然後繼續下一步驟（飲食計劃）。

一樣拿我來當範例，如果我要進行「體重維持期」，我的每日目標卡路里為 2800 大卡，那麼我的三大營養素的比例如下：

1. 2800×0.3 ＝ 840，840/4 ＝ 210（每日蛋白質的公克數）
2. 2800×0.45 ＝ 1260，1260/4 ＝ 315（每日碳水的公克數）
3. 2800×0.25 ＝ 700，700/9 ＝ 78（每日油脂的公克數）

或是使用三大營養素捷徑：

1. 195（磅）×1 ＝ 195（每日蛋白質的公克數）
2. 195（磅）×1.6 ＝ 312（每日碳水的公克數）
3. 195（磅）×0.4 ＝ 78（每日油脂的公克數）

蛋白質攝取量真的要那麼多？

不管你是想要減重、瘦身，甚至是維持身型，可能很多女生會無法接受我說所的蛋白質攝取量，也會想知道，每天真的需要吃到這麼多的蛋白質嗎？這樣真的是健康的嗎？

簡單來說，是的，如果你想要最大限度的增肌減脂，以及減少這一路上的情緒、壓力、疲勞等問題 20，攝取足夠的蛋白質這絕對是必需的。

大量科學實驗，針對運動員與蛋白質攝取量進行過研究。我的朋友艾瑞克・海默斯博士（Dr. Eric Helms）與其他研究者共同提出了一份精彩的文獻，[21] 以下是內容的摘錄：

> 研究者的共識是，每公斤的體重攝取一點二到二點二公克的蛋白質，可以滿足或超過運動員的能量需求，讓他們產生訓練上的適應。

換句話說，當你在維持體重或是進行精實增肌時，每日蛋白質的攝取量需要達到每公斤體重的一點二到二點二公克。

而我個人喜歡此範圍的上限，因為吃不夠蛋白質的缺點遠大於多吃一些蛋白質的缺點。蛋白質不夠對肌肉生長無助益，沒有飽足感，還會造成骨質密度降低。而稍微吃過量，頂多就是減少從碳水化合物與脂肪所攝取的卡路里而已。

文獻中也有提到「減脂期」時蛋白質攝取量：在菲律普和范倫

（Phillips and Van Loon）的回顧，建議運動員在低熱量的狀態下訓練時，蛋白質攝取量應為每公斤體重一點八到二點七公克的蛋白質，會是最佳條件。

也就是說，當運動員在減脂、限制熱量時期，蛋白質攝取量要比不在熱量赤字時高，每日每公斤體重提高到一點八至二點七公克。

吃這麼多碳水化合物真能減脂？

我能理解你對碳水攝取量的疑慮，即使我們已經討論這麼多，這一點還是困擾很多人。大多數人，包括所謂的飲食專家，都認為要減脂就要低碳飲食，這等同公理、定律；低碳和減脂密不可分，就像你去中國城吃飯，櫃檯會放幸運籤餅一樣形影不離。

我可以引用更多的減重研究，證明碳水化合物對減脂沒有影響，先以哈佛大學的研究為例：

> 在臨床實驗中，可以看到降低熱量對減重有很大的幫助，和主要營養素的分量無關。[22]

還有一份由南非史德蘭波西大學（Stellenbosch University）、開普敦大學（University of Cape Town）和英國利物浦熱帶醫學院（Liverpool School of Tropical Medicine）共同提出的研究，這是進行了十九項減重實驗所得出的結論：

> 從實驗中顯示，無論低碳或是均衡飲食都有短期減重效
> 果。體重超標和肥胖的成年人（含有或沒有二型糖尿
> 病），在長達兩年的隨訪中，發現低碳或熱量均衡的減脂
> 飲食，對減重和心血管危險因素的變化，造成的影響很
> 小，甚至是沒有差異。[23]

　　我覺得將所有的研究報告列出舉證，意義不大。我只想請你在
接下來的四週先放下心中疑慮，照我說的做做看，你的進步會有目共
睹。高碳飲食會幫助你快速且輕鬆的減下體脂肪，我保證！

要多吃點油脂嗎？

　　油脂是人體不可或缺的主要營養素，很多人會鼓吹高脂飲食，
認為高油脂對身體有許多好處，可以從重訓中獲得成果，可以減脂、
提高活力、性慾、肌肉量和肌力，好像只要遵循高脂飲食，這些好處
都唾手可得。

　　這是一種強力的行銷方法，簡單、反直覺，又讓大家有理由攝
取垂涎已久的食物，因此高脂飲食、食譜、食物產品、營養補充品都
能靠這個論述發財。

　　可是我們都知道，讓人們執行高脂飲食的最大誘惑（快速減
脂），在科學上根本站不住腳。這種飲食方法之所以有用，是因為大
刀砍掉卡路里的攝取量，而不是有什麼快速拉高新陳代謝率的魔法。

　　另一個吸引點在於身體荷爾蒙的變化，有些人聲稱高脂飲食可

以讓改善荷爾蒙環境，進而改善健康狀態。

男性關注的重點通常是睪固酮及其對身體組成的影響；而女性則關注生育荷爾蒙及其對生育和生理期的影響。

油脂攝取過少固然會影響荷爾蒙分泌，而提升攝取確實可以改善，但效果可能比你想像的弱很多。此外，適度油脂飲食（油脂占總熱量的百分之二十）與高油脂飲食（油脂是適度飲食的兩倍）之間，根本不會產生顯著的生理差異。

國家兒童健康（National Institute of Child Health）與人類發展研究組織（Human Development）的一項研究，清楚地證明了這一點。研究成員包括來自哈佛大學（Harvard University）、喬治梅森大學（George Mason University）、紐約州立大學水牛城分校（University at Buffalo）和波特蘭州立大學（Portland State University）等多所大學的科學家。[24]

研究人員對二百五十六名女性進行兩個月、共十六次的月經週期測試，結果發現油脂攝取含量高的人（佔每日卡路里的 36% ～ 49%），其睪固酮濃度比油脂攝取少的人（佔每日卡路里的 18% ～ 32%）高出 4%。

而和月經、生育有關的雌激素、黃體素、濾泡刺激素和黃體激素等，其差異顯得微不足道。

有人會說我設計的這套低脂飲食的脂肪攝取量太低了，但其實是因為和高脂飲食相比時，產生過低的錯覺。

從科學的角度來看就不會產生疑慮，我提出的主要營養素原則，對日常健康與重訓而言，脂肪、蛋白質和碳水化合物的攝取量都是充足無虞的。

有沒有很興奮、很期待？

非常開心看到各位，朝著更精實、強壯的方向前進，我們剷除了重訓路上的一大障礙。要知道，就是飲食這個障礙絆倒了不計其數的人，放棄訓練、放棄了心中的理想體魄。

我們再做幾個行前準備，很快你就能正式參賽。接著我們要看的是重訓前後的營養補充。

重點整理

· 不計算卡路里還是可以減重，然而長期來看效果並不顯著。

· 只需要三步驟，就可以計算出每日應攝取的卡路里：第一，計算基礎代謝率；第二，計算每日總消耗熱量；第三，計算每日熱量攝取目標。

· 基礎代謝率（BMR）是人靜臥一天不進食所消耗的能量，維持二十四小時生命所需的最低能量。

· Mifflin-St Jeor 公式的女性版如下：

基代＝ 10× 體重（公斤）＋ 6.25× 身高（公分）－ 5× 年齡（歲）－ 161

· 每日總消耗熱量（TDEE）是二十四小時之內燃燒的總卡路里量。

· 身體需要大量的能量消化食物、營養吸收與合成的工作，每種營養素消化時所消耗的熱量不一樣。

- 蛋白質的使用與儲存需要最多的熱量，其次是碳水，然後是油脂。
- 不要使用活動追蹤裝置和運動器材上的數字來估算每日卡路里攝取量，不然你會被誤導。
- 數學公式是計算每日總消耗熱量的好工具。
- 在計算「每日總消耗熱量」時，請使用我微修過的活動量乘數。
- 先瞭解自己的身體組成，確認決定是要先增肌還是減脂，再設定每日想攝取的熱量。
- 如果你想要減脂，你攝取的卡路里要少於消耗的量。
- 想要維持目前的體重和身體組成，熱量攝入與消耗要保持平衡。
- 若是你想要盡速增肌，你攝取的卡路里要**稍微多於**消耗的數量。
- 在減脂期，每日攝取「每日總消耗熱量」的百分之七十五，對大多數的女性來說，相當於每公斤可以攝入二十二到二十六大卡。
- 在減脂期，攝取熱量的百分之四十來自蛋白質，百分之四十來自碳水化合物，百分之二十來自飲食中的脂肪。
- 對大多數人來說，每日每公斤需要二點四四的蛋白質和碳水化合物，以及零點五五。
- 在「精實增肌期」，每日攝取「每日總消耗熱量」的百分之一百一十。對大多數的女性而言，每日每公斤三十五到四十大卡。
- 在「精實增肌期」，百分之二十五的熱量從蛋白質攝取，百分之五十五從碳水化合物，百分之二十來自油脂。每日每公斤二點二公克的蛋白質，四點八公克碳水，和零點七七公克的油脂。
- 運用「精實增肌」飲食來增加肌肉，「減脂」飲食來降低體脂肪，在兩個過程輪替中，評估自己的體格，計算還需要多少時間才能看

到自己想要的樣子。

· 在「體重維持期」，有兩個執行方法，你可以每天攝取相同的熱量。對大多數的女性來說，每日每公斤三十一到三十五大卡。也可以在活動量較大的日子多吃，活動量小的時候少吃。

· 體重維持期，百分之三十的熱量來自蛋白質，百分之四十五的熱量來自碳水化合物，百分之二十五的卡路里來自油脂。

· 對於大多數的人來說，每日每公斤二點二公克蛋白質和三點五克碳水，以及零點九公克的油脂。

· 攝取中等脂肪量（如每日熱量的百分之二十來自脂肪）和高脂飲食（如正常分量的兩倍），兩者產生的生理差異可以忽略不計。

18

重訓前後的營養指南

我努力生火、每日訓練、每日加柴添火。
我會在時機成熟時，點燃火炬。

──前美國國家足球選手 米亞．漢姆（MIA HAMM）

幾年前，我總是敬慎地對待訓練前後的每一份餐點，幾乎就像舉行儀式般的鄭重其事。

我認為每次訓練前後的高蛋白飲至關重要，尤其是在練完之後，身體的「合成代謝窗口」很快就會關閉，這是肌肉和肌力最快成長的機會。我相信大家或多或少都聽過這樣的言論。

這幾十年來，健身者一直非常推崇訓練前後的營養補充，這些餐點到底有多重要？實際上又會帶來什樣的影響呢？

而事實的真相是：訓練前後的飲食並沒有想像中重要，當然也不是毫無影響。

本章將會解釋整個來龍去脈，也會讓各位明白，為何訓練前後的營養補充會是個議題、理想的訓練前後餐點內容、以及合成代謝窗口的真相等等。讓我們先從訓練前後的營養補充開始。

重訓前應該先吃蛋白質嗎？

假如你在訓前的三至四小時，都沒有吃蛋白質的話，那我會建議你在訓前先補充三十到四十公克的蛋白質。

如果訓前的幾個小時內有吃到蛋白質，那就不需要再另行補充，訓練後再吃即可。

讓我們花幾分鐘來梳理一下此建議，讓大家更加清楚訓前的營養補充，以及明白營養與肌肉生長的整體概念。先講蛋白質對肌肉生長會起的兩大作用：

1. 提高肌肉蛋白的合成速度，並抑制肌肉蛋白的分解速度。
2. 提供肌肉生成所需的原料，也就是胺基酸。

想要肌肉以最大速度生長，就要確保每日有攝取足量的蛋白質。

儘管有證據顯示，在阻力訓練前補充蛋白質可以提高肌肉蛋白合成的速度，但不需要如大家所聲稱的一定要在訓練前攝取。[1] 建議以當日整體飲食來評估訓練前的飲食。

如果你在訓練前的三到四小時都沒有吃蛋白質，那麼肌肉蛋白的合成速度確是處於低水平，肌肉生成的機制還在停機狀態，正等著補充蛋白質，讓它開始運轉。

肌肉生成機制處在休眠狀態時是一大損失，我們需要給予正確的刺激和後勤供給，身體才能重新啟動肌肉生長機制。

理想的情況是當肌肉蛋白合成率降到最低時，你能立即補充蛋白質，讓身體在清醒時，就能一直處在有效率的增肌狀態（你最好也

可以在睡前補充蛋白質，增強睡眠時的蛋白合成）。

假若你在進食後的幾個小時才進行訓練，那麼肌肉合成機制停止的時間將拉得更長。若是再加上訓練後太久才吃東西，那肌肉蛋白分解率將會超過合成率，就可能導致肌肉流失。[2]

所以如果你在訓練前幾個小時沒有吃蛋白質，就一定要先補充蛋白質再訓練，藉此讓身體又開始合成肌肉。正如之前所提及的，補充蛋白質的重訓，可以刺激身體，獲得更大的肌肉合成代謝。[3]

但你若已經在訓練前的一、兩個小時吃了蛋白質，那麼這些胺基酸仍舊存在你的血液之中，胰島素一樣處在高濃度的狀態，肌肉蛋白合成率也依然高速運轉。這時，你再補充蛋白質的效用並不大。因此塔爾圖大學（University of Tartu）的研究顯示，重量訓練者在訓練前後額外再補充兩杯蛋白飲，並不會比訓練前後五小時以上喝蛋白飲的人，獲得更多的肌肉與肌力。[4]

重訓前是否該吃碳水化合物？

是的，研究已經證實運動前攝取碳水化合物，可以提升運動表現。具體來說，你可以在運動前的十五到六十分鐘吃碳水，可以幫助你更有力氣挑戰自己的極限，還能幫助訓練後體力的恢復與肌肉生長。

訓練前吃碳水可以為身體提供充足的葡萄糖，然燒後便能立即獲得能量。以下是三個好處：

1. 肌肉可燃燒的葡萄糖越多，訓練時的表現就會越好，特別是在訓練時間長的情況。[5]

2. 血糖濃度升高有助保存肌肉中的肝糖，因為如此一來身體就不需要大量提取肌肉中的肝糖來作為燃燒的能量，[6] 讓訓練更加出色。

3. 研究指出，維持高水平的肌肉肝糖，可以促進與肌肉生成有關的細胞信號傳導。[7]

因此，在訓前補充碳水，身體會有更多的能量，提高訓練效果，加快進步速度。除此之外，還能增進身體合成肌肉的能力。只可惜碳水不像蛋白質，有合成代謝的特質，它無法直接促進肌肉的生長。

那麼，在訓練能要吃多少碳水，而哪種類型的碳水最好呢？

研究顯示，以重訓的目標而言，訓練前三十分鐘要食用三十到四十克的碳水化合物，任何類型都可以。[8]

這裡「任何」指的是：水果、澱粉、簡單的糖等等，選擇你最喜歡，對胃不造成負擔的就好。

你不用購買那些昂貴、花俏的碳水補充品，那些通常不過就是麥芽糊精或葡萄糖，補充這些沒有壞處，但也沒有任何特殊的益處。

在訓練前，我最喜歡的碳水化合物是富含營養的全食物，如燕麥片、香蕉、紅棗、無花果、香瓜、馬鈴薯、白米飯、葡萄乾和地瓜。

重訓前是否該補充油脂？

要補充也是可以，但非必要。

有些理論認為在運動前補充油脂可以提高運動表現，但科學研

究不支持這個論點。

澳洲迪肯大學（Deakin University）總結了一系列相關研究，[9]
提出以下結論：

> 減少碳水化合物的利用看起來對運動代謝可以產生顯著的
> 影響，但對運動表現並沒有正面的效益。

以上是我們不支持高脂低碳飲食的另一個理由。

重訓後應該補充蛋白質嗎？

是的，在訓練後的一到兩個小時內，最好吃三十到四十公克的
蛋白質。剛剛提到肌肉蛋白分解率在訓後會升高，速度超過合成率。
在合成率不超過分解率的情況下，肌肉不會增加，我們需要補充蛋白
質來逆轉，這時補充蛋白質有兩個好處：

1. 提供胺基酸和亮胺酸，直接刺激肌肉蛋白合成。[10]
2. 刺激胰島素分泌，以抑制肌肉蛋白的分解速度。[11]

研究也指出，在訓練後補充蛋白質可以促進肌肉蛋白合成，效
果比訓練前吃還要顯著。[12]

重訓後該吃碳水化合物嗎？

答案是：或許。

經常聽到有人說運動後要吃碳水，可以提高胰島素的濃度，能夠以多種方式促進肌肉生長。

然而，科學家發現這個方法並不可行，而且在訓後吃碳水並不會加速肌肉生長。[13]

我們只需要適度提高胰島素的濃度，就可以降低肌肉蛋白分解率，而在你補充了足量的蛋白質之後，便也完成這個目標了。[14]

不過，在訓練後攝取碳水化合物可以拉長胰島素升高的時間，符合增肌的需求，因為胰島素可以抑制肌肉蛋白的分解。

這就是高碳飲食比低碳飲更能增肌的原因之一。研究指出高碳飲食通常會提高胰島素濃度，可以降低肌肉蛋白的分解率，進而促進更多的肌肉生長。[15]

重訓後吃碳水可以補充肌肉中的肝糖，這是另一個好處，這種全身性的肝糖補充，可以讓人提振活力和心情。但除非你在當天再次重訓，否則並不會提高整體訓練的表現。[16]

還有一點值得注意，在身體的肝糖獲得補充之前，不會將碳水轉成脂肪儲存。因此常聽人建議要把最多碳水的那一餐放到重訓後吃。[17] 我們還不能確定這樣做對身體組成有多少益處，但肯定不會帶來任何傷害。

重訓後該補充油脂嗎？

你想要的話是可以的。

有些人對這點持相反意見，認為這樣做會減慢重訓後對蛋白質和碳水的消化和吸收速度。這個觀點沒錯，在高蛋白或高碳飲食中添加油脂，的確會拉長食物離開胃部的時間，但並不會降低人體吸收養分的效率。[18]

例如，有研究證明，餐點中的油脂含量對肝糖補充率並沒有影響，全脂牛奶的合成代謝比脫脂牛奶更好。[19]

釋疑「合成窗口」

一定要討論到合成代謝窗口，重訓後的營養補充才算完整。我的建議是重訓後要在一定的時間內吃東西，約在三十到六十分鐘左右，才能將增肌的作用拉到最大，否則增肌的效果會打折扣。

當然，這還和你上次補充蛋白質的時間有關。如果你在重訓前的三到四小時內沒有食用蛋白質，那麼肌肉蛋白的合成率會比較低，在這樣的情況下，我們會建議重訓完就趕緊攝取蛋白質，不然的話，你錯失的就不只是讓肌肉快速生長的機會，而是必須等到你吃東西之後，肌肉才會再開始生長。

若是你在重訓前的幾個小時內已經有吃蛋白質了，那麼重訓後多久進食就不是那麼重要。這時候身體仍在處理你上一餐所吃的食物，你要在重訓後立即吃東西，或是距離上餐三到四個鐘頭的時間再吃，都是可以的。

　　長久以來，人們老是流傳著重訓前後的飲食最重要，我們已經明白真相並非如此。說到底，只要整體飲食正確，並算好卡路里和主要營養素，就不會有哪一餐特別重要，進食時間也不會對重訓成績造成太大的影響。

　　當然，我也不排斥重訓前後的營養攝取，在這一點上做正確，長期來說是有幫助的，所以不如就充分利用這些好處吧。

重點整理

- 假如在重訓前的三到四小時都沒有吃蛋白質，我會建議你在訓前先補充三十到四十公克的蛋白質。
- 如果重訓前的一到二個小時內已經有補充蛋白質，那麼另行補充的幫助不大。
- 在運動前的十五到六十分鐘吃碳水，可以幫助你更有力氣挑戰自己的極限，還能幫助訓練後的恢復與肌肉生長。
- 重訓前約三十分鐘，食用三十到四十克任何類型的碳水化合物。
- 選擇你最喜歡的碳水，對胃不造成負擔的就好。
- 有些理論認為在重訓前補充油脂可以提高運動表現，但科學研究不支持這個論點。
- 運動後的一到兩個小時之內，最好吃三十到四十公克的蛋白質。
- 重訓後補充蛋白質可以促進肌肉蛋白的合成，比重訓前吃更有效。

- 重訓後攝取碳水化合物可以拉長胰島素升高的時間，符合增肌的需求，因為胰島素可以抑制肌肉蛋白分解。
- 高碳飲食通常會提高胰島素濃度，降低肌肉蛋白的分解率，進而促進更多的肌肉生長。
- 重訓後吃碳水的另一個好處是可以補充肌肉中的肝糖。
- 全身性的肝糖補充可以提振活力和心情。但除非你在當天再次重訓，否則並不會提高整體重訓的成績。
- 身體的肝糖獲得補充之前，不會將碳水轉成脂肪儲存。因此常聽人建議要把最多碳水的那一餐放到重訓後吃。我們還不能確定這樣做對身體組成有多少益處。
- 在高蛋白或高碳飲食中添加油脂，會拉長食物離開胃部的時間，但不會降低身體吸收養分的效率。
- 合成窗口的概念就是，重訓後要在一定的時間內吃東西，大約是在三十到六十分鐘左右，才能將增肌作用拉到最大。
- 如果你在重訓前的三到四小時以上沒有食用蛋白質，我們會建議重訓完要盡快攝取蛋白質。
- 若是你在重訓前的幾個小時內已經有吃蛋白質了，你要在重訓後立即吃東西，或是距離上餐三到四個鐘頭的時間吃，都是可以的。
- 只要整體飲食正確，算好卡路里和主要營養素，不會有哪一餐特別重要，進食時間也不會對重訓成績造成太大的影響。

19

訂定適切可行的飲食計劃

不要以現有的成就來衡量自己，
而是以你的能力應該達成的程度來衡量。

——知名大學籃球教練 約翰．伍登（JOHN WOODEN）

我們已經瞭解新陳代謝的運作方式，也懂得利用食物幫助自己增肌減脂，過得更健康、重訓成果更登高峰。

這世界有太多人在減重，但使用的方法飄忽不定、體重忽高忽低，過重讓他們失去健康與快樂，而你，擁有了豐富的知識，知道如何脫離這輛雲霄飛車。

你可能會有些膽怯，這我感同身受。很少有人願意冒險走進兔子洞的深處，只有和名人與頂尖運動員合作的專業教練、營養師才會如此認真。很快地你也能像這些專業人士一樣，為自己提供世界一流的訓練與服務。

在本章中，我們將學習如何制定能夠發揮作用的飲食計劃，這需要正確設定卡路里和主要營養素的分量目標，將這些知識轉成精確的餐點計劃，在每一次用餐時減去多餘的體脂，讓你投入重訓的每份努力都能轉成身上的肌肉線條，就像機械發條一樣，精準無誤。

你無需餐餐都照我教導的方式，但在你成功的完成減脂、精瘦增肌和維持體重之前，我希望你不要太過「感覺行事」，也不要使用手機的熱量管理應用程式。

我的理由有兩點：

1. 飲食計劃是將所學知識，付諸實踐的最簡單也最有功效的方法，只要算好數字，遵守規劃的內容，身體就會隨之改變。

2. 執行飲食計劃，可以讓你熟悉喜愛食物的卡路里和主要營養素的概況，不同卡路里攝取量給身體的感覺，身體對熱量變化的反應。

我從多年來的學員合作經驗中發現，能做好飲食這塊的人，都是那些懂得規劃飲食的人。

另外，包括我在內的許多人在有知識和自由可以隨興飲食的前提下，還是會遵循飲食計劃。學到這個階段我們已經足夠的知識，能夠以更自然的方式來吃三餐。然而，我覺得飲食計劃更像是自我解放，因為我無需浪費時間或是精力去思考想吃什麼、該吃什麼、什麼時候吃、這餐要吃多少、今天剩下多少卡路里、還得補充多少主要營養素等等，沒有飲食計劃會搞得我太忙。

這點很重要，因為研究顯示，一般人在飲食上，每日約要做出二百多個決定，心理學家認為耗費太多心思在瑣碎的決定，會導致「決策疲勞」（decision fatigue）。[1]

肌肉能做的功有限，耗盡後就會沒力；而意志力跟肌肉很像，每日大大小小的決定，都會耗費意志力存量。若是花太多精力在飲食

上，人很快就會接近決策疲勞，倒不如把花在選擇食物上的力氣用在更有意義的地方。

與其在三餐瞎忙，倒不如善用飲食計劃，用最簡單的方法幫助自己存養心理和情感能量。既然明白了飲食計劃的價值，就讓我們開始學習做法吧。

飲食計劃快速入門

很多人以為靈活節食很簡單，覺得每天要吃到蛋白質、碳水和油脂並不難，只要找一些數字相近的餐點照著做就好，但當你坐下來用餐時，難題就來了。你無法確定這一餐有多少卡路里和主要營養素，不知道喝點酒或是加些小菜熱量會不會超標，也不確定是否能在飲食中添加一些變化。這些都是值得考慮的因素，別擔心，讓我們一一來破解。

如何計算熱量與營養素？

要制定完善的飲食計劃，首先你要知道各種食物的營養成分。已經包裝好的食物，可以直接參照上面的標籤，不過不是所有食物都會有包裝。希望大家盡可能自己準備和烹煮未加工的食物，你可以使用下面這三個網站來查詢熱量：

卡路里王（CalorieKing）：www.calorieking.com。

我的營養數據庫（SELF Nutrition Data）：nutritiondata.self.com。

美國農業部食品成分數據庫（The USDA Food Composition Databases）：ndb.nal.usda.gov。

我特別喜歡這些網站的原因是它們也放了許多品牌的數據，像是桂格燕麥片，而 CalorieKing 上面有市面上各種品牌的熱量與主要營養成分，很方便搜尋，只要三步驟。

1. 搜尋食物名稱，如果上面有列出該品牌或產品，則可以直接使用。
2. 如果未列出確切的品牌或產品，但有「全部品牌平均值」（average for all brands），則使用這個數字。
3. 若是沒有列出確切的品牌或產品，也沒有出現「全部品牌平均值」，那該項目的數據中，選擇中間的數字。

譬如說，你今天想在晚餐中加一杯「本大叔」快熟米，那 CalorieKin 上找得到這個品牌的正確數據。如果是散裝米，就搜尋白飯，再選擇所有品牌的平均值。

數字是否準確至關重要，我們得在烹煮前秤量食物重量，才能算出準確的熱量與營養成分。若是你一次煮好多餐的分量，煮完後需要再次秤重，才能確定分量大小。

假設你要煮一磅的雞肉分成四餐食用，你要先秤出四百五十四公克的生雞肉，先全部一起煮好，再分裝成四份差不多重量的分量。這個數字不會是四百五十四除以四，因為煮好的雞肉水分會流失，因此重量會比較輕。

　　不用烹煮的食物，只需要在吃之前秤重。若是以體積測量的話，可以用量杯或量勺來計算，這時一定要非常謹慎，即使是小小的測量誤差，對最後的數字都會有很大影響。像是挖一匙「尖尖」或「平平」的花生醬，看似差異不大，但可能就會差五十到一百大卡的熱量。

　　另外，熱量計算務必要完整，所有吃進嘴裡的食物，包含蔬菜水果、調味料，煮菜的油、奶油等等，都不能漏掉。

　　很多前一版的讀者希望我編一份「快速參考指南」，把常吃的食物熱量與營養素放在一起，我覺得這點子很棒，所以我也在新的版本中加入下列這張表：

蛋白質					
食物	分量	卡路里	蛋白質	碳水	脂肪
去骨去皮雞胸肉	100 公克	120	23	0	3
去骨去皮雞腿肉	100 公克	121	20	0	4
93/7 牛絞肉	100 公克	152	21	0	7
93/7 火雞絞肉	100 公克	150	19	0	8
原味脫脂希臘優格	100 公克	59	10	4	0
里脊肉（去肥肉）	100 公克	127	22	0	4
1% 茅屋乳酪	100 公克	72	12	3	1
脫脂牛奶	100 公克	34	3	5	0
乳清蛋白	100 公克	345	76	10	0
全蛋	100 公克	143	13	1	10

* 93/7 為瘦肉和肥肉的比例，為百分之九十三以上為瘦肉，百分之七為肥肉。

碳水化合物					
食物	分量	卡路里	蛋白質	碳水	脂肪
地瓜	100 公克	86	2	20	0
馬鈴薯	100 公克	69	2	16	0
義大利麵	100 公克	371	13	75	2
白飯	100 公克	365	7	80	1
糙米飯	100 公克	367	8	76	3
白麵包	100 公克	266	9	49	3
大麥	100 公克	352	10	78	1
燕麥片	100 公克	379	13	68	7
藜麥	100 公克	368	14	64	6
扁豆	100 公克	352	25	63	1

油脂					
食物	分量	卡路里	蛋白質	碳水	脂肪
酪梨	100 公克	160	2	9	15
杏仁	100 公克	579	21	22	50
核桃	100 公克	619	24	10	59
百分之七十到八十五的黑巧克力	100 公克	598	8	46	43
細滑花生醬	100 公克	598	22	22	51
橄欖油	100 公克	884	0	0	100
芥子油	100 公克	884	0	0	100
奶油	100 公克	717	1	0	81
調合油	100 公克	131	3	4	12
切達乳酪	100 公克	403	23	3	33

水果					
食物	分量	卡路里	蛋白質	碳水	脂肪
香蕉	100 公克	89	1	23	0
葡萄	100 公克	69	1	18	0
草莓	100 公克	32	1	8	0
西瓜	100 公克	30	1	8	0
柳橙	100 公克	47	1	12	0
梨子	100 公克	57	0	15	0
藍莓	100 公克	57	1	15	0
蘋果	100 公克	52	0	14	0
覆盆子	100 公克	52	1	12	0
哈密瓜	100 公克	34	1	8	0

蔬菜					
食物	分量	卡路里	蛋白質	碳水	脂肪
綠花椰菜	100 公克	34	3	7	0
櫛瓜	100 公克	17	1	3	0
紅蘿蔔	100 公克	41	1	10	0
抱子甘藍	100 公克	43	3	9	0
生菜	100 公克	17	1	3	0
番茄	100 公克	18	1	4	0
四季豆	100 公克	31	2	0	0
洋蔥	100 公克	40	1	9	0
蘑菇	100 公克	22	3	3	0
蘆筍	100 公克	20	2	4	0

調味料					
食物	分量	卡路里	蛋白質	碳水	脂肪
沙拉醬	100 公克	680	1	1	75
番茄醬	100 公克	101	1	27	0
燒烤醬	100 公克	172	1	41	1
義大利青醬	100 公克	418	10	10	38
芥末醬	100 公克	60	4	6	3
辣根醬	100 公克	48	1	11	1
紅酒醋	100 公克	88	0	17	0
醬油	100 公克	60	11	6	0
Tabasco 辣椒醬	100 公克	12	1	1	1
是拉差香甜辣椒醬（Sriracha sauce）	100 公克	93	2	19	1

如何計算食譜中的成分？

　　能夠「安全」執行飲食計劃的唯一方法，就是加總每一種食材的熱量和主要營養素，再將總和除以份數。如果食譜中有無法計算的成分，就不要放入餐點中。最好只使用你可以輕鬆準備和測量的食譜。

　　基於此點，選擇越簡單的食譜，就能越順利的執行飲食計劃。有些食譜不易計算熱量、不好儲存，不方便再加熱，或是需要花費許多的時間、廚藝和金錢等等，盡可能不要嘗試。

　　烹調時，成分複雜、步驟繁瑣、耗費時間，並不代表你會得到品質更佳的餐點。通常簡單的食譜，只要用心準備，風味更是勝出。

因此最佳的餐點食譜準備起來總是又快又容易、所需食材較少，也可以最少的器材和工夫大量準備。你可以參考我的食譜書《健身狂料理全書》（*The Shredded Chef*），還有我的網站 Muscle for Life（www.muscleforlife.com/category/recipes）以及 Legion Athletics（www.legionathletics.com/ category/recipes），都有許多食譜可供大家使用。

如果你喜歡的食譜熱量太高，有幾個方法可以降低它的卡路里：

1. 只要不是烘焙食品，便可以將油脂減少或刪除。還能使用噴油罐或是不沾鍋，來減少油量。
2. 選擇零卡甜味劑或代糖。我喜歡天然的甜菊代糖，很適合打在蛋清作烘焙用。
3. 將全脂乳製品換成低脂或是脫脂。選擇脫脂牛奶，不要全脂牛奶；選擇百分之零到百分之二的希臘優格，不要一般全脂優格或調和油。
4. 將肥肉改成瘦肉或禽肉。

外食如何計算成分？

一般來說，越少外食越能順利執行飲食計劃。外食很難控制熱量，例如肉片，由於烹煮時使用的油和奶油，熱量會比你自己煮的還要多一百二到一百五十大卡。

一個量杯的義大利麵或是馬鈴薯，熱量約在一百八十到二百大卡之間，但是加了醬汁或是其他的油脂之後，熱量很容易加倍。

即使是蔬菜也會暗藏許多高熱量的油脂，例如奶油、油脂、起司。越順口的蔬菜，加的油就越多。

至於甜點的熱量計算，原則上一湯匙約二十五到五十大卡，這個經驗法則供大家參考。這就是外出用餐需要謹慎點菜的原因，特別是像我這種大胃王，如果我跟著食量走的話，一餐下來，多吃二百公克的油脂、數千大卡都不為過。

要當一個聰明的外食者，首先要清楚喜愛食物的熱量與營養素。你可以上 CalorieKing 這類的網站搜尋，這個網站應該包羅了所有你想吃的食物。如果你在連鎖餐廳用餐，應該找得到確切的資料。像是美國連鎖義大利餐廳，上網站就能找到他們的義大利細麵，熱量為一千二百大卡，脂肪七十五公克，飽和脂肪為四十七公克。

當你找到想要吃的菜色時，我建議要將標示的卡路里增加百分之二十，因為很多餐廳都會低估食物中實際的卡路里數。[2]

如果你無法在此網站上找到確切餐廳的菜式，那你可以在CalorieKing 上面搜尋 Average All Brands，然後一樣要加百分之二十的熱量。

如果找不到所有品牌的平均熱量的話，可以查看其他的設定，選擇中間值後再加上二成的熱量。

你做的越多，外食時就越容易計算卡路里和主要營養素，不用多久，你只要看一眼菜單，就知道哪些可以點，哪些連想都不用想。

不過，我還是希望大家盡可能自己準備餐點，越常外食，每日的熱量估算就會越不準確。

可以喝酒嗎？

　　有些人認為喝酒很難維持體重，即便是偶爾少量喝酒亦是如此。這是一個怪異的論點，因為適度飲酒其實可以減輕體重[3]。研究指出，酒精產生的卡路里對體脂肪的影響，和食物的卡路里不一樣。巴西聖保羅大學（University of Sao Paulo）分析了一千九百四十四位、年齡介於十八到七十四歲成年人的飲食，他們驚訝地發現，卡路里的增加若僅來自飲酒，不會像食物卡路里一樣讓體重增加。[4]

　　事實上，經常飲酒的人，以平均值來算，攝入的熱量僅比一般人多了百分之十六。兩者在相仿的日常活動水平之下，喝酒的人並不會比不喝酒的人胖。看起來酒精帶來的熱量似乎「不算」。

　　德國霍恩海漢大學（University of Hohenheim）的實驗也發現類似的結果，他們讓體重超標的婦女執行減重餐，科學家將參與人員分成兩組：[5]

　　1. 第一組每日一成的卡路里從白葡萄酒中攝取。
　　2. 第二組每日一成的卡路里從葡萄汁中攝取。

　　三個月後，他們發現白酒組比果汁組少了約兩磅的體重。他們認為原因有二。一是如大家所知的喝酒會降低食慾，這個因素對減重很有幫助。再來酒精可以促進胰島素敏感，這對脂肪燃燒有很好的作用。[6]

　　最重要的是，人體無法將酒精直接轉化為體脂肪，[7] 也就是說乙醇（酒精）無法像食物一樣產生可以被囤積的脂肪。

然而，我們回顧第七章講的，酒精會鈍化脂肪氧化的功能，還會促進碳水化合物轉化成體脂肪的速度，這兩個方式都會讓體脂上升。

　　若是你想喝酒，但不希望影響到減脂效果，或是不想提高體脂，下面這三個技巧可以幫助你：

1. 每週只喝一次。
2. 喝酒當天要降低碳水和脂肪的**攝取量**，改成多吃蛋白質（比平時再多一些）。
3. 盡可能不邊吃邊喝酒，然後不碰碳水含量高的啤酒和水果酒（最好只喝糖分低的葡萄酒和烈酒）。

如何制定第一份飲食計劃？

　　好的，我們已經編好繩子，要開始學打繩結，是時候編寫適合自己的飲食計劃了。

　　首先，你要找出喜歡的主要營養素來源，還有你喜歡吃的水果、蔬菜和全穀物。然後，找出你想使用的食譜，以及你想吃的零食。

　　先來看我寫的表：

- **蛋白質**：雞、豬、火雞、瘦牛肉，雞蛋、乳製品和高蛋白粉。
- **碳水化合物**：草莓、香蕉、藍莓、馬鈴薯、地瓜、義大利麵、英式鬆餅、米飯、燕麥粥和豆類。
- **脂肪**：橄欖油、起司、奶油、酪梨、堅果、肉類、乳製品和魚油（營養補充品）。
- **蔬菜**：洋蔥、大蒜、綠花椰菜、蘑菇、青椒、胡蘿蔔、白花

椰菜、四季豆、豌豆和抱子甘藍。

- **菜單**：藍莓香蕉冰沙、咖哩雞、雞肉炒花椰花。
- **零食**：黑巧克力、麵包、低熱量的冰淇淋（我超愛海鹽焦糖醬）和穀物。

編表時，使用 Google 表格或 Excel 是最簡單的方法。我額外編列了一些簡單的飲食菜單樣式，你可以上我的網站下載（www.thinnerleanerstronger.com/bonus），再依自己的喜好作調整。

在你下載之後，我還有一份全食物表單，羅列了我喜歡的食物，按照它們的主要營養成分與熱量作分類，樣式如下：

食物	分量	卡路里	蛋白質	碳水	脂肪
燕麥片	40 公克	152	5	27	3

我還將自己喜歡的菜單編號，放在另一份工作表，排列的方式也是相同的：

菜單	分量	卡路里	蛋白質	碳水	脂肪
牛排	一份	237	39	2	7

接下來，你可以上 CalorieKing 或是 SELF 營養數據庫或是 USDA 食物營養數據庫搜尋營養相關訊息。

你在看這些資料時，可能會發現有些食物和食譜的熱量過高，

或是主要營養成分無法滿足你的需求,那就從表單中刪除。

在完成了食物與菜單工作表之後,請依照下面的步驟執行:

1. 先設定好重訓前後的飲食菜單。

2. 加入蛋白質。

3. 加入蔬菜與水果。

4. 加入額外的碳水與有熱量的飲料,這兩者不能是零食或是垃圾食物。

5. 依需求調整蛋白質攝取量。

6. 依需求添加脂肪。

7. 想吃的話可以添加零食。

在「減脂期」,攝取的熱量誤差要在五十大卡之間。在「精實增肌期」與「體重維持期」,誤差則是在一百大卡之間。

讓我們更詳細的討論每個步驟:

1. 設定好重訓前後的飲食菜單

我喜歡從這裡開始規劃,因為這兩餐簡單直接,並且佔日常蛋白質和碳水很大一部分。

2. 加入蛋白質食物

我們的目標是大部分(百分之八十)的蛋白質都來自你最主要偏好的蛋白質來源,如肉、魚、蛋、乳製品、大豆、乳清蛋白粉等。

不需要百分之百的蛋白質都從這些食物而來,因為碳水化合物

也會有蛋白質。另外，在增加蛋白質攝取時，要留意飽和脂肪的攝取量，不要超過總熱量的百分之十。

3. 加入蔬菜與水果

每日攝取蔬果才能補充均衡的維生素、礦物質和纖維質。在這個步驟，我們的目標是每天需要吃至少一到兩份水果（杯），二到三份富含纖維質的蔬菜。

富含纖維質大概就是我們想吃甜點前媽媽會逼著我們要吃完的那些蔬菜，像是：

- 蘆筍
- 四季豆
- 芝麻菜
- 大蒜
- 青江菜等綠葉蔬菜
- 羽衣甘藍
- 綠花椰菜
- 韭菜
- 芹菜
- 菠菜
- 小黃瓜
- 抱子甘藍
- 生菜
- 高麗菜
- 蘑菇
- 胡蘿蔔
- 洋蔥
- 白花椰菜
- 蘿蔔
- 莙薘菜
- 茄子
- 櫛瓜

攝取的蔬果種類要多，尤其是色彩鮮豔的要多吃，這些蔬果含更豐富的微量元素。

4. 加入額外的碳水與熱量飲料，但不能是零食或垃圾食物

菜單中要加入的下一個食物是有營養的碳水化合物，如全穀物（麵包、米飯、燕麥、義大利麵等）、豆類（四季豆和豌豆）、根莖類（馬鈴薯、地瓜、南瓜等），與含熱量但有營養價值的飲品，如果汁、牛奶、運動飲料和酒。[8]

如果你正在減脂，我就不會建議將有熱量的飲料加入飲食計劃中，因為它們帶來的飽足感不如食物。

你要喝掉一千大卡的飲品也是可以，不過很快就會餓了。若是換成一千大卡高蛋白質、高纖食物，飽足感可以持續好幾個小時。

這就是為何研究會提出，用喝的比用吃的還容易過量，喝含糖飲料很容易體重超標，大人和兒童都一樣。[9]

5. 依需求調整蛋白質攝取量

如果在添加了營養豐富的碳水後，蛋白質還是不夠量，你可以在這個步驟做調整。最簡單的方法是提高主要蛋白質來源食物的分量。

6. 依需求添加脂肪

接下來，你要選擇健康的油脂，例如奶油、乳酪、植物油、堅果、種子和酪梨，這些都是我的首選。要注意飽和脂肪的攝取量不要太高。

到這個步驟，蛋白質、碳水、脂肪和各種營養，應該大致都已經符合需求。除非你的「每日總消耗熱量」非常的高，否則大概已經完成每日八到九成熱量需求的分配。

7. 想吃的話可以添加零食

到了這個步驟，還有多餘的熱量，你可以隨自己的喜好做變化，同樣可以上我的三個網站，搜尋更多的菜單以及書訊：

The Shredded Chef (www.shreddedchefbook.com)

Muscle for Life (www.muscleforlife.com/category/recipes)

Legion Athletics (www. legionathletics.com/category/recipes)

飲食計劃大拼圖

設計飲食計劃就像玩拼圖，你可以把拼圖疊成一堆然後開始拼湊，也先從角落、四個邊開始，然後將拼圖分顏色，以更有系統的方式更快完成。我精心製作了幾個讓飲食計劃更有效率的方式，適合減脂期與精實增肌期，這些資訊也包含在本書的免費額外材料之中：（www.thinnerleanerstronger.com/bonus）。

減脂期（適用體重 63.5 公斤的女性）						
餐點	食物	分量	卡路里	蛋白質	碳水	脂肪
重訓前餐點	原味脫脂希臘優格	170 公克	100	17	6	0
	香蕉	136 公克	121	2	31	1
總量			221	19	37	1
訓練						
早餐	原味脫脂希臘優格	170 公克	100	17	6	0
	無糖杏仁奶	262 公克	39	1	3	3
	藍莓	74公克	43	1	11	0
總量			182	19	20	3
早餐	去皮無骨雞胸肉	198 公克	237	45	0	5
	蒜烤馬鈴薯	一份	216	6	39	5
	奶油	14 公克	102	0	0	12
總量			555	51	39	22
晚餐	去皮無骨雞胸肉	198 公克	237	45	0	5
	咖哩馬鈴薯佐花椰菜	一份	230	12	47	1
總量			467	57	47	6
每日總量			1,425	145	143	32
每日目標			1,400	140	140	31

餐點	食物	分量	卡路里	蛋白質	碳水	脂肪
	精實增肌期（適用體重 45公斤的女性）					
早餐	蛋白	100 公克	52	11	1	0
	熟培根	13 公克	60	6	0	4
	全穀物麵包	28 公克	80	4	14	0
	果醬	20 公克	56	0	14	0
	奶油	5 公克	34	0	0	4
	總量		282	21	29	8
訓練						
訓練後點心	原味脫脂希臘優格	170 公克	100	17	6	0
	香蕉	136 公克	121	2	31	1
	藍莓	148 公克	84	1	21	1
	無糖米漿	240 公克	113	1	22	2
	總量		418	21	81	3
午餐	雞肉青醬義大利麵（菜單來自《精壯主廚》）	一份	412	31	38	17
	總量		412	31	38	17
點心	蘋果	182 公克	95	0	25	0
	總量		95	0	25	0
晚餐	里脊肉，去除可見脂肪	100 公克	126	22	0	4
	糙米	70 公克	218	5	39	2
	百分之七十到八十五的黑巧克力	14 公克	85	1	7	6
	總量		464	28	60	12
	每日總量		1,704	101	232	40
	每日目標		1,700	106	234	38

體重維持期（適用體重58 公斤的女性）						
餐點	食物	分量	卡路里	蛋白質	碳水	脂肪
早餐	全蛋	100 公克	143	13	1	10
	蛋白	130 公克	68	14	1	0
	麥片粥	40 公克	152	5	27	3
	無糖杏仁奶	240 公克	36	1	3	2
	草莓	140 公克	45	1	11	0
總量			444	34	43	15
重訓						
訓練後餐點	原味脫脂希臘優格	340 公克	201	35	12	1
	香蕉	136 公克	121	2	31	1
	白麵包	28 公克	74	3	14	1
	酪梨	60 公克	96	1	5	9
總量			492	40	62	12
午餐	墨西哥雞肉餡餅（菜單來自《精壯主廚》）	一份	315	30	28	9
總量			315	30	28	9
點心	葡萄	120 公克	83	1	22	0
總量			83	1	22	0
晚餐	養殖鮭魚	112 公克	233	23	0	15
	糙米飯	70 公克	253	5	53	2
	青花菜	300 公克	102	9	20	1
總量			588	37	73	18
每日總量			1,922	141	228	54
每日目標			1,950	146	219	54

如果你還沒制定飲食計劃，就現在開始吧！

飲食計劃制定的時間較長，一般都需要三十到六十分鐘來設計第一份飲食計劃。有經驗之後，第二份、第三份就會省時省力許多。你不要急，慢慢來，完成後我們再繼續下一階段。

如果你需要有專人一對一幫助你制定飲食計劃，或是本書中的其他內容，你可以上我的網站，搜尋私人教練服務：www.muscleforlife.com/coaching。

豐富你的飲食計劃

如果你剛接觸本書的飲食方法，你可以每天、每餐都吃相同的食物，這樣可以降低過量還是分量不足的問題。

別這麼沮喪，這個菜單不會讓你的味蕾失望的，你會很訝異竟然還可以吃那麼多自己喜歡的食物，即使天天吃，也不會太快厭倦的。而且這樣做，真的會讓飲食變得輕鬆許多。

其實，你若是仔細看一下自己每天吃的東西，應該會發現內容大同小異，就是幾樣餐點輪來輪去。多數人的早餐、午餐、晚餐、點心大概都不出那幾種食物。我們只是為了達成特定目標，把這些食物，寫在紙上變成固定菜單。

當然想要菜單多變化，給自己加些挑戰也未妨不可，三餐和點心都可以有替代選項。最好的方法是在熱量與主要營養素的限制範圍內來做規劃。

譬如說，你的早餐現在包含三十公克的蛋白質、五十公克的碳水和十五公克的脂肪，那就以這些數字為前提來設定替代菜單。如此就不會影響到其他兩餐和點心的分量。

你現在知道如何打造專屬於自己的「奇蹟飲食計劃」，可以完全滿足熱量與營養的需求，可以依自己的生活方式選擇喜歡的食物，還有什麼比這點更美好。

你已經學會成功飲食的條件，接著我們要進入下個重要議題：「作弊餐」，我們得學會如何在不破壞飲食的情況「作弊」，在下一章節會作完整的討論。

重點整理

- 在你成功的完成減脂、精實增肌和維持體重之前，我希望你不要太過「感覺行事」，也不要使用手機的熱量管理應用程式。
- 飲食計劃是將目前為止所學知識付諸實踐，最簡單也最有效果的方法，只要你算好數字，遵守規劃的內容，身體組成就會隨之改變。
- 包裝好的食物，可以直接參考上面的成分標籤。
- 盡可能不要吃加工食品，最好自己準備和烹煮未加工的食物。
- 推薦大家使用這三個網站：卡路里王 (www.calorieking.com)；我的營養數據庫 (nutritiondata.self.com)；美國農業部食品成分數據

庫 (ndb.nal.usda.gov)。

· 數字是否準確至關重要，我們得在烹煮前秤量食物重量，才能算出準確的熱量與營養成分。若是你一次煮好多餐的分量，分裝時需要再次秤重，才能確定。

· 若是以體積測量食物分量的話，可以用量杯或量勺來計算，這時一定要非常謹慎，小小的測量誤差，都有可能破壞你的減脂大計。

· 熱量計算務必完整，所有吃進嘴裡的食物，包含蔬菜水果、調味料，煮菜的油等等，都不能漏掉。

· 加總每一種食材的熱量和主要營養素，再將總和除以份數，這是飲食計劃能夠「安全」執行的唯一方法。

· 食譜越簡單就能越順利的執行飲食計劃。簡單快煮，食材單純，可以一次準備多餐份，絕對是最佳的選擇。

· 如果你喜歡的食譜熱量太高，有幾個方法可以降低它的卡路里：一. 如果不是烘焙食品，可以減少或刪除油脂。二. 選擇零卡甜味劑或代糖。三. 將全脂乳製品換成低脂或是脫脂。四. 將肥肉改成瘦肉（或禽肉）。

· 一般來說，越少外食，飲食計劃就能執行的越好。

· 人體無法將酒精直接轉化為體脂肪，無法像食物一樣產生身體可以囤積的脂肪。

· 然而酒精會鈍化脂肪氧化的功能，還會促進碳水化合物轉化成體脂肪的速度。

· 想喝酒又不希望影響減脂效果的話，可以利用這三個技巧：一. 每週只喝一次。二. 喝酒當天要降低碳水和脂肪的攝取量，改成多吃

蛋白質（比平時再多一些）。三.盡可能不邊吃邊喝酒，然後不碰碳水含量高的啤酒和水果酒（最好只喝糖分低的葡萄酒和烈酒）。

· 在「減脂期」，攝取的熱量誤差要在五十大卡之間：而在「精實增肌期」與「體重維持期」，則是在一百大卡之間。

· 如果你剛接觸本書的飲食方法，你可以每天、每餐都吃相同的食物，這樣可以降低不小心吃過量還是不足的問題。

· 想要菜單多變化或增加挑戰都可以，你可以規劃替代菜單。

20

不破壞飲食計劃
又能享受美食的作弊餐

奪冠不是靠一時的努力，而是按表操練而成就的。

——美國知名肌力與體能教練 丹・約翰（DAN JOHN）

有時，我們需要適度的放手，停止努力，讓心裡的欲望有個出口，畢竟我們是人。若談及飲食，這就是所謂的「作弊餐」。作弊餐也稱為欺騙餐，這個議題眾說紛紜，有些人認為稍微偏離飲食計劃就會讓你無法達標；也有人說，只要不吃禁忌食物，就不會有問題。更有人提出不用想太多，作弊餐就是想吃什麼、要吃多少都可以，完全不考慮飲食計劃、不計算卡路里和主要營養素。

不過，以上的觀點都是錯誤的。

你當然可以在不影響進度的狀況下享用作弊餐，也沒有所謂的禁忌食物需要遠離，但絕對不可能每週隨心所欲大吃大喝還能達標。

正確執行作弊餐，可以幫助你更好堅持飲食計劃，獲得成果。若是做錯，就可能打壞全盤大計。

我們將在這一章，學習如何以最大的限度開心享用作弊餐，同時不影響減脂增肌的計劃。

什麼是「作弊餐」？

這裡要談的不是像糖和乳製品，這些被飲食產業歸為「不乾淨」的食物。我們關心的是卡路里、主要營養素和微量營養素。

只要攝取的熱量超過你的計劃，不管吃什麼都是作弊。把該吃的營養食物換成沒營養的垃圾食品也是一種作弊。

換句話說，熱量超標、減少該吃的營養食物，都算作弊。

經常吃超過，無法如期瘦身成功，甚至體重會增加太快；長期不注重營養，則會提高營養不良的風險，這兩者都是作弊餐的缺點。

我們可以偶爾偏離飲食計劃，但一定要知道正確方法。首先，你要避免人們在作弊餐中常犯的五大錯誤。

作弊餐中常犯的五大錯誤

作弊本身不是錯誤，你無需為此感到內疚。偶爾讓自己放鬆一下，增加飲食的豐富度，心情好才有力量堅持到底。要注意的是作弊方式很重要，犯到下面這五點反而會害到自己：

1. 作弊次數過於頻繁。
2. 作弊餐吃太多。
3. 作弊餐拉長成「作弊日」。
4. 吃太多油脂。
5. 喝酒。

讓我們來細看這五點：

1. 作弊次數過於頻繁

這點不言自明，太常作弊等於是消除之前所作的努力，這會放緩甚至是停止體脂降低的速度。若是在精實增肌期，身體會吸收過多的熱量，造成體脂快速拉高。

吃東西老是不重視營養和食物品質，健康受損身體就會出狀況，像是骨質流失、情緒焦慮、思緒不清、疲勞、肌肉無力和心血管疾病等等。[1]

2. 作弊餐吃太多

很多人吃作弊餐，就對卡路里完全不管不顧。外食會讓這個問題更嚴重，因為廚師的工作是烹調美味餐點，食物要好吃，油和糖不能少放，熱量是否太高不是他們考慮的重點。

美國塔夫特大學（Tufts University）進行了一項研究，他們在二〇一一到二〇一四年之間，分析了舊金山、波士頓和阿肯色州小岩城的一百二十三間餐廳的主餐，數量高達三百六十道。[2] 結果發現一道主餐平均高達一千二百大卡，尤以美國、義大利和中國餐館最高，每餐平均熱量接近一千五百大卡。

公共利益科學中心（Center for Science in the Public Interest）也對餐廳食品作了一項分析，[3] 進而發現更多害人發胖的餐點。以

美式連鎖餐廳「起士蛋糕工廠」為例，法式培根吐司的飽和脂肪有九十三公克、二十四茶匙的糖，熱量高達二千七百八十大卡。白醬蒜烤雞肉蝴蝶麵的熱量稍低，只有二千四百一十大卡，內含六十三公克的飽和脂肪。

這些只是主餐，很多人還會加麵包、開胃菜和甜點，這一餐下來到底吃了多少卡路里，我連想都不敢想。

美國伊利諾大學香檳分校（University of Illinois at Urbana-Champaign）的科學家在分析之後得出了一個不令人意外的結論，就是速食快餐和餐廳套餐的熱量不分軒輊。[4]

講了這麼多，重點在於吃作弊餐時，如果完全不在意卡路里，那麼你的努力很可能都會竹籃打水一場空。

3. 作弊餐拉長成「作弊日」

去你最喜歡的餐廳吃一餐就能輕鬆累積數千大卡的熱量，那一整天在外吃吃喝喝該是多麼可怕的光景。

讓我在給你一些恐怖的熱量數據：

芝加哥深盤披薩：每片四百八十大卡

冰淇淋：半杯二百七十大卡

培根芝士漢堡：一個漢堡五百九十五大卡

傳統芝士蛋糕：每片四百大卡

炸薯條：大份四百九十八大卡

巧克力餅乾：一大片二百二十大卡

　　白醬義大利麵：一盤五百九十三大卡

　　墨西哥起士肉醬玉米片：每盤一千五百九十大卡

　　核桃派：每片五百四十一大卡

　　這些外食常點的食物，每一種都熱量超高、害人不淺。

4. 吃太多油脂

　　人們普遍認為體脂會飆高是吃太多碳水，但我要告訴你，體脂飆高最快的方法就是攝取太多膳食油脂。[5] 我們來回顧一下吃碳水和油脂時，體內的生理變化。

　　以化學的角度來說，葡萄糖和構成體脂肪的分子大不相同，因此葡萄糖在轉成體脂肪之前，需要多道的處理程序。碳水化合物轉化成脂肪的過程稱為「肝臟內生性脂質合成」（De novo lipogenesis，DNL）。

　　令人驚訝的是，研究指出在正常飲食之下，很少會發生這個過程。[6] 每日必須攝入極高的碳水，約七百到九百公克，連續數天之下，才會啟動「肝臟內生性脂質合成」，造成明顯的體脂增加。[7]

　　也有一些例外情況，例如注射大量的葡萄糖液或是高胰島素血症（hyperinsulinemia，血液中胰島素濃度過高），但一般健康的人在正常飲食之下，碳水化合物很少轉化成體脂肪。[8]

　　那你想知道要如何才能修正能量平衡嗎？

　　即使我們很難啟動這個增加體脂肪的化學反應，並不代表吃碳

水體脂不會增加，因為你我都知道吃碳水真的會變胖。

吃碳水時，脂肪氧化也就是燃脂速度會降低，導致和碳水一起吃進去的脂肪都會儲存成體脂肪。[9]

那膳食脂肪和碳水相比的話，又是如何代謝的呢？膳食脂肪代謝的方式非常不同，並且很容易以體脂肪的形式儲存。科學研究也是提出高脂餐比高碳水更能立即性地讓體脂率升高。[10]

美國國立衛生研究院（National Institutes of Health）的研究亦指出，在熱量相同的情況下，低脂飲食會比低碳飲食更有助於減脂（至少短期內是如此），研究發現高脂飲食很容易吃過量，肥胖率也比低脂飲食的人高。[11]

如果你突發其想，認為不然就都轉成高碳低脂飲食好了，我很讚賞你的創意，但不必瞎忙了。這樣做會損害健康，研究也發現油脂攝取過低，「肝臟內生性脂質合成」啟動率就會提高，進而增加體脂肪的儲存量。[12]

5. 喝酒

我們在第七章學到，酒精會鈍化脂肪氧化的速度，並啟動「肝臟內生性脂質合成」，換句話說，如果你大吃還大喝（酒），特別是很多人在喝酒時總是要配些油膩的小菜，那體脂肪肯定會爆增。

每週一兩次作弊吃太多再加上喝酒，辛苦減掉的體脂肪前腳剛離開，轉個身又回來扒著你不放。

如何在不破壞飲食計劃下執行作弊餐？

現在，我們懂了作弊餐的禁忌，那就來探討正確作弊的方法。

1. 每週作弊一次。

2. 在減脂期，作弊餐當天攝取的總熱量，盡可能不超過「每日總消耗熱量」。

3. 在精實增肌期，作弊餐當天攝取的總熱量，盡可能不超過「每日總消耗熱量」的百分之一百三十。

4. 作弊餐當天的脂肪攝取量要在一百公克以下。

5. 有技巧的喝酒。

我們一樣來看看這五點的詳細內容：

1. 每週作弊一次

無論你是在減脂、精實增肌還是體重維持期，你一週都只能作弊一次，你要把熱量在一餐用完，還是分配在當天的餐點中都可以，決定好之後就能放鬆享受。

2. 在減脂期，作弊餐當天攝取的總熱量，盡可能不超過「每日總消耗熱量」

這樣的作法可以讓你享用減脂期時，能看不能吃的菜餚，特別

是你把熱量集中在一餐或兩餐內享用。

如果你想把卡路里的額度節省在一餐中使用，那其他餐點要以蛋白質為主。這方法很適合像我這樣喜歡在作弊餐大吃一頓的人。

我的作弊餐幾乎都在晚餐，我當天會每隔幾小時就吃一次蛋白質，並且不吃我平常會吃的碳水和脂肪。如此一來，到了晚餐時間，我就可以吃下大量的碳水和脂肪額度，當然還有卡路里存量，才會達到當天的每日總消耗熱量。

若是早上吃作弊餐，執行策略亦是相同。我會把大部分的碳水和油脂放在這餐享用，其餘的餐點則以蛋白質為主。下面是我個人很喜歡的作弊餐內容：

- 到從義大利進口食材的餐廳吃瑪格利特披薩。
- 淋上大量糖漿的鬆餅，我特愛燕麥麵粉煎的鬆餅淋蜂蜜。
- 冰淇淋。
- 吃完牛排，來一份巧克力熔岩蛋糕當甜點。
- 美味鬆軟的麵包捲。
- 大芝士漢堡和現炸薯條。

寫到我自己都要流口水了，必須來練習一下前些章節講的意志力提高技巧，不然撐不到下一頓作弊餐。

3. 在精實增肌期，作弊餐當天攝取的總熱量不超過每日總消耗熱量的百分之一百三十

身體在熱量過剩時，便會開始為增肌和增脂作準備，這是你在精實增肌期，很容易變胖的原因。飲食太放鬆，很快腰圍就會很膨脹。

因此，這個時期吃作弊餐雖然可以稍微吃多一點，但千萬不要毫無節制。我在精實增肌期時，也會使用上一點說的「額度」技巧，讓當天的熱量維持在設定的標準內。

4. 作弊餐當天的脂肪攝取量要在一百公克以下

這一點不僅能幫助你控制熱量（畢竟一公克的脂肪就有九大卡），還可以將體脂增加速度降到最低。因此，作弊餐應該選擇高碳食物，可以減少立即性的脂肪堆積，在減脂期，還可以帶給你其他的好處。

身體在熱量不足會產生一些負面效應，瘦素濃度降低是其中之一。瘦素是由脂肪組織所合成製造，[13] 瘦素充足時，大腦會知道身體有充沛的能量可以自由使用，可以吃正常分量的食物、從事正常量的體能活動。

然而，為了降低體脂肪而限制卡路里攝取量時，瘦素下降的同時會告訴身體，它正處在能量不足的狀態，必須減少能量的消耗，還要多進食。

身體會通過多種機制來達成目標，包括降低基礎代謝率，減少

體能消耗，並且刺激食慾。[14]

提高瘦素可以反轉這些機制，因此人們在停止節食、恢復正常飲食之後，通常心情會比較好。

要完全反轉減脂期瘦素的下降，你必須消除熱量不足的狀態。你可以藉由急遽增加一、二天的卡路里攝取量，來刺激新陳代謝率，以提高瘦素的合成分泌。[15]

研究顯示，吃大量的碳水化合物對這點特別有成效。[16]

這就是所謂的「補碳」，既可以吃到喜歡的碳水化合物，對身體和心情都有助益，是很棒的雙贏效果。

5. 有技巧的喝酒

如同上一章所提到的，喝酒有三個技巧

- 每週只喝一次。
- 喝酒當天要降低碳水和脂肪的攝取量，改成多吃蛋白質（比平時再多一些）。
- 盡可能不邊吃邊喝酒，不碰碳水含量高的啤酒和水果酒（最好只喝糖分低的葡萄酒和烈酒）。

總的來說，第一不要常喝酒，第二作弊餐不喝酒，把握這兩個原則，就能聰明地享受喝酒的樂趣。

作弊餐方法錯誤是許多人努力減重卻依舊不成的「神祕」原因。很多人明明很注重飲食控制，卻如何也無法達成目標。他們沒有意識到自己週間吃得像難民，卻在週末快速補回所有失去的脂肪，另外蔬果吃得不夠，也會讓身體缺乏所需的養分。

作弊餐方法正確，你可以為減重創造最大的優勢，享受定期放縱的滿足感，能維持理想體脂，又能擁有美好肌肉線條的體格，身心都愉悅。

重點整理

- 作弊餐方法正確的話，可以幫助你更容易堅持飲食計劃，獲得成果。若是做錯，就可能打壞全盤大計。
- 比平時吃更多的熱量，減少該吃的營養食物，都算作弊。
- 經常吃超量，則無法如期瘦身成功，或是增重太快；長期不注重營養，則會提高營養不良的風險。
- 吃作弊餐時，如果完全不在意卡路里，那麼你的努力很可能都會竹籃打水一場空。
- 體脂飆高最快的方法就是攝取太多膳食脂肪。
- 吃碳水時，脂肪氧化也就是燃脂速度會降低，導致和碳水一起吃進去的脂肪都會儲存成體脂肪。
- 膳食脂肪與體脂肪的化學型態相近，因此油脂一進到身體，很容易

以體脂肪的形式儲存。這是高脂餐比高碳水更快提高體脂率的原因。

- 酒精會鈍化脂肪燃燒的速度，並啟動「肝臟內生性脂質合成」，如果你大吃還大喝（酒），特別是很多人在喝酒時喜歡吃油膩的高脂食物，那體脂肪肯定會爆增。

- 每週一兩次作弊吃太多再加上喝酒，辛苦減掉的體脂肪前腳剛離開，轉個身又回來扒著你不放。

- 無論你是在減脂、精實增肌還是體重維持期，你一週只能作弊一次，你要把熱量在一餐用完，還是分配在當天的餐點中都可以。

- 在減脂期，作弊餐當天攝取的總熱量不要超過 TDEE。

- 如果你想把卡路里的額度節省在一餐中使用，那其他餐點則以蛋白質為主。

- 在精實增肌期，作弊餐當天攝取的總熱量不超過 TDEE 的百分之一百三十。

- 我在精實增肌期時，也會使用上一點說的「額度」技巧，讓當天的熱量維持在設定的標準內。

- 作弊餐當天的脂肪攝取量要在一百公克以下。

- 身體處在熱量赤字的一個壞處，就是一個名為瘦素的荷爾蒙分泌會減少。瘦素是由脂肪組織所合成製造，瘦素充足時，大腦會知道身體有充沛的能量可以自由使用，可以吃正常分量的食物、從事正常量的體能活動。

- 要暫時提高瘦素分泌，可以在一兩天之內大量增加熱量攝取，讓新陳代謝突然暴增。

- 吃大量的碳水化合物對這點特別有效（每日每公斤的體重可以攝

取四點四公克）。

· 不要太常喝酒，也不要在作弊餐時喝酒。

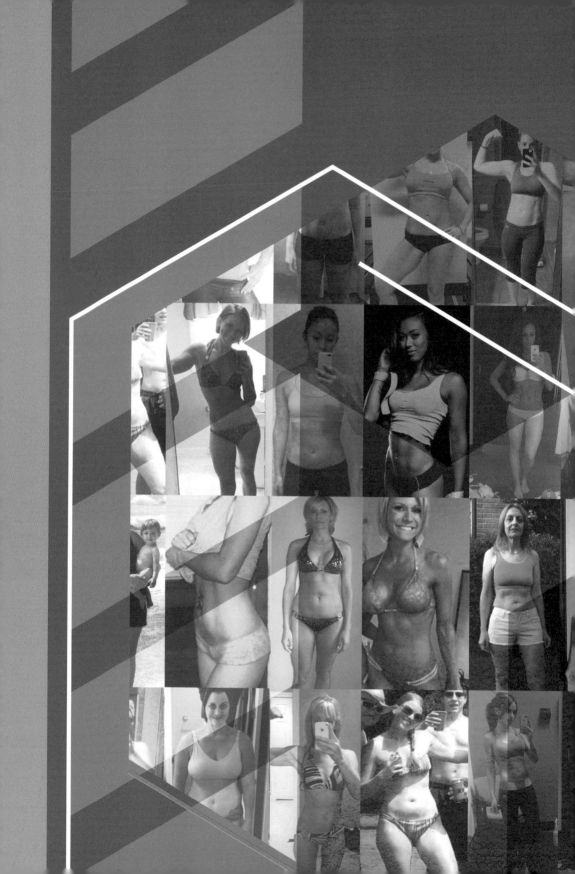

PART 5

最棒的
運動建議

21

終極鍛鍊計劃——肌力訓練

我喜歡看年輕女孩們出去抓住世界的衣領。
人生苦難何其多，你一定要出去揚眉吐氣。

——馬雅·安傑洛（MAYA ANGELOU）

女生們大都會有自己想要的理想體格：

想要變瘦但又不想太瘦（絕對不是變成「很瘦的胖子」）。

想要有健美的上身，但又不想看起來像一個笨重的舉重運動員。

想要有平坦的腹部和緊實勻稱的雙腿，但最重要的，還要有完美不下垂的屁股。

這樣的身型你我都能有，無需遺傳最好的基因，也不用耗費一生來鍛鍊。但我們要學習正確的作法，光是節食和功能性訓練（functional training）是練不出如同希臘神祇般的體魄。你需要反其道而行，不管你信不信，這會是一條更健康、更永續的道路。本章將詳細說明這些方法，但首先我把這些作法化為一道方程式：

2-3 ／ 8-10 ／ 9-15 ／ 2-4 ／ 3-5 ／ 1-2 ／ 8-10

　　這不是需要破解的密碼，卻含藏著建構強壯體魄的秘密。如你所知，本書的中心思維都是繞著聰明且有效的重量訓練，而這道方程式就是我們要執行的方法。

　　重量訓練的練法有很多，坊間也有許多良莠不齊的方法，但對多數人來說，我的方法簡單、直接，可以迅速帶來美好的成果。

　　如果你在獲得理想體態之後，想要將肌力和體能拉到更高的水平，那麼你可以繼續往有效重訓這一塊領域更深入學習，這部分我需要再寫一本書才講得完。目前，我們先實際一點，我可以保證只要你照著做，一定可以飛快地獲得卓越的成果。因次我要給你非常明確的訓練處方，可以用上述的數字來說明。我們一步一步來，我會再加上一些基本的訓練元素，像是動作節奏、漸進式等，讓訓練更加完整。

2–3：每次訓練二到三個主要肌群

　　訓練菜單的安排方式有很多，你可以每週幾次做全身訓練（全身性訓練）；在不同天訓練你的上肢和下肢（上下分開訓練），或是在不同天個別訓練主要肌群（分開肌群訓練）。

　　本書主要著重在「推拉腿」（PPL）訓練，每次訓練二到三個主要肌群。這種訓練方式已經通過時間的考驗，原因如下：

- 可以訓練到所有主要肌群
- 身體有足夠時間恢復
- 可以輕鬆規劃，適合不同的訓練目標、行程與訓練史。

這很容易理解，實質上，「推拉腿」會將身體的主要肌群分成三個訓練方式：

1. 胸、肩和三頭肌（推）
2. 背和二頭肌（拉）
3. 腿（通常會包含臀大肌）

這個程序每週可以進行三至六次，取決於身體對訓練的耐受程度，還有你想要獲得的體格樣貌，也得考慮你一週可以耗在健身房多少的時間。

8-10：每個紮實的訓練組做八到十次

我們先針對術語做解釋。

「次數」（repetition，簡寫 Rep），重量上抬然後回到初始位置稱為一個次數。譬如你做啞鈴二頭肌彎舉，抬起後再放回原本高度，這樣你就做了一個次數。

「組數」（set）指的特定動作的重複次數。例如，你做了六次的二頭肌彎舉，這樣你就做了一個組數（或稱六個次數）。

「紮實訓練組」（hard set），指的是做大重量，足以達到肌肉生長和肌力進步，並且要做到接近技術失敗（無法維持適當動作型態）。

我們會把每組的次數設在八到十次，也就紮實訓練組需要進行至少八次，但不超過十次。

對大多數的女性而言，這樣的強度為 1RM 的百分之七十到百分之七十五。

為什麼要這樣設定範圍呢？原因有二：

1. 研究顯示這樣做對增肌與提高肌力有很好的效果。[1]
2. 重量雖大，但你仍舊可以控制。

我們給的重量應該會比你平常的大，這正是本書的目標。許多女性的重訓菜單都會規劃輕重量高次數以刺激生長，但研究顯示大重量低次數會更加實用有效。

因此，如果你不想執行我建議的訓練組數，最好也要用更重的重量和更少的次數，而非相反的方法。

9-15：每次訓練做九到十五組的紮實訓練組

本書的訓練會讓你先暖身，再進行九到十五組的紮實訓練組。這不是最簡化的訓練菜單，但比多數人習慣的模式要少上許多。你打開健身雜誌或是上網搜尋，就會發現女性的訓練菜單幾乎都要做上二十五到三十組。

我不會要求各位做這麼多組數，因為當你在做大重量，而且每組都做到接近技術失敗時，並不需要做這麼多，就能產生強大的增肌效果，訓練過頭會適得其反。

2-4：紮實訓練組間休息時間二到四分鐘

健身房裡的人大都不間斷的揮汗訓練，坐著休息感覺很浪費時間。人們會把休息時間盡可能縮短，有時還會完全不休息，動個不停。

只是想要燃燒卡路里，那你可以砍掉休息時間，但如果你想要肌肥大和增強肌力，你不能這樣做。

肌力在訓練會將肌肉推到極限，組間要有充分的休息，肌肉才能恢復疲勞，在每組中可以盡最大的努力訓練。

以巴西帕拉那聯邦大學（Federal University of Parana）的實驗為例，科學家讓參與人員做臥推和深蹲，實驗發現組間休息時間設定為二分鐘的話，會有最好的表現，少於這個時間（如一分四十五秒、一分三十秒、一分十五秒如序遞減），都沒有二分鐘來得好。[2]

這一點非常重要，因為能夠執行的總次數是肌肉生長的主要因素。[3]

此外，里約熱內盧州立大學（State University of Rio de Janeiro）回顧了大量重量訓練相關研究，他們得出以下結論：

在立即反應的方面，有個關鍵的結果，當最大負重在1RM的百分之五十到百分之九十之間，兩組之間的休息時間可以設在三到五分鐘，在接下來的組數中，可以進行更多的次數。另外，就長期適應而言，由於強度和訓練量提高，組間三到五分鐘的休息，可以大幅提高絕對肌力。同樣的，組間休息設為三到五分鐘的話，肌肉爆發力會比一分鐘更高。[4]

美國東伊利諾大學（Eastern Illinois University）也提出相近的研究結果。[5] 下面是他們的實驗結論：

> 依本研究結果顯示，大重量深蹲組間休息時間設為至少二分鐘的話，可獲得更好的效果；若是將休息時間拉長到四分鐘，額外的效益不大。

我可以提出更多的數據，但我想以上這些已經夠清楚明瞭了，在你為了提高肌力和肌肉量而做大重量時，每個紮實訓練組之間可以休息三分鐘左右。

那為何這道公式是「2-4」而不是 3 呢？這是因為小肌群的組間休息時間可以稍微短一點（兩分鐘），像是二頭肌、三頭肌和肩膀等。而像是背或腿等大肌群的紮實訓練組，在你的心跳還沒穩定下來的狀態下，你可以延長休息時間（四分鐘）。

如果你習慣了主流的女性重量訓練菜單，一開始肯定很不適應，休息時甚至會有點罪惡感，怎麼休息比訓練的時間還長。

這樣的想法很正常，然而在你看到身體的反應之後，你就不會忐忑不安，反而會開始享受休息時間。我自己訓練時，會在休息時間閱讀電子書，這樣一次訓練下來，可以閱讀十五到二十五頁，真是一舉兩得。

3-5：主要肌群每三到五天訓練一次

　　許多人以為訓練頻率是肌肉生長的主要因素。對他們來說，主肌群每週沒有訓練二到三次，就不可能有什麼成果。這種說法在社群媒體上會很有吸引力，但見樹不見林。各主要肌群多久訓練一次取決於下列條件：

- 訓練時程安排
- 目標體格
- 訓練強度（負重多少）
- 訓練量（做幾組紮實訓練組）

　　假設你一週訓練三天，而且想把主力放在上半身，那每週三次的全身訓練就不符合你的目標。反而要將多數的時間和精力集中在上半身的訓練。

　　強度、訓練量和頻率之間的關係不好釐清，有許多可行的方法可以設計訓練課表，我給各位一個首要、不可妥協的規則，你可以靠著這個規則控管結果：

　　每次訓練的強度和訓練量越高，訓練的頻率可以越低。[6]

　　你可以每週做三次臥推或深蹲，但不能在每次訓練中，兩種都做十組大重量。而且，實驗發現想增加肌肉量、提高肌力的話，訓練頻率反而不是最重要的。你要把重心放在訓練的強度和每週進行幾次的紮實訓練組，這才是關鍵。[7]

換句話說，只要你做大重量，訓練頻率僅僅是一項幫助主肌群達到每週訓練量的工具。不管你是單次就能達到訓練量，還是分成三次，對肌肉生長的影響並不如多數人所想的那麼顯著。

正如你所見，本書針對下半身的訓練頻率比上半身高，因為如果你和我所認識的大部分女生一樣，緊實的雙腿和翹臀會需要比胸、肩、背、手臂等部位花費更多的心思。

別擔心你會因此顯得頭輕腳重，每週鍛鍊上半身的訓練量足以讓腰部以上的所有肌肉線條變得更加立體明確（更不用說下半身鍛鍊也有益於上半身）。

1–2：每週休息一到二天

你可以到社群上搜尋「健身不排休息日」（nodaysoff）等關鍵字，一定會看到很多強壯健人吹噓自己意志堅定、一週練七天的事蹟。我很佩服如此雷打不動的決心，但這未免太累，尤其是在減脂期，根本是摧殘身心的一條不歸路。

大重量的訓練其實很辛苦，艱辛的紮實訓練組把肌肉操得很累，關節和肌腱總是處在疼痛狀態，神經緊繃不得放鬆，雖然這是肌肉變強變壯的必經過程，卻也累積了許多肌肉以外的疲累，導致在進行技術性運動時，速度、力量和能力的表現會因此下修。[8] 即使是門外漢都能一眼瞧出高強度訓練能讓你筋疲力盡

有研究認為「筋疲力盡」可能是心理感受，而非生理現象。[9] 然而不管這是身或心，忽視它的存在就會出現過度訓練的症狀，諸如下列情況：[10]

- 痠痛、疲倦和虛弱，而且不會隨著休息而消失
- 難以入眠
- 食慾不振、體重減輕
- 煩躁、焦慮、躁動和不耐煩
- 心律異常緩慢或快速
- 注意力不集中
- 沮喪

這即是我不建議每週劇烈運動超過六天的原因，劇烈運動包含阻力訓練和高強度有氧。休息日也不要做任何劇烈的身體活動，但非常和緩的運動是可以的，像是游泳、散步或打高爾夫球。

在熱量攝取不足的時期，我也建議阻力訓練一週可以休息兩天。

8-10：每八到十週放鬆一下

每隔一段時間，可以跳回原本較為輕鬆的訓練菜單，以避免發生過度訓練的問題。提供兩種簡易的方式給大家：

1. 定期減少訓練強度或訓練量。
2. 定期休息五到七天，不做重量訓練。

這兩種都會讓各位嘗試，你可以觀察哪一種比較適合自己。不用擔心一週不練就會脂肪增加、肌肉流失。

我已經介紹完整套的公式，讓我們接著討論幾個重點。

雙重漸進模式

在第十章，我們學到「漸進」是重量訓練最重要的部分。即使你在訓練頻率、強度、訓練量等方面都做得很好，卻沒有正確的執行漸進，你都走不了多遠。

「漸進」也是避免遇到停滯的關鍵，這個方法能幫助你突破訓練過程中難免會出現的高原效應。重量訓練菜單中我最喜歡的便是這套「雙重漸進模式」。

在這套模式中：你先設定重量和次數範圍，當連續多組紮實訓練組都可以達到目標次數後，就提高重量。

接著觀察：新重量的第一組硬實組，如果你可以做到最低次數範圍，那你就可以持續練這個重量，直到你達到次數範圍的最高點。

如果你無法在新重量中，做到最低次數範圍，那有幾種替代方案，我會在本書的後面討論。

你可以依照這個漸進模式一步一步拉高訓練次數，累積到最高點之後，再增加重量，我稱這個方法為「雙重漸進模式」。

讓我們來看看實際作法，假設你的深蹲次數範圍是八到十次，在第一組（或第二組）紮實訓練組，一百磅（四十五公斤）你能做到十下，這時你就可以增加訓練的重量。

這時，你可以在槓鈴上增加五磅（二點二七公斤），休息幾分鐘之後，下一組做八次。

萬歲！在你成功挑戰了一百零五磅（約四十八公斤）後，你就照著這個重量訓練，直到一組可以做十下，然後照著進階模式的方法循序增加重量。

聽起來簡單，但我們得先確認：紮實訓練組執行起來應該會多困難？

如果你想要從這個模式中獲得最大的進展，紮實訓練組的最後兩次要接近力竭，也就是無法再以正確形式再做動作。換句話說，紮實訓練組必須非常辛苦。

為什麼不做到肌肉力竭呢？力竭並不代表肌肉和肌力會增加，反而是姿勢跑掉，而增加受傷的機率。[11] 肌肉在疲勞時，身體的感受會失去準度，以為自己做到位了，然而事實並非如此。[12]

特別是在做硬舉、深蹲和臥推等這些需要技巧的多關節複合運動時，會比孤立訓練更彰顯出這個現象。我們會在二十九章更詳細地討論漸進的細節，在提高重量後，若做不到八下或是遇到其他難題的應變方法。

正確的動作節奏

次數節奏指的是重量舉起和放下的速度，基本上有兩個派別：

1. 快節奏。
2. 慢節奏。

提倡慢節奏的人主張「肌肉不管重量，只能感受張力」，覺得肌肉承受的張力越大，生長的效率就越高。此外，放慢次數節奏，可以增加肌肉在張力下時間，進而刺激更大的肌肉生長。

慢速的確會增加肌肉在張力下的時間，然而效益過少，並不值

得特別去做。因為速度越慢，做的次數便會相對減少。[13] 很可能一場訓練下來，做的次數比快節奏少上一半，甚至更少。

這個概念很重要，因為我們在之前有提到對一個肌群來說，總訓練次數是影響肌肉生長的主要因素。[14] 雖然張力增加，但次數減少，反而得不償失。

也有人說，超慢節奏可以提高難度，這樣便能彌補減少的次數。速度慢是會提高難度，但研究發現這樣做會減少作功，進而降低肌肉與肌力該有的生長。[15]

有好幾項的實驗針對慢速訓練做研究，結果證實和普通速度相比較，慢速的效果較差。

- 澳洲雪梨大學（University of Sydney）的研究發現，以傳統快節奏做臥推訓練的人，會比慢節奏練出更多的肌力。[16]
- 美國威斯康辛大學（University of Wisconsin）發現即使是未經訓練的人，傳統的動作節奏也能讓他們在深蹲的項目獲得更大的肌力。[17]
- 美國奧克拉荷馬大學（University of Oklahoma）的科學人員發現四週的傳統阻力訓練會比慢速訓練獲得更大的肌力。[18]

有鑑於此，我還是建議各位在進行所有的重量訓練動作時，都遵循傳統 1-1-1 的次數節奏。1-1-1 這個數字指的是每個次數的第一部分（離心或拉長階段，有時會是向心、縮短階段）時間花費約一秒鐘，然後暫停一秒鐘（或更短），然後進行最後階段，時間一樣約為一秒鐘。以深蹲為例，花一秒鐘下蹲到適當高度，停留一秒後快速站起。

重訓前的暖身方式

許多人做的暖身對阻力訓練毫無幫助，他們在跑步機上跑個二十分鐘，然後伸展、彈力帶扭轉、跳躍、前彎等等。

事實上，有很多效率更好的暖身方法，讓我們深入來談談。

許多人認為暖身是為了保護肌肉在訓練時不會撕裂，透過提高身體的溫度可以減少受傷的機會，對嗎？

動物研究指出，這樣的觀念是正確的。[19] 以兔子為例，當牠的肌肉和肌腱變熱時，在撕裂發生前可以承受更大的張力。但我們不是兔子，動物研究不一定適用在人類身上。

在重訓時，身體不會吹哨子提醒你要小心。身體管理肌肉收縮的系統很複雜，若想做好完善的保護機制光靠暖身提高肌肉溫度是不夠的。也就是說我們並不確定在負重之前，先做暖身是否能提高肌肉的耐受度。[20]

有些研究認為暖身有幫助，有些則持相反意見，從整體來看，研究結論的天平是稍微偏向暖身有幫助，但這並不是重點。

當然這不是說暖身無法降低受傷風險，適度暖身也許不能避免肌纖維受到急性傷害，但絕對可以提高整體的安全性。

原因很簡單，暖身可以提高你的動作技巧。如果你有做過大重量複合式動作，就會知道接近力竭時，還要保持姿勢正確有多難。深蹲時，會覺得膝蓋都要陷下去，臥推時會感覺手腕彷彿要折彎，硬舉時下背彎起來。

在紮實訓練組之前先做暖身，可以排除姿勢錯誤的機率，避免

觸犯錯誤，讓自己在整個過程都以正確模式做訓練。

把暖身組當作練習，而練習當然是進步的最好方法；深蹲、臥推、硬舉的完美執行次數越多，你就越可能不必想太多就能做出這些動作。[21]

這對初學者來說尤為重要，雖然你在初開始重量訓練時，姿勢錯誤不算大事，因為你的力量還不夠大到能產生什麼傷害。用自身體重一半的重量深蹲十下，很難讓你受傷。但隨著你變得更強壯，舉的重量也越重時，錯誤姿勢就會對你造成傷害。

此外，研究亦指出簡短的暖身能大幅提高運動表現，隨著時間的累積，每一次的練習都會轉化為肌肉和肌力。[22] 你的肌肉細胞會受到微小的化學反應，因溫度變化而產生的微小化學反應會給予肌肉細胞動力，比一般體溫微高一點的溫度似乎可以讓肌肉做更有效的收縮。[23]

暖身還可以增加肌肉中的血流量，更多的氧氣和養分會輸送到需要產生力量的部位。

講到這裡，我們就來談談暖身的方法。

為了確保要訓練的肌群有完成暖身，達到最佳性能的狀態，我們在每個肌群第一個動作之前要做幾個暖身組。

例如，你今天要做深蹲、箭步蹲和臀推，三項會用到下半身的訓練。以這個順序來看，首先，你要做暖身組後再做深蹲的紮實訓練組。接著做箭步蹲時，你不用再暖身，因為箭步蹲和深蹲用到的相同的主肌群。到了臀推時更不用暖身了，因為大腿已經熱身完畢。

也就是說，深蹲前的暖身組就可以為這個三項目做熱身。假設你要進行全身鍛鍊，依順序訓練的項目是深蹲、箭步蹲和臀推。

這時，你要先為深蹲做暖身，再做紮實訓練組。完成後，你需要做上半身的暖身，才能進行臥推的硬實組。這是因為深蹲時並沒有使用到上肢「推」的肌群。而肩推使用到的主肌群和臥推是一樣的，因此，你在做完臥推之後不用再暖身，可以接著做肩推。

為了清楚起見，我們再假設你要做「拉」的訓練，分別是硬舉、槓鈴划船和二頭肌彎舉。在我們舉了兩個暖身例子之後，這一次你覺得我們該如何進行？

沒錯，硬舉之前你要做暖身，才能做紮實訓練組。而之後就能接著做槓鈴划船和二頭肌彎舉，不用再暖身，因為這三種項目訓練的是相同的主肌群。

最後，我們要討論暖身的內容，下面列的步驟簡單有效益，可以拉高肌群溫度，卻不會讓你做太多而影響紮實訓練組的表現：

1. 用紮實訓練組重量的一半做十次。休息一分鐘。
2. 速度稍微加快，同樣的重量做十次。休息一分鐘。
3. 以紮實訓練組重量的百分之七十做四次。休息一分鐘。

這就是暖身內容，之後你就可以放心的做紮實訓練組了。

訓練強度和專注力 ── 你的兩大秘密武器

訓練狀態好的時候，會讓人感到精力充沛，可以專注操練著眼下的項目，重量似乎輕盈許多，覺得再多做幾組也沒有問題，練完後會帶著活力離開健身房，而不是像平常一樣累到想用爬得出去。

一般人認為決定訓練狀態好壞的唯一指標是身體因素，這是錯誤的。儘管飲食好壞、睡眠充足、壓力多寡會影響訓練，但心理因素也佔很大的部分。

影響訓練的兩大心理因素分別為強度和專注力。

這裡說的不是每次紮實訓練組前要咬牙切齒，耳機放重金屬音樂，刺激腎上腺素，或是在每次深蹲前做出很誇張的準備動作。

強度指的是身心為訓練付出的努力程度，也就是你想推動自己進步的動機有多大。

高強度的訓練需要你毫無保留的付出所有的力量，每一下都得提出強韌的意志力做支持，而且不允許失敗次數，這是一種再累也要逼自己練到完的決心。

專注指的是你有沒有把心思放在手上的訓練。你的心緒是鎖在眼前的項目，而非想著昨晚好看的電視節目，IG 的貼文，或是和另一半吵架的內容。

我不想過於嚴苛的要求，你無需要在執行每個動作之前，還得在心裡先想像做到滿分的樣子，雖然研究指出這個方法可以提高訓練表現，[24] 但是能夠專心在當下，對你的訓練有絕大的幫助。

我規劃的訓練菜單可以幫助各位在訓練時維持高強度和專注力，但訓練菜單無法替你生出這兩者，必須靠你自己。

減量訓練週

「減量週」顧名思義就是減少一個星期的訓練強度（舉的重量）或是運動量（紮實訓練組的次數）。

譬如說，如果你的訓練菜單是每週做八十組硬實組，那在減量週，你可以將運動量減少一半（如四十組），或是大幅降低強度（重量減少一半）。

減量的主要目的有四個：

1. 減輕神經系統「累積」的疲勞。
2. 減少關節和韌帶因過度緊繃。
3. 減少受傷的機率。
4. 減輕心理壓力。

其實還有第五點，減少肌肉的負荷，但這一點並不像前四點如此重要，因此我們略過不談。

會提出減量週，是基於人體應對壓力的方式，要點概述如下：

1. 先提供刺激（運動）。
2. 後解除刺激（休息和恢復）。
3. 在收放之間，身體可以更適應下一個刺激。

這樣適應讓身體獲得更多肌肉和力量，提高速度和敏捷度，還能提升動作技巧。這就是所謂的超補償原則。下面的圖表即為超補償原則的運作過程：

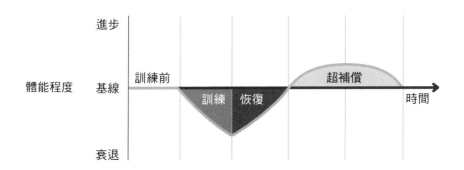

和維持良好的睡眠習慣，或是管理能量平衡是一樣的，「減量」可以解除刺激（第二點），而解除刺激是為了讓身體可以更適應下個階段的刺激（第三點）。

多久執行一次「減量週」？這個問題沒有通用的答案，畢竟每個人的身體耐受度不同，有些人很久才需要減量週，有些人則需要經常休息才能持續往前。

不過，合理的建議是在八至十週的高強度大重量訓練之後，做一次減量。如果你正在執行節食減脂，熱量不足的狀態，那你可以每六到八週進行一次減量，幫助身體減壓、增加休息恢復的時間。

年齡和訓練史也需要納入考量，在四十歲之後會是一個大轉變，這個時期需要更注重身體的修復。你也許可以和二十多歲的年輕人一樣努力訓練，但恢復能力一定不如他們。

我還發現重量訓練新手需要的減量週頻率比經驗豐富的老鳥少，這相當反直覺。事實上，有些新手在六、八甚至到了十個月，都不覺得需要減量。在這樣的情況下就不強求一定要安排減量週。

隨著訓練的進行，訓練強度會越來越高，除了重量增加，也得

拉高意志力和信心，才能不斷挑戰極限。身體在這樣的要求下，壓力會越積越重，沒有適度減量，難以為繼、路走不長。

無論你是否熟悉重量訓練，都應該規劃減量週，有些人想到減量就心生罪惡感，一昧固執的強迫自己加重加量，很容易就會過度訓練。

你會越來越加瞭解身體對訓練的反應，別擔心在減量週會放太鬆，適度的減量是好的。身體會透過一些反應來告訴你需要減量的時間，常見的跡象有進度停滯、身體特別痠痛、睡眠品質下降、沒有訓練動力、覺得訓練變得困難，這時你該做出反應，適時適度減量。

如何避免重量訓練傷害？

許多重量訓練傷害不是因為訓練過於激烈而發生，而是身體還沒從之前的訓練中完全恢復而引起的。[25]

網路上會看到一些影片，看到有人在做臥推時拉傷胸肌、槓鈴深蹲時站不起來而跌倒，或是在做大重量的硬舉時，下背部受傷，這些最壞的情況很少發生。

因為重量訓練時會發生的傷害大都隱微不顯，你在受傷之前會有足夠的時間做修正。譬如說，你的膝蓋在大重量深蹲後的隔天感覺有點僵硬，但不是很嚴重，你聳聳肩想說應該幾天就會好了。過了幾週後，你在深蹲時膝蓋痛了起來，你心想：「沒有痛苦哪來的收獲。」再次不理會身體給你的警訊，幾個星期又過了，現在膝蓋隨時都會有痛感。

醫學上稱這樣的現象為「重複施力傷害」（Repetitive strain

injury，RSI）。這個問題困擾著每個運動員，不至於痛到讓你停止訓練，卻會阻礙表現和進步。

幸好你只要多休息，就能消除這個狀況，實際上「休息」也是唯一解決方法。一旦出現「重複施力傷害」，你得暫緩造成這個問題、會讓症狀加重、延遲復原的各種相關訓練項目，否則問題只會加劇。

所謂的暫緩很可能是得完全停止訓練這些肌群，直到傷害修復為止。在第八章，我們學到重量訓練並不像多數人想的危險，但任何劇烈的運動都是一樣的，做過頭都可能發生嚴重的「重複施力傷害」，或是其他相關的運動傷害。

換句話說，雖然真正的傷害不一定無法避免，但不小心操作的話，還是會給身體帶來小疼痛、拉傷等症狀。不過，我們是可以採取預防措施，防止問題發生。我們接著來討論預防方法。

1. 會痛，就不要做！

這句話聽起來稀鬆平常，但不聽勸的人很多。讓我再重申一次，規則很簡單，就是「會痛，就立即停下來。」

我不是在談論做到技術力竭時，肌肉感到痠痛或灼燒的情況，而是真正的「疼痛」。如果在訓練過程中，會因為疼痛而讓你緊縮，這是要你停下來的警訊。疼痛是在告訴你有錯誤發生，耳根子太硬是自找麻煩。

因此在你感到疼痛時，休息個幾分鐘，再試試看這個動作。如果疼痛還是持續的話，就換其他的訓練項目，把會痛的留到下次訓練

再做，然後觀察身體的反應。依舊會痛就更換訓練項目，沒有哪一項訓練值得你用疼痛來換，也沒有哪一項是「必須」得做的。

若是你不確定身體的感覺是痛還是正常訓練下產生的不適感，你可以問自己以下兩個問題：

1. 疼痛是出現在身體對稱的兩側，還是單邊？

   動作正確的話，身體的兩邊應該是要承受到差不多的壓力；因此如果有一邊特別的痛，那應該就是有問題，而不只是肌肉燃燒或疲勞。

2. 疼痛是否集中在一個關節或是特定的部位？

   這是最可能發生的疼痛類型，因為肌肉拉傷並不尋常。在訓練前有做好暖身的話，通常就能解除肌肉和關節部位的疼痛與僵硬，但是真正的疼痛並不會因為暖身而消失，事實上大多會變得更糟。因此在身體局部發生持續性的疼痛時，請務必暫停這個項目，直到疼痛完全消失為止。

2. 循序漸進是王道

最容易在重量訓練時受傷的方法，就是貪心。也許你今天覺得特別有力氣，可以將訓練往上拉一階；也許你想讓旁人刮目相看，你今天就是把槓鈴的重量加到讓你頭皮發麻的程度。

我得說這不是個好主意，除了容易造成姿勢不正確，關節和韌帶也會承受過大的壓力，讓身體更難獲得完全的修復。

緩慢而穩定的進步速度才是聰明、有效的作法。重量訓練新手

在頭幾個月，可以每隔一兩週增加十磅（四點五公斤）。但如果你是經驗豐富、處於精實增肌期的健身老手，那麼每週增加一個次數（幾週增加一次訓練重量），就已經是很好的進展了。

3. 堅持正確姿勢

想不想知道如何用一個技巧，就能立即將全身肌力拉高一成？

那就是投機取巧、使用錯誤姿勢！

「作弊次數」可以增加重量，卻會降低訓練品質，並且提高受傷的風險。

我們要謹記在心：重量訓練不是一場重量比賽。你不用無止盡的追求增加負重，而是把訓練重點放在控制好整個動作範圍。這樣做可以降低受傷風險，更重要的是讓每次的訓練都能發揮最大的功效，幫助你增加肌肉和肌力。

這對於深蹲、硬舉和臥推等複合式動作尤為重要，這些項目雖然本身不危險，但因為負重大，你更需要做正確。

在孤立肌群訓練的最後的一、兩次作弊（如啞鈴彎舉或是啞鈴側平舉），還是在深蹲硬舉時作弊有很大區別。千萬不要為了進步而拋棄正確的姿勢，每一次的練習都要守住這個底線。

我把畫好的訓練藍圖交給你了，照著做一定可以成功！強壯的肌力、線條分明的精瘦身型、勻稱結實的雙腿，照著計劃走，這些都是你的囊中之物。

　　我提供的這份訓練計劃應該會是你所需要的最後一份，因為它有足夠的馬力帶著你直達目標，甚至還會讓你愛上訓練的過程。因為它需要的時間相對較短，但可以讓你更快看到進步，光是這一點就能激發出熊熊的鬥志，再也不會練完後筋疲力盡。

　　如果你曾經因為重量訓練或阻力訓練而陷入困境，那麼這一次你會重燃愛火。假使你是剛開始訓練的新手，那恭喜你即將一次到位，好好享受這段美好的時光吧。

重點整理

- 精瘦的身型你也能擁有，無需遺傳最好的基因，也不用耗費一生來訓練。
- 本書著重在「推拉腿」（PPL）訓練，每次訓練二到三個主要肌群。
- 「推拉腿」將身體的主要肌群分成三個訓練方式：
  1. 胸、肩和三頭肌（推）
  2. 背和二頭肌（拉）
  3. 腿（包括小腿肌）
- 「次數」（repetition，簡寫 Rep），舉起重量並回到初始位置稱

為一個次數。

- 「組數」（set）指的特定動作的重複次數。

- 「紮實訓練組」，指的是做大重量，並且做到肌肉與肌力都接近力竭（再做就變形）的狀態。

- 紮實訓練組的動作反覆次數會設在八到十次，每組需要進行至少八次，但不超過十次。

- 對大多數的女性而言，這樣的強度為 1RM 的百分之七十到百分之七十五。

- 在你為了提高肌力和肌肉量而做大重量時，每個紮實訓練組之間可以休息三分鐘左右。

- 訓練頻率不是重點，你要把重心放在訓練的負重量和每週進行幾次的紮實訓練組，這才是關鍵。

- 我建議每週劇烈運動不超過六天，劇烈運動包含阻力訓練和高強度有氧。休息日就休息，不要做任何高強度的運動，但和緩運動是可以的，像是游泳，散步或打高爾夫球。

- 在熱量赤字時期，我建議一週做兩天阻力訓練。

- 每隔一段時間，可以跳回原本較為輕鬆的訓練菜單，以避免發生過度訓練的問題。提供兩種簡易的方式給大家：定期減少訓練強度或訓練量；定期休息五到七天，不練重量訓練。

- 在雙重漸進模式中，你先設定重量和次數範圍，當你達到次數範圍的最高點，而且是一組、兩組或三組之後，就提高重量。

- 如果你想要從雙重漸進模式獲得到最大的進展，紮實訓練組的最後一、兩次要做到接近技術失敗。

- 為什麼不做到肌肉力竭呢？通常力竭的狀態並不代表肌肉和肌力會增加，反而是姿勢變得錯誤，進而增加受傷的機率。
- 實驗證明和普通速度相比較，慢節奏的效果較差。
- 建議各位在進行所有的重量訓練動做時，都遵循傳統 1-1-1 的次數節奏。
- 為了確保訓練的主肌群都已完成暖身，達到最好的表現，在每個項目之前要為訓練肌群做幾組暖身。
- 合理建議是在八到十週的高強度大重量訓練之後，做一次減量。
- 如果你正處於熱量赤字，那可以每六到八週進行一次減量，因為這時候身體壓力較大，且較難以恢復。
- 四十歲之後是一個大轉變，這個時期需要更注重身體的恢復。可以和二十多歲的年輕人一樣努力訓練，但不可能以相同速度恢復。
- 身體會透過一些反應來告訴你需要減量的時間，常見的跡像有進度停滯、身體特別痠痛、睡眠品質下降、沒有訓練動力、覺得訓練菜單變得困難，這時你該做出回應，適時適度減量。
- 一旦出現「重複施力傷害」（RSI），你得暫緩造成這個問題、會讓症狀加重、延遲復原的各種相關訓練項目。
- 在你感到疼痛時，休息個幾分鐘，再試試看同一個訓練動作。
- 重量訓練新手在頭幾個月，可以隔兩週增十磅（四點五公斤）的重量，這樣的進度非常好。
- 如果你是經驗豐富、處在精實增肌期的健身老手，那麼每週增加一個次數（隔幾週才增加訓練重量），就已經是很好的進展了。
- 不要為了進步而拋棄正確的姿勢，每次練習都要守住這個底線。

22

終極鍛鍊計劃——有氧運動

一味的遵守規則，會錯過許多樂趣。

——美國知名影星　凱瑟琳・赫本（KATHARINE HEPBURN）

談到訓練時，我們很容易有「越多越好」的錯覺。想要更多的肌肉，就應該在健身房耗上更長的時間，做更大的負重，不是嗎？你想要更明顯的肌肉線條，難道不應該更努力做有氧嗎？

事實不全然如此。

這樣的想法和阻力訓練有關，畢竟確實要一直讓肌肉超負荷，才能不斷進步。但方法錯誤的話，很容易造成過度訓練。

不過有氧運動則不一樣。我們做大量有氧的唯一原因是要提高心血管耐力。如果你只是想要增肌減脂、身體健康，那有氧就不如你想像的重要。

本章會詳解其中的原理，並且為各位解答常見的問題，像是：

・該做多少有氧才能減重？
・有氧對增肌是好還是壞？
・做多少有氧是過頭，做過頭會如何？
・什麼樣類型的有氧最好，原因為何？

讀完此章，你就知道如何依自己的目標來設計一套適合的有氧運動菜單。

做多少有氧運動才能減重有成？

這幾十年來，每當提到減脂減重，人們最先想到就是要跑步、登階和騎車等運動，才能保持健康的身型。九〇年代流行低脂飲食，彷彿多吃點脂肪都有罪，一天沒在跑步機上揮汗個把小時就是懶惰。

然而這個方法效果不彰，肥胖率還是持續攀升，人們深受體脂過高的困擾，到底要怎麼做才能甩掉體脂肪，保持苗條的體態呢？

由於科學的進步和健身界許多講求證據的人，我們現在對這個議題能有更清楚的瞭解。我們懂了原來吃脂肪未必會變胖，在人行道上不斷的繞圈跑步也不保證會瘦。

因此這是我對有氧運動的論點：如果你不是很喜歡有氧，那麼你只需做到能達到目標的運動量就好，無需多做。要是你喜歡做有氧，那你可以做，但量要控制在不會影響肌力訓練和修復，也不要影響到你的健康。

減重最好最快的有氧運動

你比較喜歡哪種類型的有氧運動？是四到六次的三十秒短跑衝刺，中間休息四分鐘，還是六十分鐘的斜坡健走？

我不知道你會選擇哪一種？但我會選擇時間短的衝刺運動，不

把時間都耗在有氧運動上。

更重要的問題是，你認為這兩種運動，哪一種會燃燒更多的脂肪？大多數的人會認為是六十分鐘的健走，然而答案是相反的。

根據加拿大西安大略大學（University of Western Ontario）的研究，短跑可以燃燒更多的脂肪。[1] 這不僅是單一實驗結果，而是許多研究都得出的結論。[2]

十七到二十七分鐘的高強度有氧，而且大部分的時間還穿插著低強度的和緩運動，反而比六十分鐘的傳統有氧燃燒更多的脂肪。

研究還發現，這種間歇性的有氧運動特別適合消除腹部和覆蓋內臟的脂肪，而也就是這兩個部位的脂肪對健康的危害最大。[3]

這種高強度的有氧運動稱為「高強度間歇訓練」（high-intensity interval training，縮寫 HIIT）。科學研究很明確的指出，針對減重而言，高強度間歇訓練比傳統低強度的恆速有氧（LISS），更能加速瘦身。

高強度間歇訓練的方式，是在每段全力衝刺的中間穿插低強度恢復。它的概念很簡單，也就是在高強度的時候，你要盡最大的努力，再搭配和緩時間讓人恢復呼吸，為下一輪的衝刺做準備。

儘管科學家尚未完全瞭解高強度間歇訓練的燃脂機制，但他們已經提出幾個能夠快速燃脂的機制：[4]

· 提高新陳代謝率長達二十四小時
· 增加肌肉對胰島素的敏感性
· 提高肌肉中的燃脂率
· 提高生長激素的濃度

- 提高兒茶酚胺的濃度（幫助燃脂的化學物質）
- 運動後食慾降低

　　大多數人都應該有聽過高強度間歇訓練，與其特殊的燃脂能力，但仍舊不知道正確的執行方法。

　　要做這個訓練之前，我們先來弄清楚這個「衝刺期」需要多強烈、中間的「恢復期」如何休息，多久訓練一次、一次要練多久的時間等等。我們會逐一討論，首先我們來看強度的安排。

　　在我們回顧相關的研究報導時，經常會看到「最大攝氧量」（maximum oxygen uptake，縮寫 VO2max）的百分比來表示運動強度。這是運動過程中最大的耗氧率，也是決定耐力的主要因素。

　　在大多數的高強度間歇訓練的研究中，人們可達到百分之八十到百分之百的最大攝氧量，但瞭解這點的實際幫助並不大，因為沒有連接測試儀器的話，很難估算運動時的最大攝氧量。

　　在高強度間歇訓練中，用「換氣閾值」來設定強度的方法比較理想。「換氣閾值」是看在運動過程中喘氣的程度。當你運動到某個強度，感覺呼吸越來越喘，不管吸了多少空氣，身體還是覺得吸不夠氧氣，這時你「盡力」的程度差不多達到百分之九十了，這就稱為「換氣閾值」。

　　而高強度間歇訓練的目標就是要達到換氣閾值，也就是說，你需要快速移動讓呼吸變得困難，覺得喘到吸不夠空氣，在「衝刺期」的時間內保持這樣的狀態。這時身體需要投入大量的體力，反覆達到和維持這個運動強度是整個訓練的重點。如果你還能邊做邊聊天，那

就不是高強度間歇訓練。

　　做高強度間歇訓練時，效果的好壞決定於「達到換氣閾值」的總運動時間。如果一次訓練下來，換氣閾值只達到一、兩分鐘，那效果絕對比四分鐘差。

如何規劃強效的高強度間歇訓練內容？

　　現在你已經了解高強度間歇訓練的原理，接著我們來討論如何設計一個適合自己的訓練內容。具體而言，我們要設計的課程可以每週運動一到兩小時，讓減脂效果最大化。我們需要考慮五個要點：

1. 有氧運動的類型
2. 高強度期的時間長短與強度
3. 休息時間的長短與強度
4. 總訓練時間
5. 訓練的頻率

　　讓我們細看這五點：

1. 有氧運動的類型

　　雖然高強度間歇訓練的原理適用於任何類型的有氧運動，但是你的目標是要保持肌肉與肌力，最好的選擇就是自行車與划船。我挑選這兩個運動是有研究背書的，根據研究指出有氧運動的類型對重量

訓練中增肌與肌力提升有顯著的影響，[5] 兩個可能的原因如下：

· 模仿肌肉生長動作的有氧運動，可以提高重量訓練表現

運動期間，造成肌肉疲勞的因素極其複雜，但我們知道有氧能力和無氧能力是主要因素。[6]

即使你正在進行高強度的無氧運動（人體無法給予充足氧氣以供肌肉活動能量的能力），如短跑或重量訓練，但此時，身體的有氧系統仍舊會產生大量的能量。

因此，如果你能利用某些有氧運動來提高肌肉的有氧能力，那麼你的無氧能力也會隨之改善。

· 選擇不需太多恢復的低衝擊有氧運動

低強度的有氧運動幾乎不會造成軟組織受損，也不會讓身體承受額外的壓力。自行車和划船都符合這兩個標準，它們仿照深蹲與硬舉的動作模式，這兩種運動都符合要求，對身體都沒有衝擊。

若是你不想騎自行車或划船，也可以選擇其他低衝擊有氧，諸如游泳、跳繩、橢圓機和徒手訓練等都是相當受歡迎的選項。

在這裡，我不建議短跑，這會造成過多的肌肉和關節痠痛，進而防礙下半身訓練的進度。

2. 高強度期的時間長短與強度

我們之前講過，高強度間歇有氧的目標是「高強度期」要盡力以達到換氣閾值，以及在這個程度的總時間必須足夠，這是高強度間

歇訓練是否有效的兩個因素。

衝刺期的時間太少，達不到高強度的效果，時間太長則會造成疲勞與過度訓練。

一進入「高強度期」時，就要盡全力做，不要用逐漸加快、加重的方式，在這十到十五秒內你要盡全力做到很喘的程度。另外，要把訓練重心放在加快速度，其次才是機器設定的阻力大小。

高強度間歇訓練的目標是要「快速且用力衝刺」，而不是慢而用力。就高強度期的時間而言，如果目標是減脂和提高代謝健康，總衝刺時間的百分之五十到六十可以達到換氣閾值，這樣就能達到目標。

換氣閾值的總量稱為最大運動時間。

假設我在騎自行車時的最大運動時間約為三分鐘，那麼我的衝刺期為九十到一百二十秒（是的，很難！）。

要決定適當的間歇時間，你可以測試自己的最大換氣閾值（手機的時鐘程式很方便）。如果你對高強度間歇訓練還不熟悉，而且希望訓練能簡單一點，可以從一分鐘的高強度期開始。

若是想要大幅改善體能狀況，則需要逐步提高難度。隨著你越來越強壯，最大換氣閾值也會跟著增加。在增加的過程中，如果你想要繼續改善心血管功能的話，就要拉長高強度的時間。

我們可以想像，對運動老手來說，運動強度會非常的高。科學家針對訓練有素的自行車手進行過幾項的研究，發現高強度間歇訓練的時間要達到五分鐘，才能提高運動表現。[7] 而其他以耐力型運動員為主的研究則發現，兩分鐘和一分鐘的間歇時間（這很難！）還不夠提高運動表現。[8]

3. 休息時間的長短與強度

休息時間需包含動態恢復，也就是要保持活動而不能停下來休息。研究發現這個方式可以讓你更輕鬆地達到換氣閾值，讓訓練的效果更好。[9] 就高強度與休息時間而言，可以從一比二的比率開始，例如高強度期一分鐘，休息二分鐘，隨著體能的提升，你可以逐步轉成一比一。

4. 總訓練時間

高強度間歇訓練的好處在於你可以從相對較少的運動量中得到最大的效益，但這可能會對身體造成很大的壓力，所以不要做太多，特別是有在做重量訓練，且在減脂期的人要特別注意這一個。

你可以先以二到三分鐘低強度的運動當作暖身，然後做二十到二十五分鐘的高強度間歇訓練，再做二到三分鐘的和緩運動，這樣就完成一次訓練。

5. 訓練的頻率

多久做一次高強度間歇訓練，取決於你想要達成的目標，與你目前正在做的運動類型。

我發現每週做四到七小時的運動就能有效快速減脂，而你當然必須要將大部分的時間用來做阻力訓練，而不是耗在有氧運動。

我在減脂期時，每週會做四到五個小時的重量訓練，以及一個

半到兩個小時的高強度間歇訓練，這可以讓我維持精實的體態，又不會承受過度的訓練而造成身體疲累不堪。

減脂效果其次的有氧運動

如果你的目標是要盡可能減脂，而且你身心狀況都允許可以每週做上一到兩小時的高強度間歇訓練，這是最好的選擇。但如果你不能或不想做這麼多的高強度訓練，也可以選擇其他方法。

你不用任何特殊的設備、工具或是技能，也不需要追蹤心率、間歇時間或是記錄里程。這項運動你從一歲就開始練習了，也就是「走路」。雖然這不是快速減重的最佳方法，但絕對是燃燒額外卡路里和加快減脂的簡單方法。

我們每天都在走路，因此很多人不認為走路是真正的有氧運動。然而，輕鬆並不代表毫無價值。

美國加州州立大學（California State University）曾進行過一項研究，他們發現跑十分鐘約燃燒一百九十大卡。[10] 而走十九分鐘雖然消耗的卡路里較少，但卻也有一百一十一大卡，並不像我們想的那麼少。

雖然減脂效果不像高強度間歇訓練如此顯著，但如果你能每週走路幾次，長久累積下來效果一樣可觀。而且走路還有其他許多好處。

走路輕鬆沒壓力

節食時會限制卡路里的攝取量，在這個階段管理好壓力值，可

以讓肌肉流失的速度降到最低。以這個角度來看，走路是一個很好的選擇，因為走路與激烈運動不同，它對身體幾乎不會造成壓力，很適合在節食期間進行。事實上，有研究更指出，走路可以抵消壓力的負面影響，並且降低皮質醇的濃度。[11]

因此，你在節食時如果只做走路這項有氧運動，那麼就不會發生過度訓練的問題。即使你的重訓菜單強度很高，你還是可以每星期走上幾個小時。

步行對增肌的影響最小

我們知道有氧運動會削弱肌力和降低肌肉生長的速度。因此，力量型運動員在接近比賽之前，都會大幅的減少甚至完全不碰有氧運動。健美運動員在精實增肌期也是會把有氧運動調到最低。

之前有講過，並非全部的有氧運動都對重量訓練有害。跑步會減弱肌力和肌肉生長的速度，但自行車和划船就幾乎沒有任何害處。[12]

走路雖然沒有模仿任何訓練動作，對重訓表現沒有幫助，但也不會帶來什麼負面影響。[13] 因此你可以用它來燃燒卡路里，而不會拖延到你的重量訓練進度。

走路會優先燃燒脂肪

走路雖然不能燃燒很多卡路里，不過所消耗的幾乎都是體脂肪。

運動時會燃燒脂肪和碳水，兩者燃燒的比例依運動強度而定。[14]

隨著運動強度的增加，會轉而消耗更多的肌醣（碳水化合物），而非體脂肪。[15] 這就是為何低強度運動燃燒的主要是脂肪，而高強度運動消耗的大都是肝醣。

因此有人認為低強度穩定的有氧運動最適合減脂，不過相比之下，高強度間歇訓練才是真正能快速減脂的運動，但走路絕對是加速減重最容易、壓力最少的運動方法。

該走多少？

走路最大的缺點是消耗的熱量不多，每小時約三百到三百五十大卡。你需要走很多的路，每週至少好幾個小時，才能看到身體組成的變化。但即使消耗量小，步行仍舊可以快速減重，尤其是你還有做其他運動的話，效果更是明顯。譬如說你同時走路和做重量訓練，就能大幅的提高減脂的速度。四組的大重量硬舉就能燃燒超過一百大卡，而這還沒有將「後燃效應」納入計算。[16]

我設計過一套結合重量訓練、高強度間歇訓練和走路的快速減重方法，幫助過許多人，最有功效的方程式如下：

- 每週做三到五次重訓，每次一小時
- 每週一到三次高強度間歇訓練，每次二十五到三十分鐘
- 每週步行二到三次，每次三十到四十五分鐘

人類在數千年前便知道定期運動的益處，但是近年來，我們才更加懂得如何設定運動量。如果你每週會進行幾個小時的阻力訓練，那麼有氧運動對你來說是輔助而非必要。應該視你的目標來訂定有氧運動量即可，不要多做。

對於大多數人來說，高強度間歇訓練每週不要超過一到兩個小時，走路不超過三到四個小時，你也可將這兩種做結合，靈活運用。

這樣的運動方法可以讓你達到這輩子最佳的身體狀態，給你空閒時間享受人際關係、陪伴家人或是做你有興趣的嗜好活動。

健身和運動是為了讓人生更美好，不要被它們所支配，你才是做掌控的主人。

重點整理

- 如果只是想增肌減脂、身體健康，那有氧不如你想像的重要。
- 若不是很喜歡有氧，就只需做達成目標的運動量，無需多做。
- 十七至二十七分鐘包含低強度休息時間的高強度有氧，比起傳統減脂的健美式有氧，有更好的減脂效果。衝刺型的有氧運動稱為高強度間歇訓練。科學研究明確指出，高強度間歇訓練比傳統低強度恆速有氧（LISS），更能快速減脂。
- 高強度間歇訓練幾乎會不斷在全力衝刺和低強度恢復之間穿插。
- 高強度間歇訓練的目標在達到「通氣閾值」。

- 做高強度間歇訓練時，效果的好壞決定於「達到通氣閾值」的總運動時間。
- 想要維持肌肉與肌力，最好的有氧項目是自行車與划船。
- 若不想在高強度間歇訓練時騎自行車或划船，也可以選擇其他低衝擊有氧，如游泳、跳繩、橢圓機和徒手訓練等都是不錯的選項。
- 就高強度期的時間而言，如果目標是減脂和提高代謝健康，總衝刺時間的百分之五十到六十有達到換氣閾值，這樣就能達到目標。
- 休息時間要做和緩的動態恢復，要保持活動而不能停下來休息。
- 持續時間可從一比二開始，例如高強度期一分鐘，低強度期二分鐘。
- 先做二到三分鐘低強度的運動暖身，然後做二十到二十五分鐘的高強度間歇訓練，最後做二到三分鐘的和緩運動，就完成一場訓練。
- 每週做四到七小時的運動就能有效快速減脂，這些時間大都要放在阻力訓練，而不是耗在有氧運動。
- 如果你不能或不想做上這麼多的高強度訓練，也能選擇走路。
- 走路的減脂效果不像高強度間歇訓練如此顯著，但如果能每週走路幾次，長時間累積下來，效果一樣可觀。
- 我設計過一套結合舉重、高強度間歇訓練和走路的快速減重方法，幫助過許多人，最有效果的方程式如下：

  * 每週做三到五次重訓，每次一小時。

  * 每週一到三次高強度間歇訓練，每次二十五到三十分鐘。

  * 每週走路二到三次，每次三十到四十五分鐘。

23

雕塑完美體格的最佳運動

做不了硬舉，實在沒理由活著！

——冰島大力士 喬恩・帕爾・席格瑪森（JÓN PÀLL SIGMARSSON）

在數百種阻力訓練中，只有少數是超群出眾，而在這少數之中，更是只有幾項是數一數二的絕佳選擇。這對我們來說真是好消息，因為不用把時間浪費在雜誌、網路影片和健身房介紹的健身動作，只要把重心放在最有實效的訓練項目就好。

在本章，我將和各位分享這些最好的動作，而在下一章會深入探討「健力三項」。

你待會就會讀到，我推薦的項目大都是需要多關節和多肌群的複合動作。只需要單關節和少數肌群的孤立動作主要是用來訓練肩膀、手臂等不易鍛鍊的較小肌群，以及輔助大肌群的生長。

讓我們先為這些動作分類，會依訓練的主肌群來分類，這個方法可以依體格目標設定訓練菜單的順序。這是我們需要訓練六大肌群：

1. 腿部
2. 臀部
3. 核心

4. 手臂

5. 肩膀

6. 胸部

7. 背部

我們會逐一討論，先認識肌肉的解剖學結構，再介紹最適合這些肌群的訓練項目。

腿（大腿和小腿）

腿部主要有三大肌群：

1. 股四頭肌

2. 膕旁肌（大腿後肌）

3. 小腿肌

這三大肌群有不同的訓練項目，需要依需求給予合適的訓練，才能練出最大最明顯的肌肉，我們先來認識一下這三束肌群。股四頭肌是由四塊大肌肉所組成，位於大腿前側。（其實研究指出大腿前側還有第五條肌肉，也許我們該改為五頭肌才對。）[1]

1. 股直股

2. 股中間肌

3. 股外側肌

4. 股內側肌

大腿肌群的解剖外觀如右圖：

這些肌肉共同作用，可以伸膝和屈髖；因此股四頭肌的訓練就是讓髖部從伸展到屈曲，膝蓋從彎曲到伸展的位置。

位於大腿後側的膕旁肌是由三束肌肉所組成的（如下圖）：

1. 半腱肌
2. 半膜肌
3. 股二頭肌

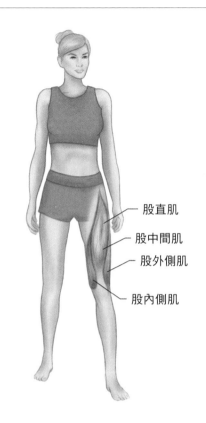

股直肌

股中間肌

股外側肌

股內側肌

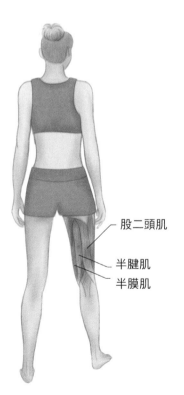

股二頭肌

半腱肌

半膜肌

膕旁肌和股四頭肌屬於拮抗關係，兩者作用相反，膕旁肌負責彎曲膝蓋與伸展髖關節。股二頭肌就是股骨上有兩個頭的肌肉，和手臂上的二頭肌是一樣的。但健身者通常偏愛肱二頭肌，常常忽略大腿後面的肌群。股四頭肌位於明顯位置，且肌束大，也是我們訓練的重心，因此常見有人大腿前後側肌肉不平衡，不僅外觀奇怪，也會增加受傷的風險。[2]

小腿是由兩條肌肉所組成，分別是：

1. 腓腸肌
2. 比目魚肌

腓腸肌是小腿上最大塊的肌肉（因為基因的關係，我的腓腸肌沒有很大），比目魚肌則位於腓腸肌下方的深層肌肉。

這兩條肌肉一起作動，可以操控腳和足踝關節，膝蓋屈曲也需要它的參與。我們在乎的是腓腸肌的形狀，但若能適當地訓練比目魚肌，腓腸肌的功能和尺寸反而可以更臻完美。

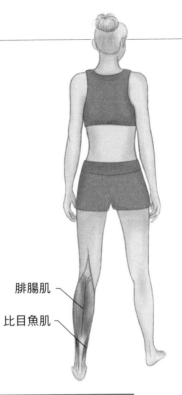

腓腸肌

比目魚肌

 最好的腿部訓練項目（訓練菜單）

- 槓鈴深蹲
- 槓鈴前蹲
- 哈克深蹲（Hack Squat，使用深蹲機，而不是槓鈴）
- 單腿分腿蹲（槓鈴或啞鈴）
- 大腿推蹬
- 弓箭步（啞鈴或槓鈴，原地或行走，前進或後退）
- 羅馬尼亞硬舉
- 腿彎舉（俯臥或坐姿）
- 站立提踵
- 坐姿提踵
- 大腿推蹬，小腿提踵

你應該聽過深蹲是練腿不二法門，雖然我同意深蹲是最好的腿部訓練，但若能聰明的運用其他下身的鍛鍊，來獲得更大的效益，不是更好？

譬如，深蹲可以練到膕旁肌，但其實承擔大部分工作的是股四頭肌。[3] 建議在日常訓練菜單中再加上可以練到膕旁肌（和其他股四頭肌主導）的項目。

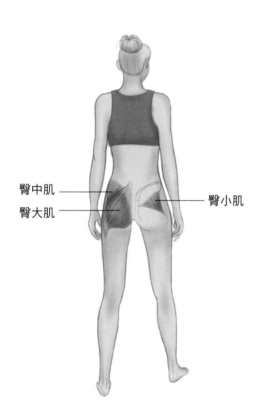

臀中肌

臀大肌

臀小肌

臀部

臀部肌群主要有三大部分所組成：

1. 臀大肌
2. 臀小肌
3. 臀中肌

這些肌肉不僅是好看而已，如果它們能共同作用，即是訓練中能夠發揮穩定動作的重要關鍵，也讓你在做硬舉和深蹲等動作時，可以產生力量。

如果你有正確地訓練下半身，其實不用額外再針對臀部做特別訓練。除非你覺得你的臀部

發展特別孱弱，或是想要擁有精實翹臀，才需要加以鍛鍊。不過，我身邊很多的女性朋友都很希望可以練出精實翹臀，所以這本書中，我也會詳加介紹臀部訓練菜單。

最好的臀部訓練項目

- 槓鈴深蹲
- 槓鈴前蹲
- 槓鈴硬舉
- 羅馬尼亞硬舉
- 弓箭步（啞鈴或槓鈴，原地或行走，前進或後退）
- 單腿分腿蹲（槓鈴或啞鈴）
- 臀推（槓鈴或啞鈴）
- 跪姿後抬腿
- 登階（槓鈴或啞鈴）
- 羅馬椅下背訓練

不要再做那些永無止盡的弓箭步、抬腿動作變化，也不要再理會那些來路不明的動作教學。你只要專注鍛鍊這裡列出的訓練項目，就能擁有網美等級的臀部曲線。

核心

核心的主要肌群是位於腹部的四大肌群：

1. 腹直肌
2. 腹橫肌
3. 腹內斜肌與腹外斜肌

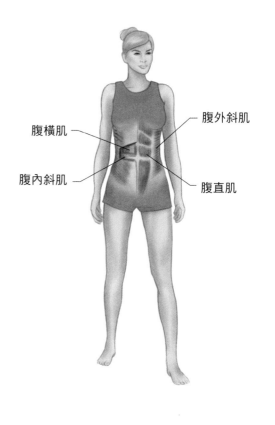

這些肌群可以穩定和彎曲脊椎，使胸口靠近臀部。人們談論的腹肌，指的通常是前面兩排的腹直肌，大多數的腹肌項目練的就是這裡。但其他的肌肉也要一起訓練，才能有完整又清楚的腹肌線條。

如果你有正確的訓練其他主要肌群，你的核心肌群已經做了大量的鍛鍊。這是許多人認為不需要再特別訓練核心的原因，因為在深蹲和硬舉時就能一起練了。

那麼，我們不禁得問，為何這些人中很多人的腹肌都不怎麼樣呢？其實，根據研究顯示，即使是大負重的複合運動，對腹直肌、腹橫肌還有腹外斜肌外觀的幫助沒有大家認為的那麼多。[4] 因此我覺得多數人還是得針對腹肌做訓練，才能練出立體結實的腹肌。

另外，別忘了體脂率也是關鍵，無論你練了多少核心，肌肉有多強硬，除非體脂肪能降到百分之二十或更低，不然永遠看不到塊塊分明的腹肌。

 最好的核心訓練項目

· 軍椅舉腿訓練
· 懸吊舉腿
· 仰臥舉腿
· 捲腹
· 跪姿滑輪捲腹
· 負重仰臥起坐
· 棒式
· 腹肌滾輪

腹肌訓練不用多，勤練才是王道。人們很沉迷練腹肌，網路上每個月都有五萬多條有關腹肌運動的搜尋，因此很多網站、雜誌與健身教練總是努力在提供所謂的「超有效腹肌訓練法」，希望可以吸引更多讀者的關注。

但我們無需把自己搞得眼花撩亂，我的核心練習清單簡單明瞭，照著做一定可以練出你夢寐以求的魔鬼腹肌。

手臂

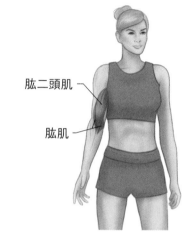

我們最想訓練的手臂的兩大肌群如下：

1. 二頭肌（Biceps）
2. 三頭肌（Triceps）

二頭肌由兩塊肌肉所組成，位於上部的肱二頭肌與下方的肱肌。

二頭肌負責彎曲手臂，使前臂靠近上臂，並且使手肘旋轉向上（掌心朝上）。人們在談論二頭肌時，指的多半是肱二頭肌，這是訓練的重心。但如果你想要亮眼的手臂，那千萬不能忽略下部的肱肌。因為肱肌分隔二頭肌和三頭肌，肱肌練大就能將肱二頭肌往上推，增加肌肉的大小和圍度，還能練出球狀頂端。

有幾個方法可以在二頭肌訓練時加強肱肌的鍛鍊，最簡單的方法就是讓手自然垂放或掌心朝地面，如錘式彎舉（hammer curls）的姿勢。

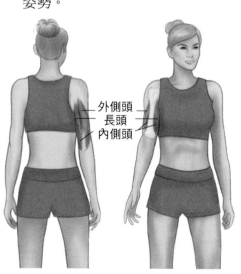

接下來是三頭肌：

1. 外側頭（Lateral head）
2. 內側頭（Medial head）
3. 長頭（Long head）

　　這三個部分結合在一起，形成了獨特的「馬蹄形」，適當的訓練，會變得非常明顯。

　　三頭肌和二頭肌相反，它負責的是將前臂推離上臂。外側頭是三個肌束當中最大的，因此它可以練得最快，也是決定三頭肌整體外觀的關鍵。不過如果你想練出漂亮線條的大臂圍，還是要好好的鍛鍊這三束肌肉。

最好的二頭肌訓練項目

- 槓鈴彎舉
- E-Z 槓彎舉
- 啞鈴交替彎舉
- 啞鈴錘式彎舉
- 反手引體向上

　　三頭肌的訓練簡短容易，不需要複雜冗長的菜單，就能練出壯碩的三頭肌。

最好的三頭肌訓練項目

- 窄臥推
- 坐姿肱三頭肌推舉
- 雙槓撐體
- 仰臥三頭伸展
- 三頭肌下壓

強調外側頭和內側頭的動作，會讓三頭肌的訓練帶來最好的效果。這些項目都要使用正手，掌心向下，像是窄臥推、雙槓撐體和三頭肌下壓。

然而也不能忽略長頭的訓練，這些項目會讓手臂高抬過頭，如坐姿肱三頭肌推舉和仰臥三頭肌伸展，這兩者我們都會加到訓練菜單。

肩膀

肩膀是由幾條肌肉所組成，主肌群是三角肌：

1. 三角肌前束
2. 三角肌中束
3. 三角肌後束

前三角肌將手臂抬高到身體前方，側三角肌將手臂抬到身體側面，後三角肌將手臂抬到身體後方。

另外，肩膀還有較小的肌群，讓球狀關節可以在肩胛骨的球窩中轉動，這些小肌群稱為旋轉肌群。當人們談論肩膀時，指的通常是三

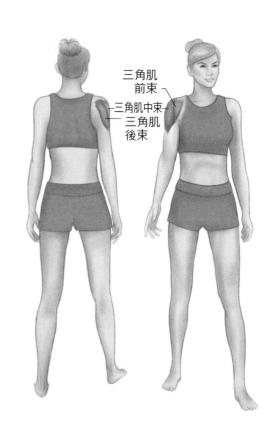

三角肌前束

三角肌中束
三角肌後束

角肌，這是可見的大肌群，也是本書訓練的重點。

專為旋轉肌群設計的訓練項目是有幫助，但如果你的肩膀功能正常，那這些項目就不特別必要，對肩膀的整體肌力和外觀也沒有太大的助益。

最好的肩膀訓練項目

· 推舉（又稱肩推）
· 軍事推舉
· 坐姿啞鈴推舉
· 阿諾啞鈴推舉
· 啞鈴前平舉
· 啞鈴側平舉
· 啞鈴後平舉（俯身或坐姿）
· 槓鈴後三角肌划船

我很喜歡推舉。就和臥推對胸肌的效果一樣，若要訓練肩膀，大重量推舉是最好的選擇。如果你只做推舉，三角肌前束會比中束和後束成長的更快。因此設計良好的肩膀訓練菜單要涵蓋訓練到這三束肌群的項目。

我是過頭推舉的忠實擁護者，但因為難度較高，適合經驗豐富的訓練者，最好有教練從旁指導，因此書中沒有列入這個項目。

我加入比較容易學習和操作的坐姿啞鈴推舉，這對發展肩膀肌肉也非常有效。如果你想做過頭推舉，可以自行加到你的訓練計劃。

胸部

　　胸部的主要肌肉是胸大肌，如下圖所示。它的功能是讓上手臂可以在身體前方活動；和其他沿同一方向排列的肌纖維不一樣，胸大肌是扇形闊肌。從圖中可以看到胸大肌有兩個頭，一個是胸肋頭，將胸骨和胸腔連到上手臂，另一個是鎖骨頭，將鎖骨連接到上臂。

　　明白肌肉連接的方式很重要，因為肌肉附著在骨骼上的方式，會影響肌肉對不同訓練項目的反應。[5]

　　很多女生不喜歡鍛鍊胸部肌肉，深怕練出像男生一樣的厚實的胸膛，但其實男生和女生的肌肉構造並不同，女性鍛鍊部可以讓胸部線條、形狀，看起來更有「元氣」。這也是為什麼本書裡，還是會希望大家可以針對胸部做訓練。

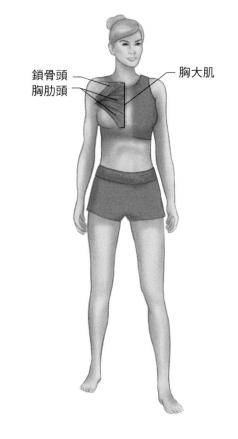

鎖骨頭
胸肋頭
胸大肌

最好的胸部訓練項目

· 槓鈴臥推（上斜和平板）
· 啞鈴臥推（上斜和平板）
· 雙槓撐體
· 滑輪飛鳥

　　要練出厚實、強壯的胸肌，你只需要這幾個項目。其他的胸肌訓練、健身器材，還有仰臥拉舉、伏地挺身等等都不需要。這些都不如以上四種來得有成效，而且比較適合中高程度的訓練者，他們已用大重量上肢推練出可觀的肌肉與肌力。

背肌

　　背部的主要肌群如下：

1. 斜方肌
2. 菱形肌
3. 背闊肌
4. 豎脊肌
5. 大圓肌
6. 小圓肌
7. 棘下肌

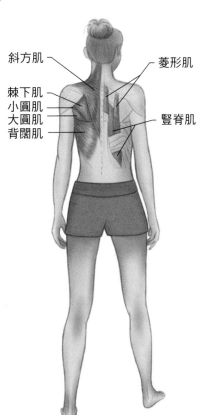

這些肌群負責將上手臂往軀幹的方向拉，可以穩定肩胛骨、脖子和脊椎，並且協助背部伸展。很多人因為看不到自己的背肌（但他們忘了人人都看得到），常常忽視背部訓練，前後肌肉除了外觀失衡，也因為「推」和「拉」的肌群發展不均，除了容易姿勢不良，嚴重的話肩膀會不舒服和受傷。胸肌和背肌的訓練必須要均衡，而我們的訓練計劃會確實做到這點。

 最好的背部訓練項目

- 槓鈴硬舉
- 槓鈴划船
- 單臂啞鈴划船
- 正手引體向上
- 反手引體向上
- T槓划船
- 滑輪下拉（寬握和窄握）
- 坐姿滑輪划船（寬握和窄握）

本書會著重在槓鈴硬舉，這不僅是最好的背肌訓練，也是有最好的重量訓練動作之一，因為幾乎可以訓練到全身肌群。

如果你因為受傷或是其他問題而無法做硬舉，別擔心，你還是可以把重訓做好。你只需要把硬舉的項目換成上述中其他你可以做的

項目即可。

　　槓鈴划船、單臂啞鈴划船、T槓划船、引體向上都是首選,我們會反覆操練這些項目。

　　想要增加肌肉量和肌力,並不需要持續更換新奇的訓練項目。事實上,這是一個差勁的策略,因為你越常變動練習項目,就越難熟練,反而會減慢訓練進度。[6]

　　更好的方式是堅持做幾項效能高的訓練項目,雖然項目少,但你的身體會隨著練習而能夠承受越來越大的重量,這樣的過程安全許多。

　　我已經為各位準備好合適的訓練項目,在下一章中,我們將深入探討三個最重要的訓練動作。

重點整理

- 在數百種阻力訓練動作中,只有少數超群出眾,而在這少數之中,更是只有幾項是數一數二的絕佳選擇。
- 我推薦的項目大都是需要多關節和大肌群的複合動作。
- 孤立動作只需要單關節和少數肌群,主要是用來訓練肩膀、手臂等不易鍛練的較小肌群,以及幫助主肌群更強大。
- 我們需要訓練的七大肌群,分別是腿部、臀部、核心、手臂、肩膀、胸部、背部。
- 腿有三大肌群,分別是股四頭肌、膕旁肌與小腿肌。
- 深蹲是最好的腿部訓練,但若能聰明的運用其他下身的鍛鍊,可以獲得更大的效益。

- 除了深蹲練腿，在日常訓練菜單中再加上可以練到膕旁肌（和其他四頭肌主導）的項目。

- 腹直肌、腹橫肌還有腹外斜肌是決定腹部外觀的肌肉，但即使是大負重的複合運動，也沒有像人們想的那樣可以充分練到這些肌群。

- 無論你練了多少核心動作，肌肉有多發達，除非體脂肪能降到百分之二十左右，不然是看不到塊塊分明的腹肌。

- 手臂的兩大主要肌群為二頭肌與三頭肌。

- 三頭肌的訓練項目強調外側頭和內側頭，然而也不能忽略長頭的訓練。

- 肩膀是由幾條肌肉所組成，最主要的是三角肌：三角肌前束、三角肌中束與三角肌後束。

- 肩膀還有較小的肌群，讓球狀關節可以在肩胛骨的球窩中轉動，這些小肌群稱為旋轉肌群。

- 如果你只做推舉，你的三角肌前束會比中束和後束成長的更快。因此設計良好的肩膀訓練要包含可以鍛鍊到這三束肌群的項目。

- 胸部的主要肌肉是胸大肌。

- 平板和下斜臥推著重的是胸大肌的胸肋頭，而反手和上斜臥推著重的是鎖骨頭。

- 女性鍛鍊部可以讓胸部線條、形狀，看起來更有「元氣」。

- 背部的主要肌群有斜方肌、菱形肌、背闊肌、豎脊肌、大圓肌、小圓肌和棘下肌。

- 胸肌和背肌的訓練要平均，以免前後發展失衡。

- 硬舉不僅是最好的背部訓練，也是史上最佳的重量訓練動作之一，

因為幾乎能練到全身肌群。

· 想要增加肌肉量和肌力，並不需要持續更換新奇的訓練項目。

· 選擇幾項效能高的訓練項目，雖然項目少，但你的身體會隨著練習
  而能夠承受越來越大的重量，這樣的過程安全許多。

24

健力三項權威指南

勇氣並不一定要大聲嘶吼，

勇氣是在一日結束後，平靜地說：「我明天再試一次。」

——作家　瑪莉安‧蘭德瑪契（MARY ANNE RADMACHER）

在我建議的訓練項目中，有三項特別重要，這三項因為難度高，因此很多人會故意忽略，甚至完全跳過。

這三項就是「健力三項」：

1. 槓鈴深蹲

2. 槓鈴硬舉

3. 槓鈴臥推

這百年來，此三項練習已經成為肌力和健美訓練中的主要內容，能練到全身最多的肌肉，並且能讓你安全地做到最大範圍的漸進式超負荷。

簡而言之，這三項練得越好，體格外觀和肌力就會越強。因此這本書的主要目標之一就是要提高這三項的重量。

學習正確的動作技巧也是重點之一，因為不好的姿勢會大大地

降低訓練的效用，還會增加受傷的機率。

以大重量半程動作（Heavy half reps）為例，雖然看起來簡潔有力，而且感覺比低負重難度高，但研究顯示，這個方式對增肌和提高肌力的效果效小。[1]

大重量半程動作也會讓關節、肌腱和韌帶承受更大的壓力，而且常常會超出它們能承受的安全範圍。

若是長期姿勢錯誤，幾年下來，這三個項目反而會對肩膀、背部和膝蓋造成傷害。也許有些人的肢段比例不能在這些項目做到很大的重量，但研究指出，若是能正確執行，這些項目對一般人來說都是安全的，甚至可以幫助你預防關節疼痛。[2]

美國奧克拉荷馬運動中心（Oklahoma Center for Athletes found）曾做過一項研究，他們發現在深蹲項目，能夠舉起體重的一點六倍重量的健力選手，他們的關節穩定性要比大學籃球員和業餘跑者更好。[3]

學習正確的姿勢不容易，因為所謂的正確姿勢其實眾說紛紜，不管是深蹲、硬舉還是臥推都有各派說法，到底要聽誰的才好。有些教練會說深蹲時，膝蓋絕不能超過腳趾；硬舉時可以圓背，或是在臥推時，槓鈴碰到胸口對肩膀不好等等。

但你一定也聽到有人抱持不同的意見，認為深蹲時，膝蓋超過腳趾很自然；硬舉時圓背很危險，或是槓鈴可以甚至應該碰到胸口。這時你要如何分辨誰是誰非？你為什麼要聽我的？

我的方法是美國肌力訓練教練馬克‧銳普托（Mark Rippetoe）教我的，他是這方面的權威，他教了幾十萬人如何做深蹲、硬舉和

臥推。

馬克在肌力訓練這個領域接近四十年，著有《肌力訓練聖經》（*Starting Strength*）、《力量訓練基礎》（*Practical Programming*）。菁英運動員固然都使用馬克的方法，馬克卻專門教導健身新手，幫助像你我這樣想要變得健壯的普通人。也就是說，他的經驗不僅適用於那些像超人的基因贏家，對於普羅大眾來說也是妥當合適。

讓我們來看看馬克的臥推、硬舉、和深蹲技巧，這些技巧已經過時間的考驗，對新手或是經驗老道的訓練者都是安全有功效的。

槓鈴深蹲

讓我來細說為何槓鈴深蹲在重量訓練者心中佔著至高無上的地位。這個動作需要人體二百多條的肌肉共同協作以產生巨大的力量，對於想要做到驚人重量的人而言，需要近乎完美的動作技巧，它是鍛鍊全身主肌群的最佳運動。[4]

你也許也聽過這個動作最容易破壞膝蓋，人們認為經常做大重量深蹲會損壞膝蓋的肌腱、韌帶和軟骨，越常深蹲傷害就越大。

胡說八道。研究已經證實深蹲不僅對膝蓋安全，甚至可以提高膝蓋的健康狀態，並且降低膝蓋受傷的風險。[5]

以美國麻州大學（University of Massachusetts）的研究為例，科學家研究了十二位長期男性健力選手，他們的深蹲負重都在三百七十五磅（一百七十公斤）到六百五十磅（二百九十五公斤）之

間。[6] 科學家在他們做深蹲時,測量膝蓋所承受的壓力。

他們發現這些實驗對象的膝蓋肌腱和韌帶從未接近斷裂點,在大多數的情況下,膝蓋只承受了最大重量的百分之五十。換句話說,這些人即使做到體重的二點五倍,所施加在膝蓋上的重量也完全在安全範圍之內。

因此,只要你能用正確的方式做深蹲,你無需擔憂,接著我們就來學習深蹲的正確方式。

準備動作

深蹲最好使用深蹲架,架上要設有保護槓或是扶手,高度在膝下十五公分左右。

先將槓鈴放在架上,高度在胸口的上半部。你也許會覺得這個位置有點低,但稍微低些會比需要踮腳尖起槓好。

槓鈴深蹲的做法有兩種:

1. 高槓位深蹲
2. 低槓位深蹲

高槓深蹲是將槓鈴放在上斜方肌,而低槓是將槓鈴放在上斜方肌和三角肌後束之間。

動作如右圖:

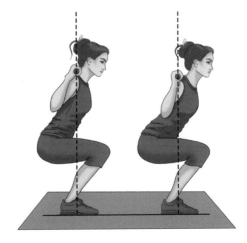

高槓位深蹲　　　低槓位深蹲

從圖中我們可以看到，在高槓深蹲時，上身會比較直立。

兩種方法都是正確的，但多數人會覺得低槓位置能做比較重，因為你可以更好利用大腿肌肉。也有人不喜歡低槓，覺得這個姿勢肩膀或手腕會不舒服，因此偏愛高槓位置。

如果你對槓鈴深蹲不是很熟悉，建議你從低槓位置開始，除非不舒服，才換成高槓。

開始時，請你先面向槓鈴，這樣你才能舉著槓鈴向後走出來。絕對不要舉著槓鈴向前走出來，因為做完後要後退著將槓鈴放回架上很危險。

站到槓鈴下方，將槓鈴放在你舒適的位置，雙腳打開與肩同寬，腳尖向外打開二十到二十五度（右腳尖指向一點鐘方向，左腳尖指向十一點鐘方向）。

接下來，將拇指放在槓鈴的上方，調整雙手握距，窄一點的握距可以幫助你收緊後背肌肉，因此要盡可能的讓雙手靠近。肩膀下沉、後背夾緊，讓重量穩固的架在背肌上，而不是放在雙手或是脊椎上。

然後，抬起槓鈴，向後走一或兩步，來到正確的深蹲位置（雙腳與肩同寬、腳尖微微外展），這就是準備動作。

下蹲

挺胸站立、深吸氣，將氣用力吸到腹部深處，像是要接受外來的一拳。在距離你約二公尺的地面上選一個凝視點，整個訓練的過程，眼睛都要專注在這裡，不看天花板，這樣會更難達到你要的深

度，臀部和胸口也無法就定位，甚至會造成頸部受傷。

同時將臀部往後推、膝蓋彎曲，不要刻意只做其中一個。臀部向後，感覺你像坐在兩腳跟之間。

然後臀部筆直向下，同時挺起胸口並且把背收緊。膝蓋全程要和腳趾同一個方向（不可內八！），然後膝蓋向前移動三分之一或是到一半的距離，但會超過腳尖太多。

許多人下蹲時把膝蓋往前推太多，這樣會讓大腿承受額外壓力，也讓膝蓋來到容易受傷的位置。[7]

你要蹲到大腿與地面平行，或稍低一點也是可以的。膝蓋依舊要和腳尖同一方向，位置在腳趾上方或約略超過。背部向前挺直使槓鈴位於腳掌中心的正上方。

這是下蹲時臀部的動作：

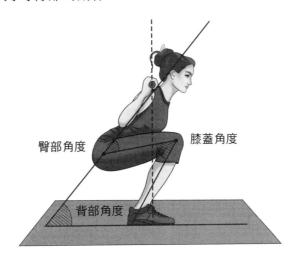

臀部角度　膝蓋角度

背部角度

做到這裡之後，接著要開始站起來，要怎麼把這個動作做好，關鍵就在足踝和雙腳的中間要紮穩用力，並且讓肩膀和臀部以相同的速度向上移動。

你可以想像腳趾和雙腳用力捉住地板，就像老鷹緊握的爪子，這個方法有助於你站起來。在站立的過程中，你要收緊臀肌把臀部往前推，將槓鈴往天花板的方向推，直到身體站直。

撐過最難的地方（剛開始的幾英吋），就可以吐氣。

這是連貫動作的順序：

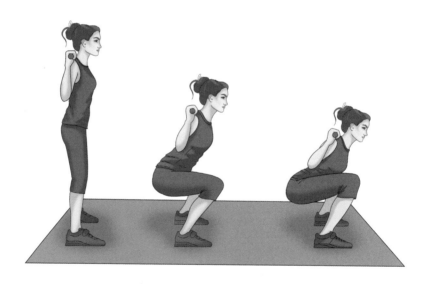

完成後就可以繼續執行動作。

深蹲的六要訣

....

1. 膝蓋和腳尖無法同方向時，可以每天做下面這個動作來打開活動度

在不負重的狀態下做深蹲，蹲到定點之後將兩邊手肘靠在膝蓋上，合掌。用你的手肘將膝蓋往外推到正確的位置（與腳尖同方向），在這裡停留二十到三十秒，完成後休息一分鐘左右，重複做數次。如果你能每天練習數回，那麼你會發現下次到健身房做深蹲時，膝蓋與腳尖的位置應該大有改善。

2. 除非別無選擇，否則不用史密斯機做深蹲

史密斯機會讓你的動作變得不自然，也會不舒服。研究顯示，自由槓鈴深蹲會比史密斯機效果來得更好。[8]

3. 下蹲時，若下腰開始圓背，無法維持中立，可能是大腿後側太緊，或是背肌不夠強壯

這是俗稱的「屁股眨眼」。大多數的人是因為大腿後側的膕旁肌太緊。每天花一點點時間伸展應當就可以解決這個問題。

先站立，然後雙腿交叉，彎腰摸腳趾。雙腿換邊，重複同樣的動作數回。當膕旁肌伸展得越開，下背部和骨盆就越能維持在正確的位置，幫助你蹲到定點。

但不要在深蹲之前做伸展的動作，這會減弱你的力量。[9] 伸展是在你完成下半身的訓練之後，肌肉已經暖身好再做。

如果你確定問題不是膕旁肌太緊，那需要加強的應該是背肌。在這樣的情況下，你要停止增加槓鈴的重量，直到下背部每次都能做到中立位置後，才能繼續往上加重量。慢慢的，較弱的背肌就能趕上強壯的臀肌和腿肌了。

4. 深蹲時，腳下不要墊槓鈴片或是木板

放槓鈴片或是木板並不會提高訓練效果，也不值得浪費時間把這種變化動作加入你的訓練菜單。不過深蹲時稍微將腳跟墊高，可以改善姿勢並增加動作範圍。有些人因為天生臀部構造的關係，很難安全舒適的蹲到定位。稍微抬高後腳跟，可以改變力學機制，突破身體的限制，改善姿勢，把動作正確做到位。買一雙可以稍微提高後腳跟的深蹲鞋是最好的解決辦法。事實上不管下蹲有沒有問題，訓練時都應該穿深蹲鞋，因為錯誤的鞋子會讓你很難進步。

慢跑鞋等鞋底柔軟的運動鞋不夠紮實、穩固，深蹲時力量無法有效的傳到地板。你需要穿著堅固、鞋跟稍高的平底鞋，可以傳遞最大的力量。在你下蹲時，還可以幫助你更好維持平衡，並且在站立時啟動膕旁肌和臀肌。

5. 使用伐氏操作來控制呼吸

伐氏操作（Valsalva maneuver）是一種用力憋氣的呼吸法，這樣做可以將空氣留在肺部，同時收緊腹肌、增加腹壓，這樣做可以穩定軀幹，承受更大的負重。

研究顯示比起連續吸氣吐氣，這種增加腹內壓的方法，可以讓

人舉起更大的重量，並且降低受傷的風險。[10] 而且「伐氏操作」的技巧適用在各種運動，不僅僅是深蹲。完整的做法如下：

1. 深吸氣到肺部八分滿的狀態，這時腹部會感到很「飽」，但不會飽到在用力對抗重量時難以維持雙唇緊閉。
2. 舌頂上顎，不要讓空氣逸出，這時開始吐氣，你應該會感覺腹部、背部和下巴會收緊。
3. 開始下蹲。
4. 超過起桿的「障礙點」（sticking point，整個動作中發力最弱的環節），就可以吐氣。
5. 持續相同的步驟完成一組的訓練次數。

要注意的是伐氏操作會增加血壓，有大量的研究指出這並不會造成實質的危險，舉起大重量時閉氣是身體的本能，但如果你有高血壓或是心臟病，那麼建議在操作前務必先和醫生作確認。[11]

此外，若是你在過程中會感到胸痛、頭暈或是其他危險的信號，則應該立即停止並尋求醫生的意見。

6. 給自己設定簡短提示

很多運動員會在自己需要注意或是感到困難突破的地方，設定簡短的句子來自我提醒。以下是我最常用的深蹲提示：

- 挺胸
- 槓鈴離開背部
- 雙腳用力抓地

- 臀部用力壓到槓下
- 把地板推開
- 在背上把槓折彎

你不需要背誦這些提示句，或在深蹲時唸出來提醒自己，不過如果你在深蹲中遇到困難，上述指令也許對你有幫助。

槓鈴硬舉

如果我這輩子只能選擇一種運動，那「槓鈴硬舉」會是我的唯一選擇。馬克銳普托教練在我的網站（www.muscleforlife.com/how-to-look-strong-deadlift）發表了一篇文章，他說：「硬舉幾乎可以練全身肌群，從上背部肌肉到小腿，讓你手握槓鈴、雙腳平衡踩地，腳踏實地越來越強壯。如果你想要健壯的外表，就必須真的變強壯，這時候選擇硬舉就對了。」

鮮少人認為硬舉對於提升肌力和肌肥大沒有用，但有些人認為硬舉會損害關節，對下背關節特別不利。

這樣的說法乍聽之下合情合理，硬舉確實會對下背施加大壓力，那我們得先瞭解這壓力不好嗎？來看看科學文獻怎麼說。

第一項是由西班牙華倫西亞大學（University of Valencia）所做的實驗，他們想找出最有效的椎旁肌肉訓練方法。因為強健脊椎兩側的肌群，可以減少背部受傷的狀況。[12]

研究人員將二十五位受試人員分成兩組：

1. 第一組進行徒手訓練，像是腰椎伸展、前彎、單腿硬舉和橋式。
2. 第二組進行負重訓練，槓鈴硬舉和弓箭步，強度在 1RM 的百分之七十。

他們使用肌電圖來測量肌肉活動。肌電圖是一種測量和分析肌肉收縮時的肌電活動，他們發現硬舉最能啟動脊柱兩旁的肌肉，其他項目難以望其項背。「硬舉」是強化這些肌群極其有功效的方法，這是實驗得到的結論。

另外，加拿大滑鐵盧大學（University of Waterloo）也提出一項有深度見解的研究，他們想確認硬舉對下背會產生什麼樣的壓力和傷害。[13]

他們讓四位職業健力選手進行了兩個動作：

1. 從腰部開始下彎，彎越深越好，然後恢復到直立的姿勢，讓背部可以完全彎曲和伸展，讓研究人員可以測量選手自然動作範圍的極限。
2. 硬舉負重接近 1RM，約四百磅（一百八十公斤）到四百六十磅（二百一十公斤）。

研究人員使用一種即時 X 光攝影技術，稱為螢光造影，來觀察兩組成員的脊椎狀態。

他們發現硬舉造成的傷害多半來自下背過度彎曲，脊椎骨可能會被拉離正確位置，使得椎間盤突出，並且拉傷下背部的韌帶。

研究人員測量了實驗對象的脊椎骨移動範圍，椎間盤受到的壓迫，以及下背部韌帶的伸展。他們發現這些人都在正常的活動範圍完成硬舉動作，而且脊椎骨沒有發生過度移位的現象，椎間盤與後腰韌帶也沒有受到壓迫和伸展。

因此，研究人員得出結論，硬舉是增強整個背部的極佳項目，不會造成過度的運動範圍，或是對脊椎與關節施加太多的壓迫。人們對硬舉的誤解其實是來自錯誤的姿勢。

很多人在抬槓時會圓背，這樣做非常的糟糕，會把壓力從強壯的豎脊肌轉移到脊椎、椎間盤和韌帶。但如果能正確執行，你能從中獲得很大的效益，幾乎不用擔心會對身體帶來什麼傷害。就讓我們接著來學習硬舉的正確方法

準備動作

在做硬舉時，務必先把槓鈴放在地上，而不是放置在架上。

接近槓鈴，然後雙腳打開，距離比雙肩略小，站在槓鈴的中間，兩邊腳趾微往外開。把槓鈴往腿的方向移動，與肩在同一條直線。這時槓鈴位於腳背上方、靠近脛骨的地方。比較高或瘦的人，槓鈴可以靠到脛骨，較為矮或壯實的人，槓鈴約位於腳掌上方。

槓鈴的位置是否正確至關重要，因為位置正確在你上拉、往後時才能發揮最大的槓桿作用。如果槓鈴離身體太近，肩膀超出槓鈴前方過多，你在上拉時還得將槓鈴往前移動，才能讓槓鈴超過你的膝蓋。若是槓鈴離身體太遠，你會覺得自己好像要跌倒，腳跟無法站穩。

　　接著，身體挺胸、直立站好，深吸一口氣，氣吸到橫隔膜，而不是只到肺部，接著腹部用力，好像正等著有人要朝著你的肚子打一拳。隨後臀部向後、膝蓋彎屈，像是要做深蹲的動作，這時稍微彎下背，背膀向下，進入「半蹲」位置。這時候腿後肌和臀部應該相當緊繃，而這是正確的狀態，因為待會臀部往上時，肩膀也會自然上抬，槓鈴就會自然的離開地面。

　　在這階段，有些新手會為了舉起槓鈴，而讓臀部蹲得過低，感覺這樣才能舉起重量。別犯這種初級錯誤，因為臀部蹲得越低，就必須越用力才能讓槓鈴離地，這樣做是白費力氣。

　　接下來，掌心向下，雙手正握槓鈴，手的位置在脛骨外側，並盡可能扭緊槓鈴。肩膀向後、向下，將上手臂往身體的兩側壓，像是要用腋窩擠爆橘子。手臂放在大腿的兩側，完全打直，手肘鎖死不彎曲。手和腿之間維持足夠的空間讓拇指不碰到大腿即可。頭部維持中立，不抬頭看天花板或是向下看地板。

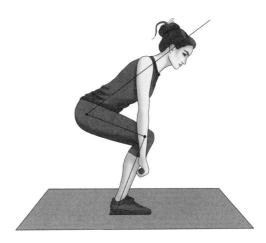

　　準備動作如右圖示：

　　做好準備動作後，就可以開始往上。

上拉

．．．．．．．．．．

動作開始時，用力將身體往上移動，腳跟用力下踩，上身微往後傾。記住要鎖住手肘，下背微拱（但不圓背！）。

臀部與肩膀要同時上升，不可先抬高臀部，用背部的力量拉起肩膀。讓槓鈴向上滑過脛骨、超過膝蓋，在超過膝蓋後，把臀部往前推向槓鈴的方向。在上舉時，大腿後側肌群（膕旁肌）與臀肌要持續用力收緊。

整個過程，頭要和脊椎呈一直線，下背稍拱，收緊核心肌群。槓鈴盡可能直線向上，也就是說橫向移動越小越好，上來的速度才不會變慢，也比較好維持姿勢正確。槓鈴不要向外或向內移動。

站好後，胸口上挺，肩膀向下，上身不往後傾、下背部不過度伸展、不聳肩。請看下方圖示動作：

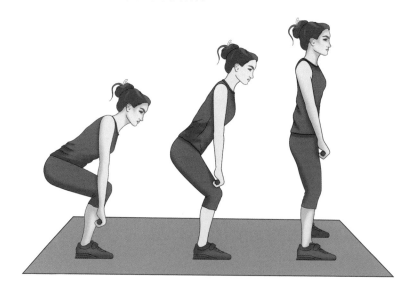

接著，你就可以放下槓鈴。

放下槓鈴

完成舉起的動作後，要以有控制的動作，將槓鈴放回地上。剛剛怎麼上來就反向怎麼回去。

第一，先將臀部向後推，膝蓋不彎曲，讓槓鈴直線往下，滑過大腿，臀部繼續往後，讓槓鈴經過膝蓋放回地板。

整個過程後背要始終保持鎖定中立的位置，核心肌群用力，往下時不要放慢速度，也不用將槓鈴輕放回地面，放下的時間只能花費一到兩秒，甚至是更短的時間。

然後，你就可以再做下一個反覆次數。

很多人在次數之間不會停下來，而是使用「輕觸式硬舉」，這是在槓片一碰到地面時，身體還能維持張力，然後馬上開始下一個反覆次數。暖身時可以這樣做，但我個人比較推薦「靜止硬舉」，讓槓片停留在地面約一秒的時間後再舉起來。這樣做可以重新調整呼吸和啟動姿勢，靜止會比輕觸有難度，但效果較好也較安全。

羅馬尼亞硬舉

羅馬尼亞硬舉也是我們訓練的重點之一，這個方式乍看之下有點像是懶人硬舉甚至危險硬舉。然而它不但不危險，更可以訓練膕旁肌、臀大肌、豎脊肌、背闊肌的最好方法，除此之外，還能練到你的

前臂。

羅馬尼亞和傳統硬舉最主要的差別如下：

1. 槓鈴的起始位置可以從架上開始，不一定要是地上。

2. 雙腿相對打直，下放槓鈴時，膝蓋只要微彎。

3. 槓鈴只放到膝蓋下或下背開始微拱時即可，不必再放更低。

為什麼這個動作叫做羅馬尼亞硬舉呢？在九〇年代，來自羅馬尼亞的奧林匹克舉重選手尼庫・弗萊（Nicu Vla），來到美國舊金山作交流，他提出了這個兩腿打直、非常特別的硬舉方式，看起來介於直腿硬舉與傳統硬舉之間。一位列席的觀眾問弗萊這個運動的名稱，他聳了聳肩說：這只是他平常用來加強背肌的方法而以。當時在場的美國的舉重教練便建議將之稱為「羅馬尼亞硬舉」，因此得名。現在就讓我們來看一下正確的技巧：

準備動作

方法有二：

1. 從架子

2. 從地板

如果是從架上開始，我們要把槓鈴的位置設在動作的起始位置，大約在大腿中間。若是從地板開始，那就和傳統硬舉的方式相同。

多數人喜歡從架上開始，這樣加槓片比較方便，也不用浪費時

間將槓鈴從地上拉起。

先走向槓鈴，使其位於腳掌中間，雙腳打開與肩同寬，腳尖微開，雙手正握槓鈴。

接下來，深吸一口氣，抬起胸口，將上手臂往身體的兩側壓，像是要用腋窩擠爆橘子。將槓鈴從架上（或地上）抬起，如果是架上開始，那就往後退一小步，膝蓋微彎，視線固定在前方三公尺左右的位置，這樣就可以開始下放槓鈴。

下放槓鈴

下放時，臀部向後移動，槓鈴在大腿前方直線下降，膝蓋要盡可能保持與開始時一樣的角度，若是膕旁肌開始繃緊，這時可以稍微彎曲膝蓋。

此時，槓鈴應該會在膝蓋高度或是略低於膝蓋，不要將槓鈴放回地面，不然膝蓋會彎得更多，這會降低施加在膕旁肌的張力，削弱鍛鍊的目的。

槓鈴只要下放到不圓背、膝蓋不彎曲的狀態即可，這時你就可以上抬槓鈴。

槓鈴上抬

收緊背肌與核心肌群、挺起胸口、膝蓋微彎、驅動臀部向前，直線抬起槓鈴。

動作外觀如圖：

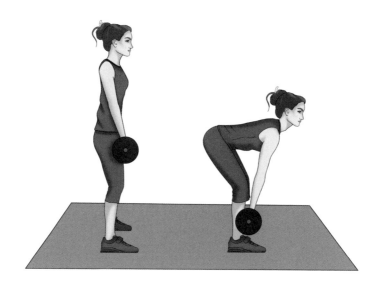

挺直站好後，就可以進行下一個反覆次數。

提供六個可以提升硬舉表現的技巧給大家：

1. 盡最大的力氣扭緊槓鈴

握槓時要用力到好像要把它捏碎一般，指關節要握到變白色的，這樣才是正確的力道。

2. 提高握力

握力不夠的話很難握住沉重的槓鈴，還可能讓槓鈴從手中滑出，因此無法進行動作。雖然握力會隨著訓練而增強，但可能趕不上身體其他肌群的進步速度，而成為你硬舉的限制因素。

常見的解決方法是「正反手握法」，一手掌心向下，一手掌心向上，這個方法實用，但有兩個缺點：

1. 軀幹容易朝掌心向下的那邊旋轉，造成身體兩側負重不平均的情況。
2. 掌心向上的肱二頭肌會承受較大的壓力。[14]

目前沒有相關的科學數據證明這個方式的安全性，但以我的經驗來說，肱二頭肌很少發生撕裂的狀況。真要發生，也是在大負重、正反手握法的情況下，發生掌心向上的那側。

你可以兩手交替正反的方向，這樣便能大幅減少二頭肌撕裂的機率（每次或每兩次換手），然而，我還是希望大家可以使用助握帶、雙手正握。

很多人不願意用助握帶，他們認為這是「作弊」。快別這樣想，正確使用助握帶的話，可以讓你安全地進行更大的負重，且不會產生任何正反握的缺點。使用助握帶也能舉起比鉤握（hook grip）更重的重量，而雖然這種方法也很棒，但由於對大拇指壓力太大，我們暫且不討論。

使用助握帶時，選擇簡單的款式即可。剛開始的幾組不要用，直到你快握不住才開始使用（例如第二或第三次的紮實訓練組）。助

握帶還可以幫助你做槓鈴和啞鈴划船。

你也可以在訓練菜單中增加握力鍛鍊，我最喜歡的是「握槓鈴」，對，就是字面上的意思，握緊沉重的槓鈴做握力練習。

方法如下：

1. 如用深蹲架，將槓鈴置放在膝蓋的位置，重量設在你只能握十五到二十秒的重量。
2. 做三組十五到二十秒的握力練習，組間休息三分鐘。

在訓練完成之後做，每週一到二次，中間隔二到三天。應該會在第一個月看到握力明顯提升。最後還有一個實用的小技巧跟各位分享，你們可以使用舉重專用的鎂粉來提高握力。鎂粉可以吸收手汗，增加手掌與槓鈴之間的摩擦力。如果你不想把器材弄髒，或是健身房不允許的話，也可以選擇液態鎂粉。

3. 穿著正確的鞋子

與深蹲一樣，若穿著氣墊、橡膠的軟底鞋，會降低訓練過程中的穩定性，造成力量流失，也會影響姿勢的正確度。

一般的運動鞋不是專為硬舉所設計的，穿著練幾個月就會壞了，建議大家要選擇平的硬底深蹲鞋，或是直接赤腳或穿襪子做硬舉。

4. 拿出爆發力

速度慢容易卡住，一開始就要腳跟用最大力氣往下踩，然後盡最快的速度向上舉。

5. 穿著護脛、長筒襪或是護膝

對大多數人而言，做硬舉時，槓鈴會延著小腿往上，過程中小腿容易破皮流血。穿長褲或是緊身褲練也可以，但褲子的磨損率很高。因此我會建議大家使用輕便的護脛、長襪或是膝蓋護套，就能保護好小腿不受傷。

6. 使用伐氏操作來控制呼吸

這個方法有助於穩定軀幹做大負重，讓你能做更大重量的訓練，對於所有需要多關節的複合運動都有很大的助益。以硬舉為例，槓鈴超過中腿位置後就可以呼氣。

槓鈴臥推

槓鈴臥推是最棒的全方位上肢動作，可以訓練到胸肌、背闊肌、肩膀、三頭肌，甚至是大腿都能稍微練到。做法也簡單，只需要躺在板凳或地板上，將腳放在地板，將槓鈴從深蹲架取出，把槓鈴下放置胸口再往上推即可。

臥推的方法很多，可是很不幸地，你大概在健身房看過以下這些景象：

- 沒有將槓鈴下放回到胸口
- 槓鈴放到鎖骨的位置
- 臀部會從板凳上抬起
- 聳肩或是肩膀會往上推

‧ 手肘向外打開

這些不正確的姿勢會傷害背部和肩膀，人們因此對臥推產生誤解。姿勢錯誤又負重過大，受傷的機率委實會大幅提高。我們這一章要談的就是如何正確做臥推，讓大家都能夠安全的從中獲得最大的訓練效益。

英國索爾福德大學（University of Salford）從實驗中提出二項建議，[15] 只要好好遵守，臥推受傷的機率就會非常的低：

1. 使用中等握距，寬度比肩膀稍寬。
2. 手臂和身體保持三十到六十度角之間。

我個人發現，四十五度左右最適合我。臥推是最受男性健身者歡迎的項目之一，很多人重量選太重、次數也做過頭，若是再加上姿勢不正確，便會很容易受傷。和其他輕重量的訓練兩相比較，就會覺得臥推很危險。

你不會犯上述的任何錯誤，因為你即將學習到像圖片上的示範姿勢，再學習如何選擇重量、設定次數的正確方法，就能將受傷的風險降到最低。

準備動作

　　首先，躺在板凳上，調整好位置，讓眼睛剛好位於槓鈴下方。

　　再來，挺胸，肩胛骨向下，用力往中間收緊，感覺就像要把肩胛骨收進後背的袋子一般，這樣做可以增加上背部的穩定性和力量。

　　握距略寬於肩膀，約在四十五公分到六十公分之間，需要依每個人的身型做調整。握距太窄，主要練到的是肱三頭肌而不是胸大肌；握距太寬，動作的範圍會縮小，不僅訓練效果會減少，同時也會增加肩膀受傷的風險。

　　槓鈴的位置要在手掌中相對較低的位置，需較為靠近手腕、遠離手指，並用力扭緊槓鈴。手腕可以稍微彎曲，讓槓鈴落在掌心，但不要像中間的圖一樣下彎。

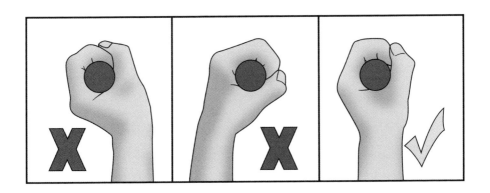

　　可以請一個朋友站在你後面，檢查動作底部時前臂的位置，盡可能做到垂直的角度，像下一頁的最右邊的圖：

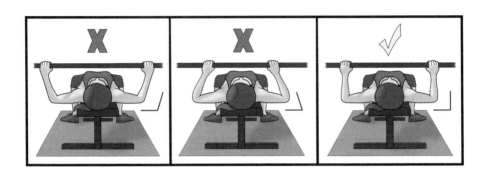

我們可以從圖中清楚看到，左邊的握距太寬，中間太窄，最右邊的圖才是正確的握距。不要把姆指放在食指旁邊，我稱之為「無姆指式」或「自殺式握法」。做大重量時，這樣的握法很容易讓槓鈴滑出雙手，直接砸到胸膛，更糟糕的是落在脖子上。

接下來，下背微拱，雙腳平放在地面上，落在膝蓋正下方，大約與肩同寬。後背不要完全打平，也不要太拱讓臀部不能穩定的放在板凳上。背部的角度就像你在挺胸時，自然微拱即可。

大腿要和地板平行，小腿和地面垂直，讓你在上推時，腳跟可以用力向下，讓身體產生用腿向上驅動的力量。

接著，手肘打直鎖緊，將槓鈴水平的從架上移出，來到肩膀上方。不要嘗試將槓鈴從架上直接移到胸口的方法。另外要注意，當槓鈴從架上移出時，要挺胸不下塌，肩胛骨也要往中間收緊，做好鎖背的動作。在槓鈴到位後，深吸氣，打開膝蓋，用力握住槓鈴，即可下放槓鈴。

下放槓鈴

下放時，手肘的動作是要點。許多人會手肘外開，這樣肩膀可能會受傷。也有少數人的手肘太靠近身體，因而降低穩定度和力量，並且加重手肘的負擔。

整個過程，手肘和身體要維持在三十到六十度角之間，可以保護肩膀，提供穩定、強力的身體位置來做臥推。

請看下面的圖片，可以看到最底部的手臂與軀幹呈二十度角，這太靠近體了。中間的四十五度角是理想位置，也不要把手臂高舉到最上方的九十度角。

手肘靠近身體，位置正確，將槓鈴往下放到胸中線，約乳頭的上方。槓鈴要直線向下，不要朝臉或肚子傾斜。在槓鈴碰到胸口後（輕觸，不要反彈），就可以往上推。

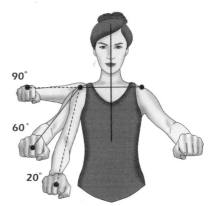

上推

上推時，你要想像身體用力向下推進板凳、遠離槓鈴，而不是把焦點放在要把槓鈴推離身體。這個方法可以幫助你維持正確的姿勢，發揮最大的力量。

肩胛骨向下、往中間收緊，手肘靠緊身體，下背微拱，臀部確實放在板凳、雙腳確實平放在地面，將槓鈴推離胸口。

還可以加上之前講的雙腳驅動，把腳跟用力往下踩、膝蓋往兩邊打開，讓力量從下往上經過臀部到背部，讓你可以推動更大的重量。

　　槓鈴要稍微往斜後方發力，也就是以對角線往上移動，回到你最開始的位置，也就是在肩膀的正上方，這是最好的平衡點。

　　推到最上面時，鎖住手肘，不要微彎。完成後就可以接續著做，反覆次數。一組動作做完後，我們要接著把槓鈴放回架上。但不要直接放回鉤子，因為如果你沒放好，槓鈴就會砸在你的臉上。把槓鈴推到肩膀上方後，鎖住手肘，然後平行的將槓鈴移回臥推架上。

窄臥推（Close-Grip Bench Press）

　　我們現在來討論臥推的另一種型式。之前有講過，握距窄的話，肱三頭肌會得到較多的訓練，這個方法不適合想專注訓練胸肌的人，但是當你想加強三頭肌的話，則是相當合適的項目。

　　開始的動作和正規的臥推相同，只是握距縮小，比肩膀小（約幾英吋）。有些人會將雙手的距離拉得很小，約十幾公分的距離，想要讓三頭肌得到最大刺激，但這樣做會增加肩肪與手腕受傷的機率。

　　如果肩膀或是手腕覺得不舒服，在槓鈴碰觸到胸口時，可以將雙手往外加寬一個手指的距離，重複這個步驟直到你覺得舒適為止。

提升臥推表現的六個技巧

1. 目光不要隨著槓鈴移動

這樣做只是浪費力氣，你要在天花板找一個聚焦點。臥推的目標是在每一個反覆次數將槓鈴推回相同的起始位置。

2. 試圖將槓鈴拉下來並折彎

這是傳統的健力技巧，但已經有實驗證實它的作用，方法如下，很簡單：

- 下放時，不要讓槓鈴朝身體的方向掉。這時，你要想像自己讓槓鈴穩穩往下拉到胸口，這可以幫助身體維持正確的姿勢，產生最大的垂直力。[16]
- 在下放時，要想像用力將槓鈴彎成兩半或將它拉成兩段。

這時要出力鎖背，將肩胛骨往中間收緊。施加橫向力，可在上推時幫助你產生更大的垂直力。這就是為何跟啞鈴相比，做槓鈴臥推時可以發出更大重量的原因，[17] 因為推啞鈴時，我們無法施加橫向力。

3. 臀部自始至終黏在板凳，如果臀部會抬離板凳，代表重量太大

臥推時有三個重要的接觸點，做對了才能發揮最大的力量，也就是上背（貼在板凳）、臀部（黏在板凳）和雙腳（踩在膝蓋正下方的地板）。

4. 後腦不要撞板凳

這樣做脖子會繃得太緊。因為在臥推時，脖子自然就會收緊，因此不要再用力將它下推。

5. 槓鈴向下時，你要想著上推的過程

在向下的過程中，你要想像著用爆發力往上推，你會發現這樣做可以更好控制下放的速度，避免槓鈴在胸口彈震，同時也讓肌肉做好向上舉起重量的準備。順道一提，這個技巧適用於各種訓練項目。

6. 使用伐氏操作來控制呼吸

如前所述，伐氏操作適用於各種訓練項目，我建議在做所有的複合訓練都可以使用伐式操作。在槓鈴上推到離胸口十到十五公分的距離時吐氣。

終於完成了健力三項的解說，這一章有很多需要消化的內容。在練習時，只要有不清楚的地方都能回過頭來查詢，先拿空槓甚至是掃把做練習，都是熟練動作的好方法！

還可以用手機錄下自己的動作，就更能確保動作的正確性。你可以連上這個網址 www.thinnerleanerstronger.com/bonus，下載每個項目的影片教學。如果文字解說有不清楚的地方，觀看影片一定可以得到解答。

重點整理

- 槓鈴深蹲、槓鈴硬舉和槓鈴臥推是這百年來，健力和健美訓練中的主項目，是肌力訓練之王，能練到全身最多的肌肉，並且能讓你安全地做到最大範圍的漸進式超負荷。
- 提高這三個項目的重量是我們的主要目標。
- 若是長期姿勢錯誤，這三個項目會對肩膀、背部和膝蓋造成傷害。
- 也許有些人的身體結構無法在這些動作使用太大的重量，但研究指出，若是能正確執行的話，這些項目對一般人來說都是絕對安全的，甚至可以幫助你預防關節疼痛。
- 槓鈴深蹲是訓練全身主肌群的最佳運動。
- 深蹲不僅對膝蓋安全，甚至可以保護膝蓋，降低膝蓋受傷的風險。
- 硬舉是增強整個背部的極佳動作，不會造成過度的動作範圍，或是對脊椎與關節施加太多的壓力。
- 羅馬尼亞硬舉是訓練膕旁肌、臀大肌、豎脊肌、背闊肌的最好方法，除此之外，還能練到你的前臂。
- 槓鈴臥推是訓練上半身最有效的動作之一，可以全方位的訓練到胸肌、背闊肌、肩膀、三頭肌，連大腿都能稍微練到。
- 窄臥推和一般臥推的方式一樣，只是縮小雙手握距，這是加強三頭肌的好項目。

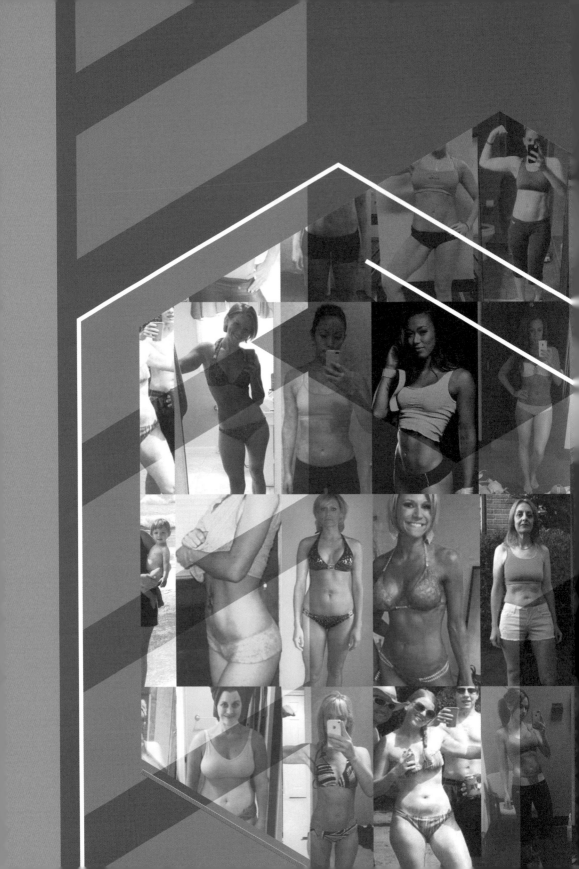

PART 6

營養品
選購重點

25

營養品的大騙局

熱愛自己所做的事，為此能行別人所不能行，你必將卓越傑出。

——英國大力士 沙赫·拉伊（LAURENCE SHAHLAEI）

「把藥裝在漂亮的瓶子，老兄。」

我皺著眉，心想他知道自己在說啥嗎？

「這方法很聰明吧！」安東尼咧著嘴笑說道。

安東尼做著一項簡單的生意，他的保健食品公司每月在點擊付費的廣告上會花費二百萬美元，帶來的銷售額高達四百萬美元，但他葫蘆裡到底賣的是什麼藥，他自己也不知道。他說不出裡面有什麼成分，只知道一瓶成本三美元的東西，他可以賣三十九點九九元。消費者想要取消訂單的步驟繁瑣困難，真的取消成功他還能賺上一筆賠償費用。喔對了，他雖然不知道自己賣什麼，但他知道他的上億豪宅在經過百萬裝潢後將變得美輪美奐。

在我剛進入健身行業時，我以為像安東尼這樣投機取巧的商人只是特例。後來我發現自己錯的離譜，原來這種暴利情況是常態。套句《星際大戰》歐比王的名言：「蛇鼠一窩。」可以很貼切的描述保健食品行業的情況。

我不是胡扯，只能說這行業充斥著假新聞、假產品和偽科學。這件事聽來有趣卻讓人笑不出來。你不相信我嗎？就讓我一一揭開保健行業的真面目。

二○一五年，紐約州司法部指控四家全國性的經銷商，販售無成分標示且有污染之虞的保健食品。[1]當局表示，他們已經針對市面主要品牌進行測試，包含 Walmart、Walgreens、TargetGNC 等多家草本保健食品，結果發現大約有五分之四的產品並不含他們標榜的主要成分，只是放些便宜的填充物，像是米粉和蔬菜磨成的粉，甚至還含有易過敏的危險成分。

密西根律師事務所（Michigan law firm Barbat, Mansour and Suciu）在二○一五年獲得的實驗檢測指出，市售運動營養品公司都會將便宜填充物混入高蛋白粉，藉以降低成本獲取高利。這些知名品牌包含 Giant Sports、MusclePharm、CVS Health、4 Dimension Nutrition、NBTY、Inner Armour，並且弄虛做假，故意掩蓋其詐欺不實的行為。[2]

特別糟糕的是 Driven Sports 公司，他們在二○一三年將類安非他命（methamphetamine）的成分加入一支熱銷的運動前補給品「Craze」裡面。想必吃了之後來訓練應該會很 high 吧！。[3]

雖然這種類安非他命的成分能讓運動員大幅提高運動表現，但這是非常態也是非常危險的行為。這間公司的總裁後來也因為販售合成代謝類固醇和非法減肥藥而被拘補。[4]

此外，另一家保健品業者 USPlabs，也在二○一三年被美國食品藥物管理局檢驗出在其販售的訓前補給品中加入粉狀刺激物

（DMAA），這種成分對人體危險性很高。然而，這家業者賊心不死，又在二〇一五年推出一種減重產品（OxyELITE Pro），成分中混入像氟西汀（fluoxetine）等會導致肝臟損傷和衰竭多種藥物。[5] 此產品從二〇〇八年到二〇一三年之間，估計為業者賺進四億美元。[6]

我從中看到大多數的保健食品公司，特別是運動類別，在這塊上花招百出，處處設陷阱要消費者跳坑。有位保健品公司的總裁是這樣跟我說的：「說人們想聽的話，賣人們不需要的東西。」他覺得自己實在是足智多謀。

是啊，這方法不難，任何人都可以聯繫製造商，買一些沒什麼效用的現成配方，在瓶子貼上花俏聳動的標籤，找幾個使用類固醇的網紅來打廣告，就會有消費者自願上鉤。

有一個奸巧的業者曾說過，只要你能提出相關的歷史或科學證明，你就能說服人們做任何事。不相信？你只要隨便翻開一本運動雜誌，看看裡面的營養品廣告就知道了。

每則廣告都會打上「實驗證明」、「科學根據」或是「臨床劑量」等字眼，然後不知道為什麼，人們就掏錢買單了！多數人並不清楚這些話術的意思，也不知道如何驗證。因此不肖業者利用這樣的心理反應，以不實的承諾推動每年上看數十億美元的銷售額。

這些廣告讓消費者誤以為業者投入大量的時間與精力做研究，但當你仔細觀察後，卻會發現多數的保健食品公司並不想要什麼科學根據，對他們來說，科學研究只是創造更多營收的口號。這些口號有時候是無心之過，但更可能是故意投放假資訊。

保健食品行業的法規寬鬆，業者根本不受任何限制，任何人都可

以假冒科學之名，行詐騙之實。保健食品的市場是一塊大餅，吸引著眾多業者投注巨額資金，並且昧著良心無所不用其極的追求高獲利。

我再舉一例，可做為膳食補充劑的「β-羥基-β-甲基丁酸」（β-Hydroxy β-Methylbutyrate，簡稱 HMB），是亮胺酸在人體代謝時自然形成的物質。

根據美國私立坦帕大學（University of Tampa）的研究顯示，補充 HMB 的人，其肌肉量比服用安慰劑的人多三倍，減脂量多兩倍，可以獲得更多的肌力，肌肉痠痛的程度也會相對減少。[7]

換句話說，研究顯示，HMB 根本就是增肌減脂界中的類固醇！[8]

講到這裡，你發現哪裡怪怪的嗎？我們先來看是誰資助這項研究。

在這項研究中，有三位作者是在 Metabolic Technologies 公司工作，這是一家擁有與 HMB 多項相關專利的生技公司。想想看，這三位科學家有可能提出與公司利益相衝突的實驗結果嗎？

當然也有其他研究指出 HMB 驚人的好處，但是往這背後仔細一追查，我們又發現這些研究都是由擁有 Metabolic Technologies 生技公司的財團出資進行的。[9] 這時你對研究結果的可靠度有幾分相信？

我們再搜集更多有關 HMB 的相關研究，結果竟然大不相同。

- 紐西蘭梅西大學（Massey University）的研究指出，HMB 可以提高下肢肌力，但是對身體組成的影響微乎其微！[10]
- 新加坡體育委員會（Singapore Sports Council）所進行的一項研究發現，補充 HMB 對肌力或身體組成不會產生任何改變。[11]
- 美國孟菲斯大學（University of Memphis）的研究亦提出相同的結論：補充 HMB 不會降低分解代謝，也不會提高肌力與改善身體組成。[12]

紐西蘭梅西大學最後對研究做了總結：

> 在阻力力訓練中，未經訓練的男性若補充 HMB 可以小幅提
> 高整體與大腿的肌力；但對有訓練經驗者的影響微不足
> 道。另外 HMB 對身體組成不產生任何影響。[13]

這個事例給我們上了寶貴的一課，也就是保健食品若是效果奇佳，好得此物只應天上有的話，那麼就別指望我們人間也有這種寶物。只要少數營養補充品能發揮廣告所宣稱的「一半」效果，一半就好，我相信每個人都是健身模特兒了。

這些騙人的廣告都是因為金錢的誘惑，在利益的面前，道德與良心變得非常薄弱，而且又有誰能說得清何謂對錯？當一個可以快速致富卻不道德的機會落在你面前時，那才是認識自己真面目的時候。許多商人真的是腐到骨子裡。

大多數的運動補充品都沒有作用，實現不了廣告中的承諾，有些甚至還會危害身心。骨牌效應的遊戲會一直持續著，我沒有耐心等待政府有一天會認真打擊犯罪，但消費者擁有的力量比我們想像的多，你口袋裡的錢可以決定市場的走向，持續掏錢支持陰險的大財團，就是允許他們剝削我們的行為。

而你和我都可以決定不這樣做，握緊你的錢，拒絕不實產品，我們可以向整個行業傳達一個強而有力的信息，也就是「不改變就等著從市場消失吧！」

在你吃營養品時，你就把自己的健康放在陌生人的手中，這些

人是眼中充滿利益的騙子。很多健身前輩因此已經決定完全放棄購買營養品了，從我們剛才所談的研究來看，我認為這是一個非常正確、合理的決定。

當然，不是每一種營養品都沒有作用，也有安全、天然的產品可以幫助你更快速的增肌、減脂，獲得健康。

別指望這些產品能有改變你的身體或生活的神奇魔力，但高品質、公正的研究告訴我們，這些產品可以提供你一些優勢，在努力的過程中推你一把，讓你更快達成目標。

因此，這其中的竅妙就在於學會「辨別」，懂得哪些產品值得購買，哪些不值得，趕緊翻到下一章，讓我們更深入討論。

26

聰明選購營養品

在這個相信凡事都能走捷徑的年代，
放長眼光來看「最難的方法反而是最輕鬆」，
這是值得我們學習的課題。

——美國文學大師 亨利・米勒（HENRY MILLER）

營養補充品並非許多人宣稱的那麼重要，正確的補充可以幫助你更快達到目標，不過它們仍舊是「補充品」，而非必需品。

你先要知道你可以完全不靠這些營養品，就能達到健身目標。沒有任何一個營養品是必要的。不過，也許你可以加入幾種有可靠科學研究做背書的營養品，加快增肌減脂的速度，或是提高訓練表現與練後修復，讓身體更加健康。

像是研究指出肌酸、β-丙胺酸和瓜胺酸可以幫助增肌與提高肌力；而辛弗林素與育亨賓可以幫助燃脂；維生素 D 和魚油可以促進身體健康。[1]

另一方面，你可能也聽過很多種熱門的營養品，但它們很多都沒有用。像是我們經常聽到支鏈胺基酸可以促進肌肉生長，不過，已經有越來越多的研究認為這不是事實。[2]

藤黃果是減重界的一哥，但後來實驗卻證實它在老鼠身上也許有用，但對人體不起任何效果。[3]

很多人也會想要補充刺蒺藜來提高睪固酮濃度，但我必須告訴大家這只是「江湖傳說」，因為刺蒺藜沒有這個功效。[4] 我不想要浪費大家的時間分析每一種市售營養品，讓我們針對重點，直接討論對你最有利的六種營養品與營養：

1. 高蛋白粉
2. 魚油
3. 維生素 D
4. 綜合維生素
5. 減脂產品
6. 增肌產品

這六種營養品對生理有很大的幫助，包含增肌減脂、提振心情、提高免疫力、胰島素敏感性，改善心臟、大腦、腸道健康，降低發炎、更有活力等等。我們會在本章深入討論這六種營養素，在第三十章也會具體討論產品和補充方法。

現在就讓我們從第一項開始。

營養品 1 高蛋白粉

市售高蛋白粉種類繁多，讓人目不暇給，乳清蛋白、酪蛋白和大豆蛋白都是市面上常見的種類。網路一搜尋，可能會出現數十種廠牌，這時候你應該如何做選擇？你依什麼標準做選擇？應該選動物性的，像是乳清、酪蛋白或是蛋清蛋白，還是購買植物性的高蛋白，像是米、大豆、大麻籽或豌豆蛋白，到底哪一種最適合你呢？還是買個幾種，混合著吃？

先這麼說好了，好的高蛋白產品必須滿足以下條件：

1. 不一定非得像奶昔那般好喝，但味道要好、沖泡容易。
2. 絕對不選難喝的，因為反正你也喝不久。
3. 主要營養成分良好。
4. 以最低的卡路里提供最高的蛋白質，並盡量低碳、低脂。
5. 添加必需胺基酸，並且好吸收。
6. 符合個人目標所需。
7. 價格合理（以每次飲用分量作計算）。

我個人還會看是否有添加人工甜味劑、色素或是其它不好的化學成分，即使廠商說無害，畢竟都是不天然的東西。[5]

讓我們來看看有哪幾種高蛋白粉可以過關（有兩種受歡迎的高蛋白竟然無法過關）。

1. 乳清蛋白

乳清蛋白粉是當今最受歡迎的蛋白補充劑，因為蛋白質含量高，物美價廉又好喝，內含的胺基酸特別適合肌肉生長。那它到底特別在哪裡呢？

乳清是製作乳酪時剩下的半透明液體，牛奶在經過凝結和過濾之後，留下來的就是乳清。在過去，這些無用的液體會被直接丟棄，但科學家發現乳清含有大量的蛋白質，而且富含亮胺酸。亮胺酸是人體所需的必須胺基酸，對蛋白質合成至關重要。[6] 而蛋白質合成在健身者心中地位崇高。

身體可以快速消化乳清蛋白，也就是消化後會將大量的胺基酸帶入血液，[7] 相比酪蛋白或雞蛋白等緩慢消耗的蛋白質，乳清蛋白可以刺激身體、讓肌肉更快生長，因此更適合在訓練後補充。[8]

簡而言之，乳清蛋白粉是補充蛋白質的絕佳選擇。市面上有三種乳清蛋白可供選購。

・ 濃縮乳清蛋白

這是加工最少的形式，單位重量的蛋白質純度從百分之二十五到百分八十都有，並且含有膳食脂肪和乳糖。

・ 分離乳清蛋白粉

加工手法和濃縮乳清蛋白差不多，但多了一道去除乳脂和乳糖的程序，單位重量的蛋白質含量超過百分之九十。

‧ 水解乳清蛋白

這是將分離乳清蛋白再經一次水解步驟，讓大分子分解成小分子，因此更易消化和吸收。[9]

廠商通常會說分離和水解在各方面都優於濃縮乳清蛋白，但事實並非如此。確實，分離和水解的單位重量蛋白質含量更高，不含乳糖，更好沖泡不結塊，也更好消化，還有人說味道更好。但就我們的重訓目的而言，濃縮乳清蛋白就足夠了。[10] 當然，也不建議選最便宜的，好品質的乳清蛋白單位重量的蛋白質濃度約百分之八十，品質差的則可以低到百分之二十五。[11]

一般來說，一分錢一分貨，如果有一款蛋白價格比其他便宜許多，這可能是用低品質的原料所製成。不過高價格也不代表高品質。即使信譽良好的廠商也常會用低品質的濃縮乳清蛋白，添加少量的分離與水解乳清蛋白，打著「調和」兩字，就公然在包裝和廣告中註明為分離和水解乳清蛋白。作為一個聰明的消費者，在購買前，務必檢查成分標籤、分量與蛋白質含量。

在看成分標時，成分通常都是由多至少排列，也就是說第一種成分會比第二種多，第二種比第三種多，以此類推。如果產品主打分離乳清白，但濃縮乳清蛋白卻放在第一位，那裡面含的應該都是濃縮乳清蛋白，分離蛋白的分量會非常少。如果列在最上面的是奶粉蛋白（一種非常便宜的替代品），這是最糟糕的選擇。

另外還得查看勺子的大小，這個因素沒有算進去的話，誤差會很大。譬如，每份含量是四十公克，但僅含二十二公克的蛋白質，那你千萬不要購買，因為你不知道其中的十八公克是什麼。高品質的乳

清蛋白可以靠下面這二點找出來：

・濃縮、分離或是水解要佔最多成分

如果你看到有其他成分排在這三個上面，直接放棄這個產品。

・蛋白質含量要最接近每一份飲用分量

這兩者的分量永遠不會相等，因為即使是「最乾淨」的高蛋白粉，也會含有甜味劑、香料、或是其它微量卻必要的成分。

2. 酪蛋白粉

酪蛋白和乳清蛋白都是從牛奶提煉，酪蛋白的消化比乳清緩慢，能更穩定且更緩慢將胺基酸釋放到血液中。[12] 關於乳清蛋白還是酪蛋白對增肌較有效益的爭論仍舊持續中，不過營養界中的**權威學者**都同意以下這些觀點：

- 乳清蛋白能快速消化，再加上富含亮胺酸的特點，適合在訓練後補充。
- 比起乳清蛋白，酪蛋白應該較不適合用在訓練後補充。[13]
- 酪蛋白和乳清蛋白一樣好，可以滿足日常營養需求。[14]
- 睡前飲用三十到四十公克的酪蛋白或低脂茅台乳酪、希臘優格、冰島優格等緩慢釋放的蛋白質，可加速肌肉的修復。[15]

酪蛋白有兩種選擇：
· 酪蛋白鈣
· 膠束酪蛋白

酪蛋白在經過加工後成為酪蛋白鈣，會比較好沖泡。膠束酪蛋白是以膠束狀的分子多聚體的形式存在，這樣的結構較為穩定，因此需要較長的消化時間。膠束酪蛋白保留了容易被加工過程給破壞的束狀形態，因此可以長時間釋放，特別適合在訓練前使用，這是它的特性。[16] 和乳清蛋白差不多，你在購買酪蛋白時，也需要確認勺子分量與蛋白質含量的比例，才不會誤算分量。

3. 蛋清蛋白

你知道有蛋清蛋白這種產品嗎？這種產品有有二大優點：

· **蛋清蛋白有很高的生物價** [17]

生物價是一種用來衡量蛋白質被人體吸收和使用效率的方法。高生物價的蛋白質可以促長肌肉生長，科學家經過動物實驗之後，認為蛋清蛋白和乳清蛋白效益一樣高。[18] 人體研究也顯示蛋清蛋白在刺激蛋白合成的方面非常有效。[19]

· **蛋清蛋白幾乎不含脂肪和碳水化合物**

蛋清蛋白是從蛋白所粹取，碳水的含量自然較少，且不含脂肪，也就代表你可以從其他食物攝取更多的主要營養素，粉狀液狀都可

以。另外，蛋清蛋白不含膽固醇，你除了可以吃全蛋，還可以另外補充蛋清蛋白。

4. 大豆蛋白粉

科學研究指出，大豆蛋白也是一種全方位的蛋白質。然而人們對其褒貶不一，[20] 特別是男性朋友會因為大豆含有豐富的異黃酮而對它感到怯步。[21] 異黃酮是一種雌激素，有研究顯示大豆製品會讓男性變得女性化。

不過也有其他研究指出，大豆或異黃酮都不會改變男性生育力或是降低雄性激素。[22]

幸好這些對女生而言，一點都不重要。大豆蛋白粉對於女生來說是一種完美的素食蛋白質來源，在質量和效果方面可與乳清蛋白媲美。[23]

大豆蛋白粉有兩種選擇：

1. 分離大豆蛋白粉
2. 濃縮大豆蛋白粉

因加工方式的不同，造成這兩種大豆蛋白粉成分上的差異，濃縮大豆蛋白粉通常不含異黃酮，而分離大豆蛋白粉則含有異黃酮，但兩者都是不錯的選擇。

5. 稻米蛋白粉

應該很少有人會想過稻米裡面竟然含有蛋白質，而且還多到可以做高蛋白粉。稻米的生物價約為百分之八十，和牛肉相近，含有均衡、豐富的胺基酸，和黃豆不相上下，因此有研究指出稻米對肌肉生長有很大的助益。[24]

稻米的味道溫和、口感好，是補充植物蛋白質的首選。至於種類而言，目前市面上只能取得分離稻米蛋白，如果你想要效果更好，可以混合豌豆蛋白粉一起使用。

6. 豌豆蛋白粉

豌豆是植物蛋白界中真正的無名英雄，很少有人懂它的好。想想看，你可曾聽過人家說吃很多豌豆就能變壯？吃豌豆確實可以變壯，因為豌豆的生物價很高，與稻米近似，並且含有大量的亮胺酸，[25] 因此研究指出豌豆蛋白在促進肌肉生長方面非常有效力。[26]

豌豆蛋白通常和稻米蛋白混合一起食用，兩者相加沖泡出來的味道很好，還有互補的胺基酸組合，事實上，它常被稱為「純素乳清」，因為其胺基酸的化學特徵和乳清蛋白相近似。

豌豆蛋白粉有兩種形式：

1. 濃縮豌豆蛋白粉
2. 分離豌豆蛋白粉

濃縮和分離兩種，都是先將豌豆烘乾再研磨成細粉，與水混合

後除去其中的纖維和澱粉而製成的，最後剩下的就是蛋白質和少量的維生素與礦物質。

濃縮與分離的差別就在於蛋白質的濃度，去除大多數的其他成分後，蛋白質濃度高達百分之九十以上的是分離式豌豆蛋白，而濃縮的蛋分質純度百分比約落在百分之七十到九十之間。因此我個人比較偏好分離式而非濃縮的，這樣可以攝取更少的碳水化合物與脂肪。

7. 大麻籽蛋白粉

大麻籽含有豐富的營養素，不過單位重量的蛋白質含量僅百分之三十到五十，其他都是碳水和脂肪。另外大麻籽蛋白的吸收率也比不上黃豆、稻米和豌豆，必需胺基酸含量也低，因此很少作為蛋白質補充品。[27] 我會將大麻籽蛋白粉視為全食物，而非高蛋白補充品。

8. 膠原蛋白

膠原蛋白是當今最夯的營養聖品，這都要歸功於精明的廠商和大力推薦的營養學家或網紅。

然而，膠原蛋白名不符實，並不值得人們大力吹捧。眾所皆知，蛋白質中最重要的就是必需胺基酸的分量，這樣才能真正改善身體組成。儘管膠原蛋白含有豐富的甘胺酸，脯胺酸，羥脯胺酸和丙胺酸，但與肌肉生長習習相關的必需胺基酸，如亮胺酸，異亮胺酸和纈胺酸等，含量卻很低。[28]

此外，參與身體許多功能的硫含量也很低，對提升血流量、體

力和保護細胞免受氧化損傷等方面都沒有太大的幫助。[29]

但膠原蛋白含有大量的甘胺酸，可以改善皮膚、頭髮和指甲，真想補充的話，倒不如單獨購買便宜如土的甘胺酸，無需把錢浪費在昂貴的膠原蛋白。

營養品 2 　魚油

顧名思義就是從魚類中萃取的油脂，受歡迎的種類有鮭魚、鯡魚，鯖魚，沙丁魚和鯷魚。魚油含有豐富的 EPA（二十碳五烯酸）和 DHA（二十二碳六烯酸）。這兩種都是身體無法自行製造的 omega-3 脂肪酸，這是它們被稱為必需脂肪酸的原因。

不幸的是，研究顯示我們一般只能從飲食中攝取人體所需 EPA 和 DHA 的十分之一，不夠維持健康和預防疾病的需求。[30] 這一點值得我們深入關切，因為研究顯示，EPA 和 DHA 攝取不足的話會增加罹患心臟病、阿茲海默症與癌症的機率。[31]

因此補充這兩種營養素，對身體有許多益處，列舉如下：

- 改善情緒（可以降低抑鬱、焦慮和壓力）。[32]
- 提高認知表現（記憶力、注意力和反應速度）。[33]
- 減少肌肉和關節疼痛。[34]
- 加速減脂。[35]
- 預防脂肪堆積。[36]
- 加快肌肉生長速度。[37]

高脂肪含量的魚類並不是從飲食中獲取 EPA 和 DHA 的唯一方法，草飼肉類、放山雞蛋和植物油也都含有這兩種營養素，但都不是理想選擇。

肉和蛋中的 Omega-3 含量要比魚類低得多，植物油中含的不是 EPA 和 DHA，而是 α- 亞麻酸（alpha-linolenic acid），再經過人體將其轉化為 EPA 和 DHA。[38]

研究顯示，這種轉化的過程效率很低，需要定期大量攝取 α- 亞麻酸，才能提供人體足夠的 EPA 和 DHA。[39] 這就是茹素者經常會缺乏 omega-3 的原因。[40]

市面有三種形式的魚油補充品：

· 三酸甘油酯
· 乙基酯
· 再酯化三酸甘油酯

三酸甘油酯由三個脂肪酸分子和一個甘油分子所組成的，無色無味，存在於脂肪和油脂之中。三酸甘油脂就是天然魚油在未加工之前的型態。

天然魚油在加工後，用乙醇取代其中的甘油，便轉成乙酯魚油，這樣做可以去除雜質並增加 EPA 和 DHA 含量。

再酯化三酸甘油酯就是為了提高吸收率，以第二種的乙酯魚油重新酯化，轉回原本的三酸甘油型態。[41]

在這三種之中，你也許會認為第一種天然的三酸甘油酯是最好的補充品，但其實不一定。天然三酸甘油酯魚油雖然好吸收，但也含

有較高的污染雜質（沒有經過萃取的程序），而且 EPA 和 DHA 的純度較低，也就是說我們必須花較多的錢、吃更多的魚油，才能達到理想的效果。這樣做除了花錢以外，也會讓你攝取多餘的卡路里。

乙酯魚油銷售量最好，並不是因為品質最好，而是因為便宜；然而研究顯示這種型式並不好吸收，[42] 它會在人體中釋放乙醇，需要肝臟進行分解，[43] 可能會引起各種副作用，像是打嗝、感冒症狀、胃部不適、口腔有異味和皮膚起疹子。[44] 乙酯魚油也比三酸甘油酯的型態容易氧化變質，因此我不喜歡也不推薦。

如果你想知道如何分辨，可以詳閱產品上的標籤，如果沒有註明，那大都是乙酯魚油，因為第三種的再酯化三酸甘油酯價格昂貴許多，廠商絕對會特別註明以提高銷售量。再酯化的型式是魚油產品的「黃金標準」，原因如下：

- 高生物利用率 [45]
- 高濃度的 EPA 和 DHA
- 較少毒素和污染物
- 抗氧化 [46]
- 沒有乙酯魚油的酒精副作用

價格高昂的關係，生產第三種魚油的廠商並不多，但我認為它們值回票價。

營養品 3　維生素 D

　　維生素 D 在過去被稱為「骨骼營養素」，時至今日，許多醫生仍然認為它只對骨骼健康有幫助。但維生素 D 的作用不僅如此，人體中幾乎每種類型的組織和細胞都含有維生素 D 的受體，包括心臟、大腦甚至是脂肪細胞。維生素 D 在許多生理過程中扮演著至關重要的角色。[47]

　　研究還發現，維生素 D 能調節負責新陳代謝與免疫功能的基因，對生長與發育細胞也有作用。[48]

　　因此維生素 D 不足會提高多種疾病的罹患機率，像是骨質疏鬆、心臟病、中風、部分的癌症、一型糖尿病、多發性硬化症、肺結核甚至是流感。[49]

　　人體無法產生足夠的維生素 D，必須透過日曬或是從飲食、營養品來獲取充足的維生素 D。[50]

　　牛肝、乳酪和蛋黃含有少量的維生素 D，每盎司的含量約在十到六十國際單位。鮭魚、金槍魚和鯖魚等高脂魚類中的維生素 D 含量較高，每盎司約為五十到一百五十國際單位；鱈魚肝油是目前最好的食物來源，每湯匙超過一千三百國際單位。

　　很多「強化」食品會添維生素 D，像是牛奶、早餐穀物、柳橙汁和人造奶油等，但如果你正遵循合理的飲食計畫，你不太可能透過這些食物攝取足夠的維生素 D。

　　人體內有一種膽固醇，會在皮膚和陽光接觸時，與紫外線互相作用，製造維生素 D。暴露在陽光下的皮膚越多，或是陽光越強，你

的身體就會製造越多的維生素 D。

研究指出，四分之一的身體皮膚在美國夏季陽光充足的佛州，中午十二點暴露三到六分鐘，就能產生四百國際單位的維生素 D。[51]

若是要靠飲食和日照獲得足夠的維生素 D，依飲食習慣和居住緯度，我們大概需要每天做十五到六十分鐘的日光浴，冬天可能就沒有如此幸運。這是我會選擇補充維生素 D 的原因，少少花費就能得到大效率，也不用花太多心思在安排飲食。

營養品 4 綜合維生素

我們需要各種維生素和礦物質來維持生命與身體功能，理想狀態下，應該能從食物中獲得一切所需，但是一般的西式飲食讓大部分的人都有缺乏重要維生素的問題。

以美國科羅拉多州立大學（Colorado State University）在二〇〇五年發布的研究結果為例，若是以美國每日建議攝取量為標準，至少有半數的美國人無法獲得足夠的的維生素 B6、維生素 A、鎂、鋅和鈣。有百分之三十三的人口葉酸攝取不足。[52]

美國塔夫斯大學（Tufts University）在二〇一七年發表一項研究數據，他們發現美國有百分之三十以上的人口缺乏鈣、鎂、維生素 A，C，D 和 E。[53] 研究還指出全國人口的維生素 K 攝取也普遍不理想。[54]

適時的補充綜合維生素可以彌補飲食中的營養漏洞，降低不良習慣的負面影響，這是理想，很難真正落實，因為多數的綜合維生素都達不到這個標準。

營養品公司並沒有致力於設計出最佳的補充劑量，只是延用製造商給的配方。這些產品通常含有各種我們並非一定需要補充的微量營養素，而且劑量的設計不是過高就是過低，完全沒有依據。營養品公司給的大多是我們不缺的，甚至是不需要的元素。

很多綜合營養產品會添加太多的錳、鉬和硼，以及維生素 C，E 和 A，這些幾乎都能從勉強及格的飲食補足，並不需要額外攝取。而能促進血管功能、預防癌症、保護關節健康、骨骼生長修復所需的維生素 K 竟然不在補充名單上。[55] 即使有含，劑量也都太少，而且給的是全食物中就存在的維生素 K1。

我們真正需要的是維生素 K2，它對身體健康有獨特益處，而且很難從飲食中獲取，但因為價格高而被廠商排除在成分之外。

此外，很多綜合維生素產品，還因劑量過高而有潛在的危險性。像是做為抗氧化劑的維生素 E 可能就有害健康。人們認為能抗氧化那當然是多多益善，因此我們常可見維生素 E 和 C 這兩種抗氧化劑在分量表上佔有超高的劑量。

但不是每種抗氧化劑都是越多越好，科學家提出每天補充超過四百國際單位的維生素 E，很有可能增加死亡率。[56]

更糟糕的是，除了維生素和礦物質以外，這些產品幾乎不含任何有價值的東西。你要說我負面偏激也行，但我不認為廠商加了一百毫克的「蔬果粉」、無用的胺基酸，或是已經沒什麼活性的益生菌有什麼好讓我興奮的。也有些產品會添加宣稱可以排毒的酵素和植物，但我不認為有什麼草藥，厲害到可以「排毒」。

總歸來說，我寧願建議大家多吃各種健康的蔬果，也不要浪費

錢寄望綜合維生素能帶給你什麼好處。真的，多吃無益。

營養品 5　減重產品

我不想打壞大家的美夢，講些掃興的話，但還是不得不說：「這世上沒有任何減肥藥可以讓你瘦下來。」如果你想減重，吞再多藥丸都沒用的，這世界上沒有所謂「安全、天然」的燃脂產品能幫助你減重成功。

我們在之前已經討論過營養品公司的黑暗內幕，到這階段，你應該能瞭解大多數的減重產品，包括熱銷品牌，都沒有一種能發揮真正減重功效。

- 根據英國頂尖學府艾希特大學（University of Exeter）所進行的統合分析，即使是對減重最有幫助的藤黃果，至多能做到在幾個月的時間，讓人多減輕個幾磅的體重，而這樣的效果對真正想減重的人來說極為有限。[57]

- 同一批科學家的另一項統合分析則指出，只有服用足夠的劑量，綠咖啡的萃取物才會稍微提高減重的速度，但科學家仍舊不認為這項產品有太大的效益。[58]

- 還有一種令人費解的減重產品，稱為共軛亞油酸，這項產品只對部分人有效果，在某些情況下甚至會提高體脂量。[59] 你不禁冒出一堆問號，這是什麼減重產品？你吃了之後是減重還是變胖，只能問天了。

- 從動物實驗來看，覆盆子酮在老鼠身上可以對抗肥胖，但目

前尚無有效的人體研究來觀察這種成分對我們會發生什麼樣的作用。[60]

然而，我可以給大家一個好消息：如果你能透過適當的飲食與運動來減脂，那麼的確有幾項產品可以加快減脂過程。

根據我自己的體驗，加上與數千人共同合作的經驗，我可以很自信地說，正確的補充減脂產品可以提高百分之三十到五十的減重效果，而且幾乎沒有副作用。

也就是說，只要你能靠著飲食與運動，讓自己一週減去零點四的體脂肪，再加上減重產品的幫助，你可以將每週減去的體重增加到零點六至零點七公斤。

另一個使用減重產品的好處，在於它們可以有效對抗「頑固脂肪」，而女性的頑固脂肪大都集中在腹部、臀部與大腿。

那麼這些「正確」產品是什麼，又是如何發揮功效的呢？如何安全有效的使用？

讓我們從人人最愛的咖啡因先說起，咖啡因不僅能提高身體的能量，研究顯示它還有以下功能：

- 降低費力程度讓運動變輕鬆。[61]
- 不易疲勞。[62]
- 提高爆發力。[63]
- 增加肌耐力。[64]
- 提高肌力。[65]
- 提高無氧運動表現。[66]

幫助燃脂。[67]

咖啡因還可以改善許多人在早晨運動時肌肉無力的現象。[68]

咖啡因中最有效益的副產品是兒茶酚胺，這種物質可以啟動燃脂，提高基礎代謝率。

研究指出，對大多數人而言，攝取相對少量（二百毫克）的咖啡因就可以在三個小時之內讓基代升高百分之七左右。[69] 如果你每天攝取二到三次咖啡因，那就可能多消耗一百五十到二百大卡的熱量。

然而，我們知道經常攝取咖啡因，身體會產生耐受性，降低對咖啡因的反應，那麼提高表現和減脂的效果就會變差。[70]

如果你想讓咖啡因發揮最大的功效，可以在每週訓練最困難的那幾天飲用（我通常會在訓練菜單中，有槓鈴深蹲和硬舉的那天喝咖啡）。

你可以每天飲用，為期二到三週，然後休息一週完全不碰咖啡因，讓身體恢復對咖啡因的敏感度，就能繼續享有咖啡因的功效。

1. 育亨賓（Yohimbine）

非洲有一種稱為育亨賓的樹，從它的樹皮液體中可以萃取出育亨賓，據研究顯示育亨賓可以提高身體燃脂的速度。[71] 和咖啡因一樣，育亨賓也是透過製造兒茶酚胺來達到燃脂效果，但育亨賓更強的是可以幫助你燃燒「頑固脂肪」。

身體就是有些固執不肯縮小的脂肪細胞，這不是遺傳詛咒，只

是身體用來保護體脂不會過低的生理機制。

為了啟動脂肪燃燒，身體會將兒茶酚胺釋放到血液中，然後「附著」在脂肪細胞的受體上，這些細胞便會釋放儲存的能量。

脂肪細胞有兩種兒茶酚胺受體，分別是 A 受體和 B 受體。[72] 簡單講，B 受體可以加速脂肪細胞的活動，而 A 受體會阻礙脂肪細胞活動，[73] 詳細機制太複雜，不是我們的討論重點。我們需要知道的是如果 A 受體越多，那麼兒茶酚胺就越不能產生效果，而若 B 受體越多，就越能啟動這些頑固多年的脂肪細胞。

講到這裡，我們大概可以猜出最先瘦的地方，通常是 B 受體較多的部位。而跟著我們長長久久的肥肉區則有大量的 A 受體。這些囤積的脂肪細胞和血流有關。[74] 你可以摸摸看下腹和背部的脂肪，這些部位的溫度會比如手臂或是胸膛的地方低。較少血液流經這些低溫區的話，兒茶酚胺的數量也相對少很多，那麼燃脂率自然比不上那些高血流的位置。

因此我們在這些部位會面臨兩個問題：一是大量的脂肪細胞對兒茶酚胺反應不佳，二是血液流量少，那麼脂肪細胞更難與兒茶酚胺結合，而釋放儲存的能量。

因此我們會發現減掉的體脂肪幾乎都位於原本就很瘦的部位。像是女性在減脂時，減的大都是小腿、腹部、手臂，但臀部和大腿卻不動如山。

在你的體脂率達到百分之二十左右時，減掉的每一吋頑固脂肪都能讓體態有明顯的變化。在「正確」的部位少個零點四公斤，可比其他部位少掉很多公斤還來得有效果。

那麼，這跟育亨賓有什麼關係？科學家從研究中發現，育亨賓可以提高頑固脂肪的消除速度，還能停止脂肪細胞上 A 受體的活動，[75] 也就是育亨賓可以防止 A 受體阻擋體脂肪燃燒。有一點需要特別留意，因為胰島素濃度增加會抵消育亨賓的減脂作用，[76] 因此你需要在空腹禁食時服用，這一點必須嚴格執行。

1. 辛樂芬素（Synephrine）

辛樂芬素也稱為辛弗林素，這種化合物大都存在於苦橙果實中。[77] 它的化學性質類似麻黃鹼與假麻黃鹼，市售感冒藥、抗過敏藥、減重產品和能量補充劑中經常會添加這兩種成分。

辛樂芬素可以刺激神經系統，提高基礎代謝率和食物的熱效應（即身體消化與吸吸食物時所消耗的熱量）。[78]

也有證據顯示，辛樂芬素和育亨賓一樣可以阻斷脂肪細胞 A 受體的作用，能加速頑固脂肪的燃燒。[79]

營養品 6　增肌產品

女性健身者不像男生這麼迷戀增肌產品，所以我在這裡就不多花篇幅揭穿那些睪固酮補品、生長激素、體重增加劑等無效的產品。我們直接切入核心，討論女生最常使用的支鏈胺基酸（BACC）。

支鏈胺基酸

支鏈胺基酸（Branched-chain amino acid，BCAAS）是由三種必需胺基酸分子所組成：

1. 亮胺酸（Leucine）
2. 異亮胺酸（Isoleucine）
3. 纈胺酸（Valine）

我們知道亮胺酸會刺激蛋白質的合成，異亮胺酸在這方面也有些微的作用，此外還能改善葡萄糖在肌肉中的代謝與吸收。[80] 纈胺酸與前二項相比較的話效果不大。[81]

支鏈胺基酸之所以賣得很好並不是因為什麼神奇效果，而是因為消費者很容易買單。有許多研究指出它對人體有功效，讓支鏈胺基酸的產品銷量頗佳，很多健身者都會飲用，而且很好喝。

如果我想賣支鏈胺基酸的話，我就只會告訴你研究上宣稱的功效，像是可以改善免疫力、消除疲勞、減輕運動引起的肌肉損傷，並且能幫助訓後的增肌效果。[82]

但是我不會跟你說，這些研究都是針對那些沒有攝取足量蛋白質的人所做的，並不適用於那些會補充高蛋白，也有規律運動的訓練者。我舉一個由美國航太醫學研究中心（Aerospace Medicine）所做的實驗為例，[83] 科學家檢視一群角力選手，在卡路里不足的情況下，其中一組有補充支鏈胺基酸，一組沒有，三週後，每日補充五十二公克支鏈胺基酸的一組，平均保留較多量的肌肉，並減少較多的體脂肪。

如果你只聽到這裡，一定會想掏錢買，但讓我告訴你故事的全貌，這些實驗對象平均體重為七十公斤，每天卻只攝取大約八十公克的蛋白質。

　　對照本書先前的討論，你就會發現這是一般運動員建議蛋白質攝取量的一半，因此這項實驗真正要告訴我們的是，在限制卡路里和蛋白質的狀況下，補充支鏈胺基酸可以減緩肌肉流失，而所謂的可減輕體脂肪，到底是因為熱量不足還是支鏈胺基酸的功勞，這可想而知。

　　其他提出支鏈胺基酸有增肌功效的研究，也都是有設定飲食控制和蛋白質攝取量，實驗對象是在禁食的狀態下運動，這和正常情況並不相同。

　　我認為支鏈胺基酸也許會對每天訓練幾小時的運動員有所幫助，但對一般人來說，支鏈胺基酸的效果還不如一塊牛排。我們可以從日常飲食中獲得運動所需的支鏈胺基酸。事實上，科學研究甚至指出食物中獲取的支鏈胺基酸更有利於肌肉生長。[84]

　　最後，美國阿肯色大學（University of Arkansas）針對支鏈胺基酸進行了最新的回顧，發現補充支鏈胺基酸對增肌沒有作用，還可能會降低身體增肌的速度。[85]

　　研究人員得出的結論是：補充支鏈胺基酸可以刺激肌肉蛋白合成或是產生代謝反應的說法是沒有根據。

幸好，研究證實還是有優質的營養素可以加快增肌速度，而最好選擇是：肌酸、β-丙胺酸和瓜胺酸。讓我們深入探討這些好的保健品。

1. 肌酸

肌酸（Creatine）是當今市面上所有運動保健食品中，最佳的補充劑之一。有高達數百項的科學研究為其撐腰，它的功效列舉如下：

- 加速肌肉生成。[86]
- 幫助你更快變強壯。[87]
- 提高無氧耐力。[88]
- 幫助肌肉修復。[89]

最棒的是這些都是天然安全的完成。[90] 那麼肌酸到底是什麼，又是如何達到這些功效的呢？

人體可以自然合成肌酸，或是由肉、蛋、魚等食物中攝取。它是由精胺酸、甘胺酸和 L 型蛋胺酸所組成的，幾乎存在於所有細胞中，主要功能是「儲備能量」。

在你補充肌酸時，身體中的肌酸總量會增加，這些大都會流入肌肉細胞。[91] 當肌肉細胞獲得充足的能量，這時會發生什麼事？沒錯，我們的運動表現會提高。

肌酸還可以藉由提高肌肉細胞的含水量，[92] 促進肌肉生長，讓肌肉變大。此外，肌酸對身體的氮平衡有正面的作用（氮攝取量減去氮

減少量，數字大於零的話表示肌肉增加），肌酸和肌肉生成的基因表現也有關係。[93]

有其他研究指出，肌酸同時具有抗分解代謝的作用，間接能幫助肌肉生長。[94]

許多人因為聽說肌酸會引起水腫、體重增加而拒絕補充肌酸。這個多年前的問題已隨著加工方法的改善而不復存在。現在補充肌酸，應該不會再看到有水份滯留的現象發生。

肌酸有多種形式，包含水合型肌酸、乙酸乙酯肌酸與緩釋肌酸。在這裡就不一一討論，我們真正需要的是粉狀的水合型肌酸粉，這是最多研究選擇的型式，省錢又有效果。

2. β-丙胺酸

β-丙胺酸是一種胺基酸，和組胺酸結合會形成儲存於肌肉和大腦中的複合分子，稱為肌肽。

肌肽在人體內的工作很多，其中一項是可以調節肌肉中的酸性離子。當肌肉反覆收縮時，酸性離子會越堆越多，進而削減肌肉收縮的能力，直到肌肉疲勞無法再收縮為止。[95]

肌肽可以降低肌肉酸度，提高肌肉耐力，減緩肌肉疲勞的速度。[96] 英國諾丁漢特倫特大學（Nottingham Trent University）從進行的統合分析中發現，補充 β-丙胺酸，可以在一到六分鐘的運動時間之內提升耐力。[97]

還有幾項研究發現 β-丙胺酸可以促進肌肉生長。[98] 目前科學家

尚無法瞭解箇中原理，但發現有補充 β-丙胺酸的人增加了更多的肌肉，重訓表現也隨之提升。而肌肉增加的現象並不是重訓表現提高而產生的效果。

3. L-瓜胺酸

L-瓜胺酸是一種胺基酸，可以幫助人體代謝尿素，這種代謝途徑稱為尿素循環。尿素循環可以消除蛋白質在消化與細胞產生能量的過程中產生的毒素。之所以稱為尿素循環，是因為這些廢物會轉化為尿素，通過尿液和汗水排出體外。

胺基酸有兩種結構，分別為 L 型和 D 型。L 型表示可以用來製造蛋白質，而 D 型存在於細胞中，但不存在於蛋白質內。

L-瓜胺酸很受訓練者歡迎，因為它可以提高阻力和耐力的訓練表現，並且提高一氧化氮的製造。西班牙科爾多瓦大學（University of Cordoba）曾作過一項實驗，科學家讓實驗對象在進行胸肌訓練之前，補充八公克的 L-瓜胺酸。平均可執行的反覆次數增加了百分之五十二，訓後的肌肉痠痛也大幅降低。[99]

生物醫學核磁共振中心（Biological and Medical Magnetic Resonance Center）進行過另一項研究，他們發現每天補充六公克的

L-瓜胺酸，運動時細胞能量的製造可以提高百分之三十四，進而改善

身體的力量與運動的強度。[100]

補充 L-瓜胺酸時，腎臟會將其轉化成另一種胺基酸，也就是精

胺酸,可以提高一氧化氮在體內的製造量。[101]

一氧化氮是由人體產生的氣體,可以擴張血管並改善血流。[102] 增加一氧化氮的含量可以提高運動表現、降低血壓,甚至可以增加勃起後的硬度(輕鬆打動另一半的好方法!)。[103]

L- 瓜胺酸更適合人體吸收,因此補充 L- 瓜胺酸會比補充 L- 精胺酸更容易完成任務。

瓜胺酸有兩種常見的形態可供選擇:

1. L- 瓜胺酸

2. 瓜胺酸蘋果酸

這兩種形態的唯一差別在於第一種是純的瓜胺酸,而第二種是瓜胺酸與蘋果酸的結合體。

蘋果酸是眾多水果中的天然物質,目前沒有關於蘋果酸益處的研究,但有動物實驗證明它可以改善耐力,[104] 對心血管也有一定的好處。[105] 因此我會推薦大家選擇瓜胺酸蘋果酸,原因有二:

1. 這是大多數研究使用的形式,其益處已經證實。

2. 蘋果酸很可能可以為身體帶來額外的健康效用。

我想表達的是瓜胺酸蘋果酸沒有壞處,且效果可能大於單純補充 L- 瓜胺酸。

　　若是我在初接觸重訓時，就有人如此詳細的提點我，我就不用浪費多年的時間與金錢，購買毫無作用的保健食品。不過往好處想，我也在這過程中學習到不少經驗。真心盼望這些資訊不僅對你有助益，還能減輕你的壓力，畢竟補充保健食品真的是複雜又廣泛，不做點功課很容易就會掏空口袋，堆滿一整櫃無用的瓶瓶罐罐。

　　如果你遵循本章的建議，就不需要真的在家裡堆滿瓶瓶罐罐，因為你現在已經知道增肌減脂、提升肌力、促進並維持健康與活力的最好辦法。當然還有一些沒有列出的產品，不代表它們毫無效益，但我追求的是能獲得最大效益的營養品。如果你想瞭解有關運動補充品的更多資訊，更進一步改善身心健康、訓練表現的方法，可以上我的網站閱讀。網址為：www.thinnerleanerstronger.com/supplements。

重點整理

- 營養補充品並非像人們相信的那麼重要，唯有正確補充才能幫助你更快達到目標。
- 好的高蛋白粉不一定非得像奶昔那般好喝，但味道要好、沖泡容易。能以最低的卡路里提供最多的蛋白質，還要盡可能低碳、低脂。最好添加豐富的必需胺基酸，並且好吸收。最後一定要價格合理（以每次飲用分量作計算）。
- 乳清蛋白粉是市場上最受歡迎的蛋白補充劑，因為蛋白質含量高，

物美價廉又好喝，內含的胺基酸特別適合肌肉生長。

- 分離和水解乳清每單位重量的蛋白質含量更高，不含乳糖，更好沖泡不結塊，也更好消化，還有人說味道更好。但就我們的目的而言，濃縮乳清蛋白就足夠了。

- 濃縮、分離或是水解蛋白佔最多成分，蛋白質含量最接近每一飲用分量，才是品質好的高蛋白飲。

- 在購買酪蛋白時，也需要確認勺子分量與蛋白質含量的比例。

- 大豆蛋白粉對於女生來說是一種完美的素食蛋白質來源，在質量和效果方面可與乳清蛋白媲美。

- 稻米和豌豆蛋白質是增肌好幫手。

- 大麻籽蛋白的吸收率比不上黃豆、稻米和豌豆，必需胺基酸含量也低，因此很少作為蛋白質補充品。

- 與肌肉生長習習相關的必需胺基酸有亮胺酸，異亮胺酸和纈胺酸，但這些胺基酸在膠原蛋白中含量很低。

- 魚油含有豐富的 EPA（二十碳五烯酸）和 DHA（二十二碳六烯酸），是人體無法自行製造的 omega-3 脂肪酸。

- 補充 EPA 和 DHA 這兩種營養素，對身體有許多益處，可以改善情緒（降低抑鬱、焦慮和壓力）；提高認知表現（記憶力、注意力和反應速度），以及減少肌肉和關節疼痛、加速減脂、避免復胖、提升增肌速度。

- 再酯化三酸甘油酯是最好的魚油補充型式。

- 維生素 D 不足，會提高多種疾病的罹患機率，像是骨質疏鬆、心臟病、中風、部分癌症、一型糖尿病、多發性硬化症、肺結核甚至

是流感。

- 人體無法產生足夠的維生素 D，必須透過日曬或是從飲食、營養品來獲取充足的維生素 D。

- 理想狀態下，我們應該能從食物中獲得所需的一切營養素，但是現在的西方飲食讓大部分的人都有維生素缺乏的問題。

- 適時的補充綜合維生素可以彌補飲食中的營養漏洞，降低不良習慣的負面影響，這是理想，很難真正落實，因為多數的綜合維生素都達不到這個標準。

- 建議大家攝取適量的健康蔬果，也不要把錢浪費在只是給你希望的綜合維生素，真的，多吃無益！

- 這世上沒有任何減肥藥可以讓你瘦下來。

- 大多數的減重產品包括熱銷品牌，沒有一種能真正發揮減重功效。

- 正確的補充減脂產品可以提高百分之三十到五十的減重效果，而且幾乎沒有副作用。

- 另一個使用正確減重產品的好處是它們在對抗「頑固脂肪」上特別有效，女性的頑固脂肪大都集中在臀腿的地方。

- 咖啡因能夠降費力程度（讓運動變輕鬆）、減少疲勞、提高爆發力、增加肌耐力、肌力、提高運動表現，還可以幫助燃脂。

- 咖啡因還可以改變許多人在早晨運動時肌肉無力的現象。

- 攝取咖啡因的當下，身體就會開始產生耐受性，降低對咖啡因的反應，那麼提高基代和減脂的效果就會變差。

- 如果你想讓咖啡因發揮最大的功效，可以在每週重訓難度最高的那幾天飲用（我通常會在訓練菜單中有槓鈴深蹲和硬舉的時候攝取咖

啡因）。

- 你可以每天飲用，為期二到三週，然後休息一週完全不碰咖啡，讓身體恢復對咖啡因的敏感度，就能繼續享有咖啡因的燃脂功效。

- 頑固脂肪就是固執不肯縮小的脂肪細胞。因此減掉的體脂肪幾乎都是在原本就很瘦的部位。

- 在體脂率達到百分之二十後，減掉的每一分頑固脂肪都能讓身體有明顯的變化。

- 育亨賓可以停止脂肪細胞上的 A 受體的活動，不讓 A 受體阻擋體脂肪燃燒。

- 胰島素濃度增加會抵消育亨賓的減脂作用，因此育亨賓需要在空腹禁食時服用，這一點必須嚴格執行。

- 辛樂芬素可以刺激神經系統，提高基礎代謝率和食物的熱效應（身體消化與吸吸食物時所消耗的熱量）。

- 辛樂芬素可以阻斷脂肪細胞 A 受體的功效，加速頑固脂肪的燃燒。

- 我們可以從日常飲食中獲得身體所需的支鏈胺基酸。事實上，從食物中獲取的支鏈胺基酸更有利於肌肉生長。

- 肌酸可以加速肌肉生成、幫助你更快變強壯、提高無氧耐力，幫助肌肉恢復。

- 許多人因為聽說肌酸會引起水腫、體重增加而拒絕補充肌酸。這個多年前的問題已隨著加工方法的改善而不復存在。

- 建議使用水合型肌酸粉，省錢又有效果。

- β - 丙胺酸可以改善肌耐力，提高肌肉生成的速度。

- L- 瓜胺酸可以提高阻力和耐力的訓練表現，並且提高一氧化氮的

製造。

- 增加一氧化氮的含量可以提高運動表現、降低血壓，甚至可以增加勃起硬度（快告訴你的男人）。

- 我會推薦大家選擇瓜胺酸蘋果酸。

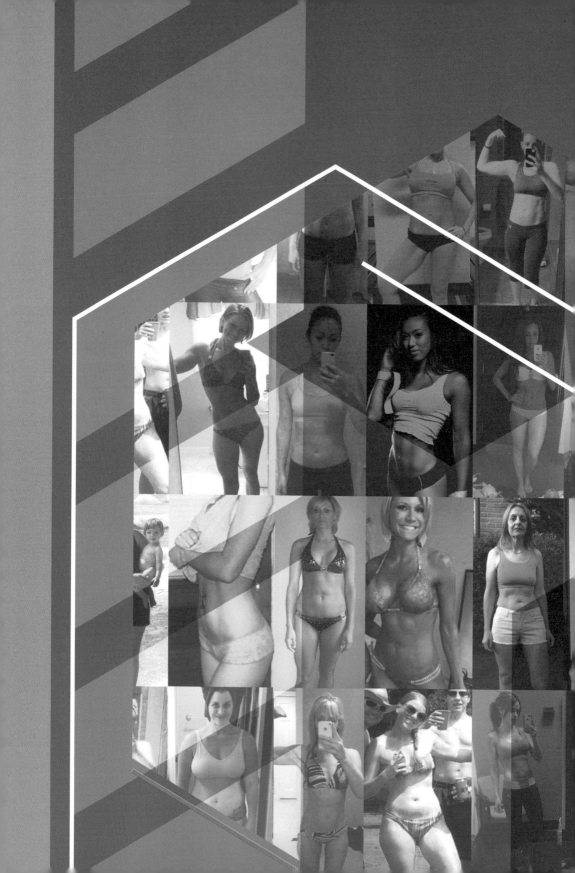

PART 7

終極
訓練菜單

27

跟著公式做，剩下的交給身體

勇氣就像肌肉，我們透過使用來強化它！

──美國女演員 露芙・高頓（RUTH GORDO）

　　準備好要開始照著計劃進行飲食、訓練和營養補充嗎？是時候啟動嶄新的個人健身旅程，好好的增肌減脂、建立最佳體魄了。過程中會有許多樂趣，達標的速度也是你以前所不敢想的。歡迎加入這份「精實肌肉」的訓練計劃。

　　我很開心你能看到這裡，接下來我要給你一份完整的重訓地圖，讓你可以按圖發揮，打造更精實、有線條的身材。

　　具體而言，這會是一份明確的飲食、運動、恢復與營養補充指南，簡單明瞭，只要跟著做保證萬無一失。不出幾個星期的時間，你就會看到自己有長足的進步，不管是身體外觀、感覺還是重訓表現都會更好，你再也不用浪費時間搜尋各種健身資訊了。這本書可以給你答案，也能帶著你達到心中渴求已久的成果。想像以後照鏡子和量體重的時候再也不必害怕，這感覺是不是超好。

　　想想你的另一半、家人朋友和同事老是忍不住迭聲讚美你那線條感十足的新體格，是否覺得要開心飛上天了。

　　想想在夜晚入眠前，知道自己天天都在進步，越來越強壯、精瘦，健康狀態也日益提升時，那種踏實感是不是會讓你睡得愈加安穩。再想想自己能因此延年益壽、充滿活力、感覺年輕又自信，和伴侶越加親密、幸福滿溢。甚而不再受疾病、傷痛、生活失調、自我懷疑和疏離感等所煩憂，這樣的生活是否太美好。

　　然而，我們都知道轉變需要時間。這是一個追求「速成」的世代，少有人能耐著性子等待。最好一週只需工作四小時，花個六分鐘練練核心，三十秒就要備好餐點。很抱歉這個方式是不可能讓你在二十天內減掉十公斤、練出漂亮曲線或是在一週內消掉腰間肥肉的。

　　雖然改造身體組成刻不容緩，過程卻很漫長。大多數的女生需要減掉百分之十到十五的體脂率，增加四到十七公斤的肌肉量，才能打造出夢想中的身材，這沒有磨個幾年很能達標。

　　意志薄弱是無法在健身這條路上堅持到底的；偷懶找藉口糊弄的是自己，卻糊弄不了身體。想要健身有成，唯有按時出現在健身房，勤勉鍛鍊，好好的控管每日三餐，才能看到勝利的曙光。

　　如果你願意改變生活型態來完成心中的夢想，就得學著享受辛苦的過程、接受健身時會發生的困難，如此你必能在這條路上成就非凡。這就是本書要帶給各位的東西，我希望大家能好好的讀完這本書，成功的攻下健身這座城池。

28

精實肌肉飲食計劃

起頭容易，堅持難，走到底才是真功夫。

——德國古諺（GERMAN PROVERB）

還記得小時候怎麼學騎腳踏車的嗎？最安全簡單的方法就是使用輔助輪，一段時間之後，拿掉輔助輪就能靠自己學會騎腳踏車。

這也是學習飲食和重訓的好方法，我們先從這份簡單清楚的指南開始著手，跟著做一陣子，就能自行操作自如，靈活變化。

這一章節和輔助輪的功能相同，我會提供各位一份飲食指南，將之前學習到的知識付諸實行，並且為你量身訂做的餐點計劃，方便又節省時間，然後下一章會接著討論重訓菜單。

現在我們先從第一個問題開始，逐步為自己量身打造飲食菜單。

先減脂還是精實增肌？

如果你不滿意自己的體脂率，想要先瘦下來再改善肌肉線條，那首要之事是減脂。沒有要先增肌就不用增加體重，先從自己最想做的開始，事實上，精實增肌做正確的話，體重是會增加的。

體重超標很多的話，一定要先減重，這是健康、明智的選擇，即使你最後的目標是大幅提升肌肉量也是一樣。

若是你已經很瘦了，可以把目標訂在增肌與增加肌力，這時你可以直接進行精實增肌。

那麼，體脂率正常的人，若是想要練出腹肌，打造線條分明的體魄，要先增肌還是減脂取決於體脂率。

不確定體脂率的話，可以上這個網站計算：

www.thinnerleanerstronger.com/bodyfat

體脂率在百分之二十五以上者，我會建議先把體脂率降到百分之二十再增肌，原因如下：

1. 身體外觀會讓你更滿意

我們不需要天天年年都維持著精實健壯的體格，但既然都付出努力控制飲食，也幾乎把健身房當家一樣的出入，至少要交出一張好看的成績單。體脂率如果超過百分之二十五，你會感覺自己超重，更難堅持飲食與訓練計劃，甚至會懷疑人生，都如此拚命了，為何毫無進展。我認為維持一定的體脂率會讓你更容易保持前進的動力。

2. 減脂會容易許多

一般而言，處於熱量赤字的時間越長，肌肉流失的會越多，你會因為飢餓、想吃的慾望和其它因為節食帶來的問題而困擾。若是體脂

增加太多，就得花更長的時間，付出更大的努力來減脂。因此，如果一直維持合理的體脂率，減脂期就會更短，身心的壓力也會比較小。

3. 在精實增肌期，會囤積較少脂肪，同時增加最多的肌肉

體脂肪提高時，胰島素敏感性會降低，會阻礙肌肉蛋白的合成，並且進一步促進脂肪的囤積。[1]

最後，如果你的體脂率在百分之二十到二十五之間，先減脂或是先增肌，就看哪一項對你比較有吸引力。

減脂與精實增肌要維持多久？

在決定先增肌或先減脂後，接著我們要考量的是執行時間。

執行時間的長短並沒有明確答案，因為這完全取決於體脂和肌肉增減的速度。但依據經驗來說，當體脂率落到百分之十八到二十之間，你就可以結束減脂期（除非有特殊原因需要再更瘦，不然無需嘗試，因為絕大多數人都不可能維持這麼低的體脂率）。精實增肌期要在體脂率到達百分之二十五到二十七左右就結束，再高上去的話，又要費力減脂，著實讓人痛苦。

減脂期沒有時間的限制，體脂率降到百分之二十為止（除非你有其他的考量需要提早結束）；精實增肌期一樣沒有時間的限制，體脂達到百分之二十五到二十七的體脂率就停下來（一樣，除非你有其他的考量需要提早結束）。

在體脂率減到百分之二十左右，就可以進入精實增肌期；在精實增肌期，當體脂率接近百分之二十七，就要轉換到減脂期。重複這兩個過程直到獲得滿意的體格，在這過程中，你會被身體的變化給驚豔到。

你在減脂與精實增肌之間轉換，並且習慣這兩個節奏後，你會發現減脂期約需十到十四週，而精實增肌期則持續十二到十六週。這就是獲得理想體格的方法，重複減脂、精實增肌，直到你滿意體脂率在百分之十八到二十時所擁有的體格。

這時候，你可以和大多數人一樣進入維持階段，讓肌肉和肌力緩慢成長，而體脂率則不會有明顯的變化。

幫助減脂的五要訣

1. 吃許多有營養的食物

我們在之前聊過沒有任何食物會導致體重增加或減少，然而不可否認的某些食物有事半功倍的效果。一般來說，對減重「有益」的食物，都是體積大但卡路里相對較低，並且含有豐富的纖維質。[2]

因此，大多數的蔬果對減重都有幫助，有飽足感又能提供身體大量的纖維素，熱量卻很低。

2. 需要的話放個節食假

節食假，就是暫停節食，這是有計劃的增加熱量的攝取，時間可以從一天到數個星期，和作弊餐並不相同。

　　那為什麼要暫停節食計劃？

　　研究顯示，在減脂期安排增加熱量攝取的時間，可以加速減脂，更能維持肌肉量與新陳代謝率。[3]

　　這樣做可以讓身體逆轉因為節食而在生理、心理產生的負面作用。換句話說，暫停節食可以讓身體有機會享受充足的卡路里，大腦也可以放鬆一下，不用一直煩惱食物。

　　如果你不想或是不需要，節食假也不一定要放，但要做的話就得做對，以下是正確做法：

- 暫停節食時，可增加碳水量來達到每日總消耗熱量。
- 體脂率偏高需要節食至少三個月才能達標的人，可以計劃每六到八週放一個星期的節食假。
- 如果不用三個月就能達標，那就一氣呵成，中間不休息。
- 還是想暫停的話，可以在第六週到第八週之間放一個星期。
- 已經很瘦但想要更瘦的人，可以每四到八週休息一星期。
- 在減脂過程中，如果你特別易累、疲倦，或單純厭煩節食，可以給自己放一週的節食假，然後回到原本的節食計劃。

　　暫停節食的期間體重會增加，主要是因為碳水的攝取量增加，不代表體脂肪提高，只不過是肌肉和肝臟內的含水量和肝糖儲存量增加。

3. 大量喝水

　　多喝水不會讓減脂更快或更慢，但喝夠水非常重要。[4] 研究指出，增加喝水量可以提高飽足感，幫助你戰勝飢餓，在減重的道路上堅持下去。[5]

　　有人說多喝水可以提高新陳代謝率，確實有研究指出喝水可以提高基礎代謝率，因為人體需要將喝下的水加熱到正常體溫，這個過程可以消耗熱量，然而還是有一個實驗證實喝水並沒有這樣的效果。[6]

　　無論如何喝水絕對有助減重，那應該喝多少水？

　　美國國家醫學院（National Academy of Medicine）建議成年男女每日平均要喝足二點八到三點八公升的水。[7] 有運動習慣的人身體需要更多的水分，必然得補足因出汗而流失的水分。[8]

　　運動時流失的汗水量取決於運動強度與氣候，每個人的出汗量也不同，總的來說，每小時平均約流掉零點七五到二公升的水。有趣的是，身體越健康，那麼運動時會流越多的汗。[9]

　　讓我們總結這一段：每日要喝足二點八到三點八公升，有運動的話，每小時需多補充一到一點五公升的水，這樣就能確保喝足。你可以隨身攜帶水瓶，不要讓自己渴太久。

4. 睡眠充足

　　睡覺時會減去大量的脂肪，原因有二：

- 身體在睡眠中會燃燒很多卡路里。體重七十二公斤的人，入

睡時每小時約燃燒七十大卡，而其中很大部分來自體脂肪。
- 生長激素幾乎都在睡眠期製造，可以進一步刺激脂肪燃燒。[10]

綜合以上兩點，我們不難理解為何科學研究會說睡眠對減肥有顯著的影響。

美國芝加哥大學曾作過一項研究，他們將正在節食且體重超標的實驗對象分成兩組：[11]

1. 第一組每晚睡八點五個小時。
2. 第二組每晚睡五點五個小時。

十四天後，第二組減掉的脂肪比第一組少百分之五十五，而流失的肌肉比第一組多百分之六十，並且經常感到飢餓。其他研究也指出類似的狀況。

國際健康與醫學中心（National Center for Global Health and Medicine）也發現睡眠短的人體脂肪會增加。[12] 另外，有證據顯示，嚴重睡眠不足會導致胰島素阻抗接近第二型糖尿病的程度，這樣的身體狀態也會導致體脂增加。[13] 睡眠長度需要因人而異，但依國家睡眠基金會（National Sleep Foundation）的說法是成年人每晚需要七到九小時的睡眠，以避免因睡眠不足而產生的負面影響。[14]

5. 不喝高熱量飲料

高熱量飲料不像食物一樣有飽足感，喝了不會讓你感到不餓。[15]

以一杯一百大卡的柳橙汁為例，喝了不會降低飢餓感，但吃了相同熱量的蘋果，卻能讓你感到飽足。[16]

提升精實增肌的三要訣

1. 遵循飲食計劃

　　許多人認為只有減重才需要飲食計劃，因此在精實增肌期並不注重，然而這樣做是在降低增肌效果，因為你吃不夠會阻礙肌肉生長，而吃太多會讓體脂飆高。精實增肌要達到最大效果的話，請務必制定飲食計劃，並且像減脂期一樣用心遵守。

2. 需要的話可以喝高熱量飲料

　　假使每天需要補充大量的卡路里來增加體重，很難只靠吃東西做到的話，可以用喝的輔助。牛奶和無添加糖的果汁是很棒的選擇。

3. 將有氧運動降到最低

　　在精實增肌期做越多有氧運動，就越難提高肌肉量和肌力。在這個階段，如果你覺得肌肉量與肌力一直上不去，那麼每週的有氧運動要控制在幾個小時以下，並且以走路為主。

減脂與精實增肌的飲食計劃範本

在這本書的第四部（尤其是十九章），討論過自己打造高效飲食菜單的方法，如果你想要過程更簡化，我也有依照體重和目標所設計的飲食計劃。接下來的幾頁是營養師依照此書內容所規劃的菜單。

這些飲食計劃簡單好執行，在你進行一段時間，習慣飲食方式，並且滿意這樣做所帶來的效果之後，就可以自行更換，看是要設計新菜單，還是延用我的，無效之後再做修正。

下面的菜單就是之前提到的腳踏車輔助輪，幫助大家輕鬆學會飲食控制。這些飲食計劃有 Google 表單、Excel 和 PDF 的形式。

可以到這個網址下載，更方便你做修改和影印。

www.thinnerleanerstronger.com/bonus

減·脂·菜·單

餐點	食物	分量	卡路里	蛋白質	碳水	油脂
		適用54.5公斤女性的減脂菜單				
早餐	蛋白	150 公克	78	16	1	0
	全蛋	50 公克	72	6	0	5
	草莓	140 公克	45	1	11	0
	蘋果	182 公克	95	0	25	0
總量			290	23	37	5

訓練						
餐點	食物	分量	卡路里	蛋白質	碳水	油脂
訓練後奶昔	原味無脂希臘優格	400 公克	236	41	14	2
	無糖米漿	240 公克	80	1	20	0
	藍莓	140 公克	113	1	22	2
總量			429	43	56	4
午餐	生菜	30 公克	5	0	1	0
	去皮無骨雞胸肉	120 公克	144	27	0	3
	甜菜根	50 公克	22	1	5	0
	番茄	120 公克	22	1	5	0
	甜椒	160 公克	42	2	10	0
	低脂油醋醬	30 公克	45	0	2	4
總量			280	31	23	7
晚餐	牛里脊肉（去除可見油脂）	150 公克	231	32	0	11
	球芽甘藍	100 公克	43	3	9	0
	蘆筍	100 公克	20	2	4	0
	白花椰菜	100 公克	25	2	5	0
	黑巧克力70%到85%	20 公克	120	2	9	9
總量			439	41	27	20
每日總量			1,438	138	143	36
每日目標			1,440	144	144	32

適用 72.5 公斤女性的減脂菜單						
餐點	食物	分量	卡路里	蛋白質	碳水	油脂
訓練前餐點	原味無糖希臘優格	340 公克	201	35	12	1
	香蕉	136 公克	121	1	31	0
總量			322	36	43	1
訓練						
訓練後奶昔	原味無糖希臘優格	240 公克	142	24	9	1
	無糖米漿	240 公克	36	1	3	2
	藍莓	140 公克	80	1	20	0
	香蕉	136 公克	121	1	31	0
總量			379	27	63	3
午餐	脫脂豆泥	130 公克	120	7	22	0
	去皮無骨雞胸肉	200 公克	240	45	0	5
	低脂切達起司	28 公克	49	7	1	2
	番茄	120 公克	22	1	5	0
	洋蔥	60 公克	60	19	0	5
	莎莎醬	36 公克	10	1	2	0
	橄欖油	10 公克	88	6	0	10
總量			589	80	30	22
晚餐	去除可見油脂的碎豬肉	200 公克	254	45	0	7
	奶油南瓜	200 公克	90	2	23	0
	青花菜	100 公克	34	3	7	0
	白花椰菜	100 公克	25	2	5	0
	奶油	10 公克	72	0	0	8

	475	52	35	15
總量	475	52	35	15
每日總量	1,765	195	171	41
每日目標	1,760	176	176	39

適用 90 公斤女性的減脂菜單						
餐點	食物	分量	卡路里	蛋白質	碳水	油脂
訓練前餐點	蛋白	300 公克	156	33	2	0
	全蛋	100 公克	143	13	1	10
	洋蔥	60 公克	19	0	5	0
	甜椒	80 公克	21	1	5	0
	蘑菇	40 公克	9	1	1	0
總量			348	48	14	10
訓練						
訓練後奶昔	原味2% 希臘優格	300 公克	219	30	12	6
	藍莓	200 公克	114	1	29	1
	草莓	200 公克	64	1	15	1
總量			397	32	56	8
午餐	烤火雞胸肉	250 公克	318	67	0	5
	豌豆	200 公克	162	11	29	1
	紅蘿蔔	200 公克	82	2	19	0
	橄欖油	10 公克	88	0	0	10
總量			650	80	48	16

餐點	食物	分量	卡路里	蛋白質	碳水	油脂
晚餐	吳郭魚	250 公克	240	50	0	4
	糙米	120 公克	434	9	91	3
	青花菜	100 公克	34	3	7	0
	奶油	10 公克	72	0	0	8
總量			780	62	98	15
每日總量			2,175	222	216	49
每日目標			2,200	220	220	49

精·實·增·肌·菜·單

適用 45 公斤女性的精實增肌菜單						
餐點	食物	分量	卡路里	蛋白質	碳水	油脂
訓練前餐點	蛋白	100 公克	52	11	1	0
	熟培根	13 公克	60	6	0	4
	全麥麵包	280 公克	80	4	14	0
	果醬	20 公克	56	0	14	0
	奶油	5 公克	34	0	0	4
總量			282	21	29	8
訓練						
訓練後奶昔	原味無脂希臘優格	170 公克	100	17	6	0
	無糖米漿	240 公克	113	1	22	2
	藍莓	148 公克	84	1	22	1
	香蕉	136 公克	121	2	31	1
總量			418	21	81	4

餐點	食物	分量	卡路里	蛋白質	碳水	油脂
午餐	烤火雞胸肉	100 公克	147	30	1	0
	低脂沙拉醬	15 公克	50	0	1	5
	芥末醬	10 公克	6	0	1	0
	全麥口袋麵包	64 公克	168	6	36	1
	波芙隆乳酪	14 公克	38	3	1	2
總量			409	39	40	8
點心	蘋果	182 公克	95	0	25	0
總量			95	0	25	0
晚餐	去除可見油脂的牛里脊肉	100 公克	126	22	0	4
	糙米	80 公克	290	6	61	2
	百分之七十到八十五黑巧克力	14 公克	85	1	7	6
總量			429	29	68	12
每日總量			1,705	110	243	32
每日目標			1,700	106	234	38

適用 54.5 公斤女性的精實增肌菜單						
餐點	食物	分量	卡路里	蛋白質	碳水	油脂
早餐	原味無脂希臘優格	240 公克	142	24	9	1
	香蕉	136 公克	121	1	31	1
	覆盆子	140 公克	73	2	17	1
	低脂穀片	30 公克	120	3	24	1
總量			456	30	81	4

訓練						
訓練後餐點	低脂墨西哥薄餅	50 公克	160	3	26	4
	切達起司	30 公克	121	7	1	10
	去皮去骨雞胸肉	100 公克	120	23	0	3
	脫脂豆泥	150 公克	118	8	20	1
	莎莎醬	36 公克	10	1	2	0
總量			529	42	49	18
午餐	蝦子	100 公克	85	20	0	1
	糙米	70 公克	253	5	53	2
	青花菜	100 公克	34	3	7	0
	櫛瓜	100 公克	17	1	3	0
	紅蘿蔔	100 公克	41	1	10	0
	橄欖油	5 公克	44	0	0	5
總量			474	30	73	8
晚餐	去皮去骨雞腿肉	100 公克	121	20	0	4
	大麥	60 公克	211	6	47	1
	A1牛排醬	15 公克	14	0	3	0
	花椰菜	200 公克	50	4	10	1
	奶油	10 公克	72	0	0	8
總量			468	30	60	14
每日總量			1,927	132	263	44
每日目標			1,920	120	264	43

適用63公斤女性的精實增肌菜單						
餐點	食物	分量	卡路里	蛋白質	碳水	油脂
早餐	麥片	40 公克	152	5	27	3
	脫脂牛奶	240 公克	82	8	12	0
	糙米	15 公克	57	0	15	0
	草莓	140 公克	45	1	11	0
	香蕉	136 公克	121	2	31	1
總量			457	16	96	4
訓練						
訓練後餐點	93%牛絞瘦肉	120 公克	182	25	0	8
	白米	75 公克	267	5	58	0
	球芽甘藍	200 公克	86	7	18	0
	橄欖油	5 公克	44	0	0	5
總量			579	37	76	13
午餐	萵苣	30 公克	5	0	1	0
	去皮去骨雞胸肉	170 公克	204	38	0	4
	甜菜根	50 公克	22	1	5	0
	番茄	120 公克	22	1	5	0
	甜椒	160 公克	42	2	10	0
	低脂醋辣醬	30 公克	45	0	2	4
	白吐司	80 公克	213	7	40	3
總量			553	49	62	11

晚餐	大西洋養殖鮭魚	120 公克	250	25	0	16
	地瓜	300 公克	258	5	60	0
	蘆筍	150 公克	30	3	6	0
	百分之七十到八十五黑巧克力	20 公克	120	2	9	9
總量			658	35	75	25
每日總量			2,247	137	309	53
每日目標			2,240	140	308	50

現在大家都具備充足的知識與工具，要開始打造超精實肌肉，下一章我們要講的是訓練菜單，請繼續閱讀下去！

重點整理

· 如果你不滿意自己的體脂率，想要先瘦下來，再改善肌肉線條，那首要之事是減脂。

· 體重超標很多的話，一定要先減重。

· 已經很瘦的人，可以把目標訂在增肌與增加肌力，這時你可以直接進行精實增肌。

· 體脂率正常的人，若是想要練出腹肌，擁有線條分明的體魄，那麼

先增肌還是減脂就取決於體脂率。

- 體脂率約百分之二十五以上者，我會建議先把體脂率降到百分之二十。

- 體脂率在百分之二十到二十五之間者，你可以根據喜好自行決定先減脂或是增肌。

- 體脂率在百分之十八到二十之間，就可以結束減脂期（除非你有特殊原因需要再更瘦，不然無需嘗試，因為絕大多數人都不可能維持這麼低的體脂率）。精實增肌期要在體脂率到達百分之二十五到二十七左右就結束，再高上去的話，又要費力減脂，著實讓人痛苦。

- 減脂期沒有時間的限制，以達到百分之二十的體脂率為止（除非你有其他的考量需要提早結束）；精實增肌期一樣沒有時間的限制，以達到百分之二十五到二十七的體脂率為止（除非你有其他的考量需要提早結束）。

- 你要在減脂與精實增肌之間轉換，重複減脂、精實增肌，直到你滿意體脂率在百分之十八到二十時所擁有的體格。

- 一般來說，對減重「有益」的食物，體積大但卡路里相對較低，並且含有豐富的纖維質。

- 在減脂期安排增加熱量攝取的時間，可以加速減脂，維持肌肉量與新陳代謝率。

- 暫停節食可以讓身體有機會享受充足的卡路里，大腦也可以放鬆一下，不用一直為了食物煩惱。

- 暫停節食的期間體重會增加，主要是因為碳水攝取量提高，但不代表體脂肪增加。

- 多喝水能提高飽足感，幫你戰勝飢餓，在減重的道路上堅持下去。
- 每日要喝夠二點八到三點八公升的水，有運動的話，每小時要多喝一到一點五公升的水。
- 睡覺時會減去大量的體脂肪。
- 睡眠長度需求因人而異，但總的來說成年人每晚需要七到九小時的睡眠，以避免因睡眠不足而產生的負面影響。
- 高熱量的飲料不像食物一樣可以帶來飽足感，喝了反而讓人更容易吃過量。
- 許多人認為只有減重才需要飲食計劃，因此在精實增肌期便不注重。然而這樣做會降低增肌效果，因為吃不夠會阻礙肌肉生長，而吃太多會讓體脂飆高。
- 如果你每天需要補充大量的卡路里來增加體重，很難只靠吃東西做到的話，你可以用喝的輔助。
- 在精實增肌期，如果你覺得自己很難提高肌肉量與肌力，那麼每週的有氧運動要控制在幾個小時以下，並且以走路為主。

29

精實肌肉訓練計劃

吾等採石之人，當心懷大教堂之願景。

——中世紀礦工者的信條（QUARRY WORKER'S CREED）

在二十一章，我們學到下列這個公式：

2-3 ╱ 8-10 ╱ 9-15 ╱ 2-4 ╱ 3-5 ╱ 1-2 ╱ 8-10

我會在這章提供一套高效的訓練計劃模組，幫助各位減脂增肌、變精實。

你也可以運用所學到的知識，設計自己的訓練菜單，不過我還是建議至少跟著我的方式做三個月，再自行規劃。

訓練計劃的制定是有些難度的，因為你需要考慮到很多層面，包括：訓練階段、訓練課表與運動訓練，以及許多相互作用的因素，包括目標、強度、頻率、訓練重量與恢復等等。

有重量訓練經驗對制定訓練計劃也很有幫助，有親身體驗過才能知道制定的計劃可不可行。

如果你喜歡我的規劃，不想自己來的話，可以上我的網站找到一整年的訓練菜單 www.thinnerleanerstronger.com/bonus。

也可以購買我的另一本書《給女生的第一年挑戰》（*The Year*

One Challenge for Women）裡面有全部的訓練菜單，網址是：
www.thinnerleanerstronger.com/challenge

現在，讓我們回到剛才說的三個層面中的第一層：訓練階段。

訓練階段

訓練階段是重訓的基石，旨在實現特定目標，像是提高爆發力、肌力、肌肉生長、耐力或是恢復等。訓練階段通常需要數個星期到幾個月的時間。我們的首要目標是增加肌肉和肌力，因此只有一個階段，為期九週，包含兩個部分：

1. 紮實訓練

每階段會先做八週紮實訓練，旨在獲得最大程度的肌肉和肌力。

2. 減量或休息

每個階段會以一週的減量或休息作為結束，讓身體可以從八週紮實的訓練恢復。

每年大致可規劃六個訓練階段，訓練階段在轉換時，內容可以改變也可以維持，這取決你的目標、進度與其他因素，像是練健美的就會比練肌力者更常也更大幅度的變換訓練項目。

在本書中，你的訓練項目會隨著訓練階段的前進而做小幅微調，讓肌肉可以嘗試不同的動作模式，得到更充分的訓練。

　　像是「拉」的動作有分水平和垂直，對背肌的訓練就略有不同，你可以在不同的訓練階段中交替，以達到更好的效果。

　　我的訓練階段每週會涵蓋至少三組的大重量深蹲、硬舉和臥推，這三項是每次訓練的重點。

　　會如此安排的原因很簡單，因為沒有其他運動可以比得上「健力三項」，能夠更快速地幫助你打造出精實、有力量的體格，你要確保每週都有練到這三個項目。

　　而且要在訓練一開始就先做，因為健力三項需要最大的體力和意志力。此外，我不建議在訓練階段的中間做任何變動，除非是因為受傷，或是有出差、旅行等緊迫情況才能更改訓練內容。而且請務必堅持八週相同的訓練菜單，結束後再安排其他替代項目或是重新設計。

　　這是第一層訓練階段，接著第二層是：訓練課表。

訓練課表

　　訓練階段講的是目標和時間，課表要談的是為了達到目標，我們實際要操作的項目。具體而言，訓練課表設定的是每次訓練要做的項目，以及訓練的頻率。

　　在本書中，你可以選擇三種訓練課表：

1. 五天課表
2. 四天課表
3. 三天課表

這三種課表均是以一週七天為期，因此每週可進行最多次訓練的是五天，這當中不一定涵蓋有氧運動，你可以自由選擇有氧的運動量，取決於你必須在有氧運動上的時間，與目前是在減脂期、精實增肌期還是維持期。

就結果而言，五天課表會比四天和三天的好；而四天會比三天好。當然，這不表示如果你選擇做四天或三天，效果就會不好，四天和三天一樣可以有出色的表現。

你會發現每個訓練課表的重點都在上肢，但也有一定比例的下肢訓練，這樣上下才不會失衡。

盡量不要在同一個訓練階段中更改課表，請下好離手，選定後就堅持做完一整套的訓練項目，在途中三天可以「升級」到四天或是五天，除非有特殊情況，才能「降級」。

五天課表

· 訓練一　下肢（腿部和臀部）
· 訓練二　推和核心
· 訓練三　拉
· 訓練四　上肢和核心
· 訓練五　下肢（腿部和臀部）

如果你有時間也有心想做，第一階段可以從五天課表開始。完成這個階段後，你一樣可以嘗試其他課表。

一般進行五天課表的人會安排週一到週五訓練，週末兩天休息，不過你可以依自己的喜好安排休息日，重點在於遵照課表順序，在這七天內確實執行每次的訓練。

有一點需要注意，在訓練五結束後至少要安排一天的休息時間，才能再做訓練一，因為緊接著做會產生反效果。上肢的大肌群需要更多的恢復時間，而腹肌或是小腿肌等小肌群，可承受每日訓練。

讓我們假設你因為生活方式或排程的關係必須在週末做訓練，你可以在週一做「下肢」，週二做「推和核心」，週三做「拉」，週四休息，週五練「上肢和核心」，週六練「下肢」，週日休息。

四天課表

· 訓練一　下肢（腿部和臀部）
· 訓練二　上肢和核心
· 訓練三　拉
· 訓練四　下肢（腿部和臀部）

四天課表和五天課表的差別在於，將原本推與上肢訓練合併為一次，讓訓練可以更加專注於下半身。同樣的，你可以在一週中的任何一天開始進行這些鍛鍊，只要每七天按照順序進行一次，並且在「訓練四」結束後至少安排一天的休息時間，再開始「訓練一」。

三天課表

- 訓練一　下肢（腿部和臀部）
- 訓練二　上肢和核心
- 訓練三　下肢和拉（腿部和背部）

以上就是經過時間與眾人測試後，最好的「推拉腿」課程，然後將「推」的鍛鍊擴展至完整的上半身訓練，並強化下半身鍛鍊（每週課表的第一個訓練項目通常效能最好，很適合用來訓練你最想鍛鍊的肌肉部位）。

接下來，讓我們進行第三層、也是最後一層：運動訓練。

運動訓練

訓練是健身時最常用的字，大概不需要我多做解釋，但為了全面起見，我們還是稍做解釋，訓練指的是一個單獨的訓練課程。

在這本書中，我們會使用第二十一章所學到的公式

- 訓練二到三個主肌群。
- 暖身組（依需要而定）。
- 每組紮實訓練組做八到十次（大多數的動作）。
- 每次訓練做九到十五組紮實訓練組。
- 每組紮實訓練組之間休息二到四分鐘。

　　之前有講到最好在一開始就先做困難的項目，接著做次難的項目，依此類推。因為剛開始訓練時通常是體力和專注力最高的時候。

　　所以我們會從最難的複合動作著手，再做到輕鬆的孤立項目，然後結束整場的訓練。舉例來說，如果「拉」的項目有硬舉（當然必須有硬舉），那就在槓鈴、啞鈴划船等前面做。下肢訓練有深蹲、弓步或是腿彎舉的話，那就依著我寫的順序進行。

　　另外，我們要完成一個項目全部的紮實訓練組後，才能換到下個項目，詳細操作流程如下：

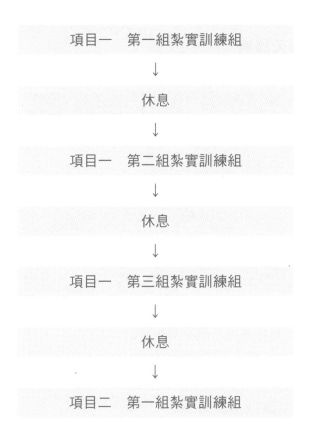

項目一　第一組紮實訓練組

↓

休息

↓

項目一　第二組紮實訓練組

↓

休息

↓

項目一　第三組紮實訓練組

↓

休息

↓

項目二　第一組紮實訓練組

以此類推。

如果有特殊原因無法做其中一個項目，可以從第二十三章中選擇「認可」的替代項目，或在原有的訓練項目中選一種，再做三組。

現在讓我們進入實際的訓練。

如之前所提到的，我已經制定了全年的訓練菜單，但為了節省書頁（保護樹木），這一章只會列出第一個訓練階段。其他的部分只要上我的網站 www.thinnerleanerstronger.com/bonus，就能輕鬆下載列印。

階段一　五天課表

訓練一　下肢（腿部和臀部）

- 槓鈴深蹲：暖身與三組紮實訓練組
- 腿推：三組紮實訓練組
- 羅馬尼亞硬舉：三組紮實訓練組
- 臀推：三組紮實訓練組

訓練二　推和核心

- 槓鈴臥推：暖身與三組紮實訓練組
- 坐姿啞鈴推舉：三組紮實訓練組
- 啞鈴臥推：三組硬紮實訓練
- 啞鈴側平舉：三組紮實訓練組
- 捲腹：三組紮實訓練

訓練三　拉

- 槓鈴硬舉：暖身與三組紮實訓練組
- 單臂啞鈴划船：三組紮實訓練組
- 滑輪下拉（寬距）：三組紮實訓練組
- 槓鈴彎舉：三組紮實訓練組

訓練四　上肢和核心

- 坐姿啞鈴推舉：暖身與三組紮實訓練組
- 啞鈴臥推：三組紮實訓練組
- 啞鈴後側平舉：三組紮實訓練組
- 坐姿肱三頭肌推舉：三組紮實訓練組
- 將軍椅舉腿：三組紮實訓練組

訓練五　下肢（腿部和臀部）

- 槓鈴深蹲：三組紮實訓練組
- 原地啞鈴弓箭步：暖身與三組紮實訓練組
- 俯臥腿彎舉：三組紮實訓練組
- 四足跪姿臀舉：三組紮實訓練組

階段一　四天課表

 訓練一　下肢（腿部和臀部）

- 槓鈴深蹲：暖身與三組紮實訓練組
- 腿推：三組紮實訓練組
- 羅馬尼亞硬舉：三組紮實訓練組
- 臀推：三組紮實訓練組

 訓練二　上肢和核心

- 槓鈴臥推：暖身與三組紮實訓練組
- 坐姿啞鈴推舉：三組紮實訓練組
- 啞鈴側平舉：三組紮實訓練組
- 坐姿肱三頭肌推舉：三組紮實訓練組
- 捲腹：三組紮實訓練

 訓練三　拉

- 槓鈴硬舉：暖身與三組紮實訓練組
- 單臂啞鈴划船：三組紮實訓練組
- 滑輪下拉（寬距）：三組紮實訓練組
- 槓鈴彎舉：三組紮實訓練組

訓練四　下肢（腿部和臀部）

- 槓鈴深蹲：暖身與三組紮實訓練組
- 原地啞鈴弓箭步：三組紮實訓練組
- 俯臥腿彎舉：三組紮實訓練組
- 四足跪姿臀舉：三組紮實訓練組

階段一　三天課表

訓練一　下肢（腿部和臀部）

- 槓鈴深蹲：暖身與三組紮實訓練組
- 腿推：三組紮實訓練組
- 羅馬尼亞硬舉：三組紮實訓練組
- 臀推：三組紮實訓練組

訓練二　上肢和核心

- 槓鈴臥推：暖身與三組紮實訓練組
- 坐姿啞鈴推舉：三組紮實訓練組
- 啞鈴側平舉：三組紮實訓練組
- 坐姿肱三頭肌推舉：三組紮實訓練組
- 捲腹：三組紮實訓練

訓練三　下肢和拉（腿部和背部）

- 槓鈴深蹲：暖身與三組紮實訓練組
- 槓鈴硬舉：暖身與三組紮實訓練組
- 單臂啞鈴划船：三組紮實訓練組
- 滑輪下拉（寬距）：三組紮實訓練組
- 槓鈴彎舉：三組紮實訓練組

肌肉訓練進度

在第二十一章，我們學到「雙重漸進模式」，這是用固定重量來提高次數的方法，在做到最高次數後就增加重量。

許多練重量訓練與肌力訓練的人，不管是新手還是進階選手，都會使用這個「雙重漸進模式」，因為簡單、操作容易而且效果好。

我們也使用「雙重漸進模式」。以下是確切的執行方法：在大多數的項目中，當硬實組可以做到十次，你要立即把槓鈴重量增加五磅（二公斤），或是兩邊的啞鈴各增加五磅（二公斤）。

還記得這個範例的做法嗎？

假設你的深蹲可以做八到十下，在第一組紮實訓練組（或第二組），一百磅（四十五公斤）做十次，那麼你可以立即增加五磅，而不要等到下次訓練，休息幾分鐘，在下一組紮實訓練組中做八到九次。

這樣你就成功漸進了！現在你的重量提高到一百零五磅，直到你能夠以這個重量做十次，你就可以再加重量，依照這樣的步驟循序

漸進。

換新重量後，如果你最多只能做五到六次，無法順利達成漸進，那該如何應變？

在這樣的情況下，你要調回原本的設定重量（如範例中的一百磅），持續訓練，直到在同一個訓練中，能在兩組紮實訓練組都做到十次。

一旦做到之後，你就要在下一個紮實訓練組提高重量（即使是下次的運動訓練也要這樣做），然後繼續嘗試。

如果新重量仍舊做不到七次，那就再回到原本的重量持續訓練，直到你接連著三組紮實訓練組都能做到十次（在同一次訓練）。能練到這樣，應該就能成功增加重量。如果你在增加重量後的第一組就能做到十次，那你就直接再增加重量。

那如果同一個項目，你在第三個紮實訓練組（也就是最後一組）做到十次呢？那你就在下次訓練中的第一組紮實訓練組增加重量。

訓練核心的正確方法

你可能會想，核心訓練要怎麼設定紮實訓練組，像是捲腹或是將軍椅抬腿這些項目要如何設定？做這些項目要不要負重或是加阻力？要怎麼設定進度、休息、次數節奏等等呢？

讓我們就各個項目逐一討論。

將軍椅抬腿

這個項目通常是徒手訓練，也可以雙腿夾住啞鈴來增加負重。以下是我喜歡的訓練方式：

1. 先從自身重量開始做。
2. 所有的紮實訓練組做到技術力竭。
3. 在力竭之前如果能做到至少三十下，就可以在雙腳之間夾住啞鈴，變成負重訓練，重量從十磅（四點五公斤）開始。
4. 在負重十磅的狀況下，能做到三十下時，再加五磅。
5. 以逐步加重的進度持續練習。

如果再加重量會很難做的話，那麼你就該換項目了，像是懸吊舉腿。

懸吊舉腿

這個項目是將軍椅抬腿的進階動作，我建議以相同的步驟進行。

仰臥腿上舉

此項目和上面兩種相似，但不需要任何設備就能進行。當你可以一組紮實訓練組做五十下而不力竭變形，就可以改做負重將軍椅抬腿，或是懸吊舉腿。

捲腹

這是腹肌訓練的固定項目，在不負重的情況下進行，每組紮實訓練組做到技術力竭。在一組紮實訓練組中，你可以至少做五十下而不力竭變形，就能改做負重仰臥起坐或是滑輪捲腹。

滑輪捲腹

我個人很喜歡這項訓練腹直肌的負重訓練，腹直肌就是大家最想練的六塊肌。許多人在練腹部時不願意加重量，怕腰會變粗，這其實是迷思。

腰部兩側的腹斜肌練太多的話，腰圍當真會變大，但是腹直肌的負重訓練不會發生這樣的情況。而且如果你想要線條分明的腹肌，腹直肌一定要練好練滿。我們都知道肌肉要練大，最有效果的方法就是大重量阻力訓練。因此我會建議滑輪捲腹的紮實訓練組要做八到十次，每次提高五到十磅的重量為一個進階。

另外，滑輪捲腹和其他阻力訓練動作一樣，目標要設在越練越強，每組之間休息幾分鍾，練的節奏是 1-1-1，以此類推。

負重仰臥起坐

這個負重項目能夠有效利用自由重量來訓練腹肌。如前所述，我建議你先做五十次不負重的捲腹之後，再換成負重仰臥起坐。和滑輪捲腹一樣先做八到十次，再以每次提高五到十磅的重量為一個進階。

和滑輪捲腹相同，這個項目也和其他阻力訓練動作一樣，目標是為了越練越強壯，你可以在組數之間休息幾分鐘，以 1-1-1 當作訓練節奏，以此類推。

有些人會將重量放在脖子後面，重量輕可以這樣做，但重量變大後會不舒服，甚至會有危險性，因此要把重量放在胸膛。

平板支撐

平板支撐又名棒式、肘撐。這是無負重項目，可以很有效訓練背部與核心肌群。先做一組紮實訓練組，盡可能撐住，直到技術力竭。再試著將每次平撐的時間拉長五秒。

在你可以做到二分鐘的紮實訓練之後，你可以嘗試下面兩個小變化來增加難度 [1]：

1. 不要將手肘放在肩膀下，而是移到肩膀前約六到十五公分的位置。
2. 收縮臀肌。

在你可以做到二分鐘硬實組的變化平板後，就可以換成更困難的項目，像是滑輪捲腹、健腹輪，或是負重仰臥起坐。

健腹輪

健腹輪是很好的無負重腹肌訓練，很值得放入腹肌訓練項目中。

首先，雙膝跪地，在你可以做到三十次而不會技術力竭時，可以像平板一樣雙腳撐地來增加難度。

當你可以用雙腳撐地做到三十次而不會技術力竭時，你可以改做負重仰臥起坐或是滑輪捲腹。

最精實肌肉的減量訓練週

有些人認為減量週要減少訓練量（紮實訓練組的次數）會比減少強度（負重）好，當然也有人持相反意見。我個人是持中立態度，我認為兩種都適合，但如果真要說的話，我會比較傾向減少訓練量，原因有二：

1. 研究顯示對於降低疲勞來說，減少訓練量會比減少訓練強度來的有效果。[2]

2. 另外有研究也認為減少訓練量而非強度的話，比較好維持訓練表現。[3] 如此一來，再次回到紮實訓練時，就更容易回到之前的訓練量和訓練強度。

以下是我建議的減量週執行方法：

訓練一　減量大腿

- 槓鈴深蹲：暖身加三組，一組五次，重量與正常紮實訓練組相同
- 羅馬尼亞硬舉：三組，一組五次，重量與正常紮實訓練組相同
- 臀推：三組，一組五次，重量與正常紮實訓練組相同

 訓練二　減量推

- 槓鈴臥推：暖身加三組，一組五次，重量與正常紮實訓練組相同
- 坐姿啞鈴推舉：三組，一組五次，重量與正常紮實訓練組相同
- 啞鈴側平舉：：三組，一組五次，重量與正常紮實訓練組相同

 訓練三　減量拉

- 槓鈴硬舉：暖身加三組，一組五次，重量與正常紮實訓練組相同
- 槓鈴划船：三組，一組五次，重量與正常紮實訓練組相同
- 滑輪下拉（寬握）：三組，一組五次，重量與正常紮實訓練組相同

每場訓練至少間隔一天。在減量週，除了不持續增加重量，其他事項都和原本正常時期一樣（不做任何紮實訓練組，只要用上次紮實訓練組的重量做幾組五下就好）。

減量週可以做有氧運動嗎？

可以。減量週的用意在於降低身體承受的壓力，讓關節、韌帶、肌肉和神經系統稍做休息。高強度有氧對這一點沒有幫助，因此會建議大家，像是走路這樣輕度的身體活動想做多少就做多少，但高強度間歇有氧或似類似的運動，要有限度，時間控制在一週一個小時左右，這樣就沒有問題。

如何執行減量週的飲食計劃？

如果你是在減脂期，可以維持原來的卡路里攝取量，除非你想要在飲食上也放個假，那可以把熱量拉高到接近**每日總消耗熱量**。

若是處在精實增肌期，你可以維持現況，或是想要暫時少吃一點，那麼降到接近**每日總消耗熱量**就可以了。

能否直接放一個星期的假？

看身體狀態。

這一點你需要自己找答案。你在完成減量週，回到正常紮實訓練組訓練時，可以把身體在這週的感覺與訓練狀況寫下來。下一回嘗

試暫停一週不訓練，一樣記錄身體回到正常訓練下的感覺與狀況。

兩者比較後，你就知道是減量還是休息比較適合自己了。這樣做也方便你計劃旅行、假期或是其他會中斷訓練的事務，減少干擾正常訓練的情況。

確認起始負重（第一週）

在訓練開始之前，你需要找出在紮實訓練組可以做八到十次的重量，但要如何決定這個重量呢？

我們需要反覆測試，你可以先嘗試輕一點的重量，覺得過輕的話，下一組再增加，如此連續試驗，直到你覺得合適為止。

第一週訓練的目標在決定本階段中所有動作的重量。在某些訓練動作中（像是槓鈴深蹲、臥推），你可能光是舉起槓鈴本身的重量（四十五磅），就感到夠重了，不過不要因此而感到沮喪，這是正常的，你會慢慢的把重量練上去的。

你可以有以下兩種替代選擇：

1. 先改用啞鈴做變化式練習，直到有足夠的力量，再操作槓鈴。
2. 改用重量小於四十五磅的固定槓練習。

舉例來說，如果無法用槓鈴做臥推做六到七次，可以改做啞鈴臥推，或者使用比四十五磅更輕的固定槓。如此一來，就可以快速輕鬆地找到可以負荷的起始重量。當然，如果你在第一次的訓練時，就能直接進入適當的紮實訓練組，也就不用客氣的繼續吧！

需要有人護槓嗎？

大多數的項目並不需要有人護槓，即使有特別需要幫忙的，你還是可以安全的自己做。不過有人在旁護槓有兩個優點：

1. 願意嘗試做自己可能不想做的最後那一、兩次

你不用做到精疲力竭，但至少要接近力竭。在背上有沉重的槓鈴，雙腿已經酸到要著火時，這個時刻的確有點嚇人。有人護槓可以增加信心，引領你完成最困難的這一、兩次。

2. 有人在旁護槓可以很神奇的增加力量

這聽起來有點好笑，但很奇怪，如果旁邊有人把手指放在槓鈴下，你真的會突然有更大的力氣，舉起原本沉重不堪的槓鈴。

在做臥推或深蹲這類的項目時，不要覺得害羞詢問旁人，是否能幫你一把，這可讓你更進步。你可先跟對方講：只要你能持續移動重量，他們就不要出手。最好讓你自行完成，除非萬不得已，對方才需要插手幫忙。

現在你已經準備好要開始強大、精實的重訓之旅，在開始之前，讓我在下一章再談談營養補充品的相關事宜，確保你清楚訓練計劃中的每一個細節，並且能充分運用營養品，讓重訓成績更加分。

重點整理

- 訓練階段是重訓的基石，旨在實現特定目標，像是提高爆發力、肌力、肌肉生長、耐力或是恢復。

- 在本書中，你的訓練項目會隨著訓練階段的前進而做小幅微調，讓肌肉可以嘗試不同的動作模式，得到更充分的訓練。

- 我不建議在訓練階段的中間做任何變動，除非是因為受傷，或是有出差、旅行等其他緊迫情況才能更改訓練內容。

- 訓練階段講的是目標和時間，課表要談的是為了達到目標，我們實際要操作的項目。訓練課表設定的是每次訓練要做的項目，以及訓練的頻率。

- 就結果而言，五天課表會比四天、三天的好；而四天會比三天好。

- 儘量不要在訓練階段的途中更改課表，請下好離手，選定後就堅持做完一整套的訓練項目。不過，過程中三天可以「升級」到四天或是五天，除非有特殊情況，才能「降級」。

- 最好在訓練一開始先做困難的項目，再做次難的項目，依此類推。因為在訓練的開始通常是體力和專注力最高的時候。

- 要完成一個項目全部的紮實訓練組，才能換到下個項目。

- 如有任何原因無法做其中一個項目，你可以從第二十三章中選擇「認可」的替代項目，或在原有的訓練項目中選一種，再做三組。

- 在紮實訓練組中可以做到十次時，你可以立即把槓鈴重量增加五磅，或是用多五磅的啞鈴。

- 如果健身房沒有二點五磅的槓片，要增加重量時可以直接加十磅。

- 腰部兩側的腹斜肌練太多的話，腰會變粗，但是練腹直肌的負重訓練不會。

- 減量週的用意在於降低身體承受的壓力，讓關節、韌帶、肌肉和神經系統稍做休息。

- 減少訓練量會比減少訓練強度更好降低身體的疲勞，也比較好維持訓練表現。

- 減量週如果要做有氧，儘量選擇像走路等輕度的有氧運動。高強度間歇有氧或似類似的運動要有限度，時間控制在一週一小時左右。

- 在減脂期的人，可以維持原來的卡路里攝取量，除非想要在飲食上也放個假，那可以把熱量拉高到每日總消耗熱量。

- 若是處在精實增肌期，你可以維持現況，若是想要暫時少吃一點，那麼可以減少到接近每日總消耗熱量。

30

精實肌肉營養補充計劃

我親愛的朋友們，要問的不是誰會讓我，而是誰能阻止我。

——俄國小說家 艾茵・蘭德（AYN RAND）

　　我們已經完成本書中最重要的兩個部分，亦即飲食與訓練，接著要討論的是「營養補充品」。在第二十六章有講到補不補充看個人，對重訓結果影響並不是至關重大。

　　健身成果大都來自廚房和健身房，也就是你吃什麼、練什麼。營養品只能稍微給你一點增肌減脂、提高健康的幫助。不過，如果你預算足夠，那補充適當的營養品也未嘗不可，長期下來還是有加乘的效益。換句話說，雖然營養品產生不了神奇功效，若是能耐心補充，對增肌減脂、增進生理功能上還是會有良好的助益。

　　我們在之前講到值得使用的營養補充品有六種：

1. 高蛋白粉
2. 魚油
3. 維生素 D
4. 綜合維生素

5. 減重產品

6. 增肌產品

　　在這一章，我會詳細說明最有實效的使用方法。我以著完全公開誠實的原則，讓大家知道，我推薦的不僅是我個人使用的產品，成分還是我自行調配、上線生產的。

　　這時候你應該會心想：「哼，原來是要行銷。」我完全可以理解大家的想法，但請允許我稍做解釋。

　　多年來，我努力尋求可信任的高品質營養品，在這漫長的過程中，我不經思考要不要自己做，既符合我的需求又能安心使用。但如果生產了一大堆，我賣不出去怎麼辦？

　　這不是一個容易決定的事，我已經成為作家、教育工作者，我寫的書銷量超過一百萬份，我在部落格上放了大量免費的資訊，在Podcast 上傳了數百份自己錄製的健身內容。我在這個領域已經打出名聲了，我要冒這個險嗎？然而來自各個年齡層、數以萬計的學員，都很希望我可以開一條保健食品品牌，因為他們信任我。

　　但如果我開始賣營養品，事情又會如何轉變呢？

　　即使我以著最誠實的心態製造與販售營養品，但不管我再誠實、我的產品再好，讀者和粉絲們會不會對我產生反感？會不會退追蹤？

　　我處於兩難的狀態，一方面看到自己有機會改變營養品行業，生產純正天然、安全有效用的營養品。一方面，我又擔心跳進這個充滿謊言的海域，卻要說服別人我很誠實可靠。

　　在經過長時間的深思熟慮，我還是決定迎接這場不可預知的

挑戰。我創辦了 Legion Athletics 的保健食品品牌，網址是 www.legionathletics.com。我在這麼做之後人們還會信任我嗎？這些產品我賣得掉嗎？我要如何在眾多品項中鶴立雞群，讓消費者願意購買？我也擔心自己能在這個行業撐多久，是永續經營還是曇花一現？

幸好，這是我在二〇一四年的煩惱，我很慶幸自己在兩難的時刻，願意提出勇氣付諸實踐、追求信念。時至今日，我創立的 Legion 蓬勃發展，我有來自世界各地、超過二十萬名的顧客，他們與我熱烈互動，在網路上留下了無數的評論。

Legion 之所以會成功，其中要歸功於我們致力實現「透明公開」的承諾，從配方、配方後面的科學研究，乃致於行銷、廣告，甚至是產品上的成分標籤等等，我都一直稟持著誠實的信條。

正如你從本書的第六部分所認識到的我，我是一個謹慎不易信任廠商的消費者，我可以更坦率的說，除非他們能證明自己的正直，不然我一率以他們有罪來看待。換句話說，我看待它們的方式，跟我看待自己品牌的方式一樣，我會站在消費者的立場來看我自己家的產品，我會想著要如何做才能說服這些人願意購買 Legion。

下列是我在購買保健食品前，想知道的事項：

1. 我想知道這些配方是誰調配的，是否有證書？

營養品是要吃到身體裡面的，關乎健康，我想至少知道調配的人是誰，我能不能信任他。

2. 我想知道產品裡確切的成分

我想知道裡面的每一種成分，所有添加進去的項目我都要知道，

特別是主成分的量，會不會像是撒在上面的裝飾金粉，分量少到產生不了作用。

3. 我想要看產品是否有科學研究背書，證明其效用

我不想看那些靠健美選手說大話、作推薦的浮誇廣告，這些都遠不及有科學研究作背書，告訴我產品有哪些功效，為何廠商要選擇這些成分等實質內容。

4. 我想看到產品的合法認證

我對產品標籤跟看電視新聞的信任程度差不多，因此，我想查看合法認證證書，詳閱其中內容，以確認標籤的準確性。

5. 我想知道其他人對產品的評價

也就是獨立的線上評論，這些評論來自認證的消費者，以及該領域中的專業人士。

如果一家保健食品公司可以符合以上五點，那麼我會樂意嘗試，否則的話就謝謝再聯絡。

假如你和我一樣高標準，那麼我在 Legion 做的事絕對能通過你的要求，因為我不僅符合這五點，還遠遠超過許多。我必須告訴大家，Legion 超越了市面上的所有產品，你可以把 Legion 用作衡量其他品牌的標準。

最重要的是，我不僅是要建立一家保健食品公司，我要建立的是一種文化，一種誠實無欺、可供信任，讓人想要參與其中的文化。

尊重顧客的需要，誠實告知產品內容，並兌現我的承諾，這是

我運作公司的原則，我相信誠實和正直，絕對比偷工減料和投注巨額資金在騙人廣告上的公司，還能走得更長遠，產品也會賣得更好。

我不只是想要賣產品，我想要的是改變保健食品業，我想要讓它變得更好。接下來我要為各位介紹六種營養補充品，都是以此為中心信念所製造的。讓我們來看看如何讓這些營養成分發揮最大效用。

高蛋白粉

高蛋白粉快速方便，準備起來毫不費力，很多人喜歡在訓練前後飲用，當作下午點心。然而有些人卻靠高蛋白粉來獲取每天所需的大部分蛋白質，這點我就不建議。每天該吃多少蛋白粉是有限制的，吃太多會有副作用，像是營養缺乏和腸胃不適。

高蛋白粉的最大優點就是幾乎不含碳水化合物與脂肪，可以快速有效率地補充到蛋白質，但若只靠高蛋白粉，你會因此吸收不到身體所需的微量元素，像是維生素、礦物質等等，這些營養都需要從食物中獲取。

像營養豐富的雞蛋，或是含有豐富纖維質和微量礦物質的豆類，以及含有左旋肉鹼、輔酶 Q10、鐵質和肌酸的肉類，這些都很難從高蛋白粉中攝取。

如果你的高蛋白飲佔了每日卡路里的百分之三十以上，那麼你越無法從其他食物得到充足的營養。長期下來就可能因為營養不足，而產生健康問題。

攝取過多的高蛋白（尤其是一次喝大量），也可能會造成脹氣、

水腫和胃痙攣等問題。有些人乳清粉和酪蛋白等牛奶製品的耐受力不是很高,以我為例,如果一天喝超過七十到八十克的乳清或酪蛋白,胃就會不舒服。

另外,粉末的蛋白質比食物中的蛋白質更容易消化,如果一次喝太多,蛋白質還來不及完全吸收,就來到了大腸,因此有部分的蛋白質分子只能在大腸被部分消化處理,更容易造成腸胃道不適。這是高蛋白粉因為容易食用,而特別會有的問題。

需要咀嚼的食物會比粉末更有飽足感,很難一下子吃太多,但是你可以在幾秒鐘喝完跟幾片雞胸肉一樣分量的蛋白質,消化系統會在瞬間受到直接而強烈的衝擊。特別是乳清蛋白,因為許多人無法一次消化大量的乳清蛋白,雖然不含乳糖的分離乳清蛋白問題較小,但並不保證完全無礙。

在考慮所有的因素後,以下是我對高蛋白攝取量的建議:

1. 從高蛋白粉中攝取的卡路里,注意不要超過每日總熱量的百分之三十。

2. 每次飲用的分量,不超過四十到五十公克。

若是要我建議高蛋白種類,我會輪流使用下列這三種(均為 Legion 所生產):

1. 百分百分離乳清蛋白,產品名:My 100 percent whey isolate protein, Whey+,網址:www.legionathletics.com/whey。

2. 百分百純素蛋白粉,產品名:My 100 percent vegan protein, Thrive,網址:www.legionathletics.com/thrive。

3. 百分百膠束酪蛋白，產品名：My 100 percent micellar casein protein, Casein+，網址：www.legionathletics.com/ casein。

魚油

據研究顯示，每日攝入五百毫克到一點八公克的 EPA 和 DHA，就能滿足身體健康所需，但每日攝取六公克能帶來更多好處。[1]

對於動態生活的人，每日合理攝取量為二到四公克。建議魚油可以配合餐點食用，如果你每天需要攝取超過兩公克，建議要分餐食用，例如將劑量分半在早餐和晚餐吃，可以讓吸收和功效最大化。我也建議大家選擇天然或是再酯化三酸甘油酯魚油，不要使用乙酯產品，我個人最喜歡再酯化三酸甘油酯。

很多人會抱怨吃完魚油後，打嗝有異味，我建議大家可以把魚油放在冰箱，並且和食物一起服用。我會推薦由 Legion 所生產的魚油，產品名：Triton，是百分百再酯化三酸甘油酯魚油。選購網址：www.legionathletics.com/triton。

維生素 D

美國國家醫學院（National Academy of Medicine）指出，每日六百國際單位的維生素 D，可以滿足一到七十歲年齡者的需要。對於七十一歲以上的人群，則增加到每日八百國際單位。然而這些數字，受到專門研究維生素 D 的科學家嚴厲批評。[2]

這些科學家從已發表的一百二十五項的研究中指出，六百國際單位過低，很可能會造成營養缺乏的問題。

美國內分泌學會（US Endocrine Society）於二〇一一年召開會議，針對此項議題進行回顧，他們從各種證據中得出結論，並作出以下建議：對於維生素 D，一至十八歲的兒童，每天建議足夠攝取量為六百到一千國際單位；十九歲及以上的成年人，每日一千五百至二千國際單位。[3]

年滿十八歲者，我會建議每日服用二千國際單位，然後觀察身體的反應，如果有維生素 D 不足的情況，可以作 25- 羥基維生素 D 的血液測試，確認身體製造的可用維生素 D 有多少，進一步確認自己的狀況，進以調整攝取量。

就特定產品而言，我個人是使用 NOW Foods 或 Jarrow 所生產的維生素 D 補給品。

綜合維生素

你要避開那些聲稱每日僅需服用一粒，就能提供一切所需的綜合維生素。這些通常是品質差的低端產品，含有許多你不需要的成分，但真正需要的元素卻很少。

優質的綜合維生素需要每日服用數次，這樣才能補充到足量的各種微量元素。綜合維生素也要和食物一起吃，最好是含油脂的食物，有助於營養吸收。[4]

我會推薦由 Legion 所生產的綜合維生素，產品名為 Triumph ，

購買網址：www.legionathletics.com/triumph。這項產品含有二十一種維生素、礦物質，以及十四種其他成分，這些成分均有科學證實，可以增強健康、延年益壽與提高運動表現。

減重產品

在第二十六章，我們討論到三種經科學實驗證實有效用的減脂成分，這些天然成分為：

1. 咖啡因
2. 育亨賓
3. 辛弗林

讓我們來看看安全、有效的使用方法：

咖啡因

許多減重研究發現，咖啡因的劑量為每日體重每公斤可攝取二到六毫克。以我個人而言，我在減脂期體重每公斤會服用四毫克（不含水重）的咖啡因。

用咖啡因來幫助減重的缺點就是身體會習慣它，慢慢的就會失去功效。要防止這種情況的最好方法就是限制攝取量，以下是我的建議方法：

- 在訓練前補充一些咖啡因，若是晚上訓練，怕咖啡因會讓你

睡不著，或是有其他原因，那就另當別論。

- 假如你不確定自己對咖啡因的敏感度，可以從體重每公斤三毫克開始，再視情況增減。
- 每日要少於每公斤體重六毫克。
- 每週要進行一天無咖啡因日，一至兩天的低咖啡因日。

低咖啡因日是平常服用量的一半，無咖啡日則是少於五十毫克（喝一兩杯茶沒關係，但在訓練前不喝咖啡，也不攝取咖啡因）。

我會推薦由 Legion 所生產的訓練前補給品，我自己都食用這個產品來補充咖啡因。產品名為 Pulse，購買網址：www.legionathletics.com/pulse。這項產品添加有效咖啡因劑量，與其他五種天然成分，可以改善情緒、提高力量、專注力與耐力，還能減少疲勞。

育亨賓

研究指出，體重每公斤攝取零點二毫克的育亨賓，可以達到減脂目的。運動前十五到三十分鐘食用效果更佳。[5]

育亨賓可能會讓一些人感到緊張和焦慮，因此我建議從每公斤體重零點一毫克開始補充，藉以評估身體的耐受性。如果覺得狀況良好，可以增加到每公斤體重零點二毫克。

此外，育亨賓會提高血壓，如果你有高血壓的問題，那就不建議使用。[6]

我會建議在減脂期使用由 Legion 生產的訓練前減脂產品，產品

名為 Forge，購買網址：www.legionathletics.com/forge。這項產品添加有效劑量的育亨賓，與另外兩種有助於在減脂期能夠維持肌肉質量和訓練表現的成分。

辛弗林

辛弗林服用二十五到五十毫克之間便能發揮效用，可依個人身體的耐受性，每日服用一至三次。研究還發現，將辛弗林與咖啡因一起食用，可以加速燃脂速度。[7]

在減脂期，我會推薦由 Legion 所生產的補給品，產品名為 Phoenix，購買網址：www.legionathletics.com/phoenix，這項產品添加了有效劑量的辛弗林，和八種可以提高新陳代謝率的成分，有助於脂肪燃燒、降低食慾。

增肌產品

我們在之前介紹過三種有助於增肌的成分，分別是：

1. 水肌酸
2. β- 丙胺酸
3. 瓜胺酸

現在就讓我們一一講解它們的使用方法。

水肌酸

　　每日補充五公克的水肌酸，是最為理想的劑量。[8]但是在一開始的五到七天，建議每日服用二十公克，可以更快產生效果。[9]不過，服用太多水肌酸可能會造成胃部不適，除非你不介意冒這個險，否則一般不建議你這樣做。

　　此外我建議在運動後，搭配餐點一起服用水肌酸，原因有二：

1. 研究顯示服用肌酸時，加上補充適量的蛋白質和碳水化合物，可以提高效用。[10]
2. 研究證實就提高肌力與肌肉生長而言，訓練後服用會比訓練前效果更佳。[11]

　　我會推薦由 Legion 所生產的訓後補給品，產品名為 Recharg，購買網址：www.legionathletics.com/recharge，這項產品添加了有效劑量的水肌酸，還有兩種能提高訓練後恢復、降低肌肉痠痛的成分。

β-丙胺酸

　　β - 丙胺酸要有效，每日需食用二到四點八公克的劑量，四點八公克會比二公克更有效果。

　　人們認為有重訓訓練量很大的人，服用高劑量的 β - 丙胺酸可以從中獲得最大效益。這是因為肌肉在收縮的過程中，會消耗原本儲存

的肌肽。因此可以推論肌肉收縮越多，身體就需要越多的肌肽。不過
這個推論目前尚未獲得研究證實。

我會推薦由 Legion 所生產的 β - 丙胺酸，這項訓練前補給品的
產品名為 Pulse，購買網址：www.legionathletics.com/pulse。成分
添加了有效劑量的 β - 丙胺酸及其他對身體有助益的元素。

蘋果酸瓜胺酸

研究顯示，每日食用六到八公克的瓜胺酸可以提高運動表現。[12]
蘋果酸瓜胺酸和肌酸、β - 丙胺酸不同，它的效用只能持續幾個小時，
並不會隨著時間而累積。因此我會建議在運動前（阻力訓練或有氧運
動）的三十到四十五分鐘食用。

我建議大家使用由 Legion 所生產的訓練前補給品，產品名為
Pulse，購買網址：www.legionathletics.com/pulse，這項產品添加
了有效劑量的蘋果酸瓜胺酸，及其他對身體有助益的元素。

減脂期的補給品

減脂時期，很容易吃不到充足的營養，希望大家能補充本章建
議的全部營養品。

· 高蛋白粉可以幫助你更輕鬆地補充足夠的蛋白質
· 魚油、維生素 D 與綜合維生素，可以提供身體重要的營養素，
  在限制熱量的情況更是需要。

- 減脂產品可以加速脂肪燃燒。
- 增肌產品可以幫助你維持甚至是獲得更多的肌肉。

我在減脂期會使用以上所有的營養品，讓我能更輕鬆地減重。

精實增肌期的補給品

在精實增肌期，一樣建議各位使用本章中列出的所有補給品，但不用補充減重產品（咖啡因除外，精實增肌期一樣可以使用）。有些人喜歡在精實增肌期使用一些減脂產品，希望可以減少脂肪的增加，不過這樣做並沒有幫助。

因為減重產品的主要機制是增加新陳代謝率，這表示你得吃更多的食物，才能創造增肌需要的卡路里（因此體脂會增加）。

而且，部分的減重產品會降低食慾，對精實增肌期會造成反效果。因此建議大家除了咖啡因以外，不要使用任何的減重產品。

維持期的補給品

和精實增肌期差不多，不使用減脂產品（咖啡因除外），其他的所有營養品都建議服用。

如果你在假期或是大吃大喝之後，需要進行短暫的減脂期（二到四週），那這時就可以使用減重產品。

這就是營養品的全部內容！

　　想要使用這些營養品來加速健身成果的話，可以暫時放下手中的書，上網訂購。在你準備好繼續之後，我們就要進入最後的幾個章節，討論監控進步以及突破減重高原期，然後你就可以大展身手開始揮汗訓練了。

重點整理

- 營養品只能稍微給你一點增肌減脂、提升健康的幫助。
- 在一直無法找到信任的保健食品之下，我創辦了 Legion Athletics 的品牌，網址是：www.legionathletics.com。
- 每天該吃多少蛋白粉是有限制的，吃太多會有副作用，像是營養缺乏和腸胃不適。
- 許多人無法一次消化大量的乳清蛋白，雖然不含乳糖的分離乳清蛋白問題較小，但並不保證完全無礙。
- 我建議從高蛋白粉中攝取的卡路里，不超過每日總熱量的百分之三十；每次飲用的分量，不超過四十到五十公克。
- 每日攝入五百毫克到一點八公克的 EPA 和 DHA，就能滿足身體健康所需。然而每日攝取六公克，卻能帶來更多好處。
- 建議動態生活的人，每日合理的魚油攝取量為二到四公克。
- 建議魚油配合餐點食用，如果每天需要攝取超過兩公克，建議分餐

食用，例如將劑量分半在早餐和晚餐吃，可讓吸收和功效最大化。

- 關於維生素 D 的攝取量，一至十八歲的兒童，每天建議足夠攝取量為六百到一千國際單位；十九歲及以上的成年人，每日一千五百至二千國際單位。

- 若你年滿十八歲，我會建議每日服用二千國際單位，然後觀察身體的反應，如果有維生素 D 不足的情況，可以作 25- 羥基維生素 D 的血液測試，再調整攝取量。

- 優質的綜合維生素需要每日服用數次，這樣才能補充到足量的各種微量元素。

- 綜合維生素也要和食物一起使用，最好是含油脂的食物，有助於營養吸收。

- 咖啡因的補充劑量為，每日體重每公斤攝取二到六毫克。

- 用咖啡因來幫助減重的缺點就是身體會習慣它，然後效果會慢慢地消失。防止這種情況的最好方法就是限制攝取量，以下是我的建議方法：在訓練之前補充咖啡因，如果是在晚上訓練，怕咖啡因會讓你睡不著，或是有其他原因，那就另當別論。假如你不確定自己對咖啡因的敏感度，可以從體重每公斤三毫克開始，再視情況增減。

- 每日要少於體重每公斤六毫克，每週要進行一天無咖啡因日，一至兩天的低咖啡因日。

- 研究指出體重每公斤攝取零點二毫克的育亨賓，可以達到減脂目的，運動前十五到三十分鐘服用效果更佳。

- 育亨賓可能會讓一些人感到緊張和焦慮，因此我建議從體重每公斤零點一毫克開始補充，藉以評估身體的耐受性。如果覺得狀況良

好，便可以增加到每公斤體重零點二毫克。

- 辛弗林服用二十五到五十毫克之間便能發揮效用，可依個人身體的耐受性，每日服用一至三次。
- 水肌酸最理想的劑量，是每日補充五公克。
- β- 丙胺酸要有效果，需每日食用二到四點八公克的劑量，四點八公克會比二公克更有效。
- 重訓訓練量很大的人，服用高劑量的 β- 丙胺酸，可以從中獲得最大的效益。
- 研究顯示，每日服用六到八公克的瓜胺酸，可以提高運動表現。建議在運動前的三十到四十五分鐘服用。
- 減脂期不易吃到充分的營養，最好能補充本章建議的全部營養品。
- 精實增肌期一樣建議各位使用本章中列出的所有補給品，但可以省略減重產品（咖啡因在精實增肌期一樣可以使用）。
- 維持期除了不使用減脂產品（咖啡因除外），其他的所有營養品都建議服用。

31

追蹤進度的好方法與壞方法

適度是極其致命之事，過度帶來的成功是無可比擬的。

——英國作家 奧斯卡・王爾德（OSCAR WILDE）

十九世紀的熱力學之父威廉・湯瑪森爵士（Sir William Thomson）他曾說：「當你可以測量並用數字表達時，你對它有所瞭解，而當你做不到時，你就缺乏應有知識。」

這句話適用於人生中的許多事物，包含我們談的運動和飲食。只有在你能衡量自己進步與否，並且用數字表示時，你才能清楚的知道自己是否朝著正確的方向前進。若是無法以客觀、一致的角度來衡量，猶如盲人騎瞎馬，卻妄想抵達目的地。

這正是許多人健身無法達標的主要原因，若無法正確地追蹤自己的進度，即使你再瞭解本書的內容，可能很快就會會陷入困境。

進度追蹤的三要素如下：

1. 身體組成
2. 飲食
3. 運動

如果你是照著本書設計的飲食菜單執行，那就不用再追蹤飲食內容，只需要追蹤身體組成與運動即可。

　　只要遵循有架構的飲食計劃，也不需要追蹤飲食的內容，只要跟著計劃走就好。

　　如果你沒有先設定好菜單，那就要記錄攝取熱量與三大營養素，這個方法可行，但適用經驗豐富的節食者。

　　好的，那我們就接著來看正確追蹤身體組成與運動的方法。

如何追蹤身體組成？

　　追蹤身體組成是健身旅程中至關重要的一環。即使我們準確無誤的執行每個步驟，但是身體外觀要產生明顯變化，所需要的時間可能比你想的還長。這漫長的過程很容易讓人灰心，覺得在飲食和健身中所做的努力就像水中撈月、毫無作用。

　　如果你學會正確的身體組成追蹤方法，就可以避免這個問題，因為你會清楚知道體態變化的狀態，可以依此調整飲食和訓練內容。追蹤的方法很簡單，只需要三個步驟：

　　1. 每天量體重，計算每週平均值。
　　2. 每週測量身體相關數值。
　　3. 每週拍照。

　　雖然這三步驟聽起來繁瑣事多，但別擔心，每週花不了你五分鐘的時間，而且你會愛上做這件事。在你持續進步時，一切會變得愈

加有趣；「量化進度」就是這場打造強壯體格遊戲中的計分方式。

若是數字沒有朝著正確的方向前進，你也能夠即時糾正。讓我們逐一討論這三大步驟的方法：

1. 每天量體重，計算每週平均值

體重會因為水分滯留、肝糖濃度和排便與否，每天上下變化，這些波動很正常，因此建議大家記錄每天的體重，然後計算一週七天的平均值。

以下做範例：

週一：六十九點四公斤

週二：六十八點九公斤

週三：六十九點八公斤

週四：六十九點八公斤

週五：六十八點五公斤

週六：六十八點九公斤

週日：六十八點五公斤

一週總重：四百八十三點九公斤

每日平均體重：約等於六十九點一公斤。

這種追蹤方法可讓你看到體重變化的全貌，不被每天體重變化所困擾，造成心情不必要的低落。

如果平均體重持續上升，那麼體重正在增加；持續下降則是在減重，簡單乾脆。

秤量體重的簡單步驟如下：

- 早上起床、上完廁所後，不穿衣服直接量體重。量之前不吃也不喝任何東西。

- 每隔七天，將最近的這七次體重相加除以七，算出這週的每日平均體重。

- 將平均值記錄在容易看得到的地方，像是 Excel 或 Google Sheet，或是手機的記事本。如果你想做進一步的追蹤，可以在電腦上製作圖表。

女生的體重會隨著月經週期而有所變化，所以我會建議觀察並記錄經期前後的體重平均值，好做後續追蹤。

2. 每週測量身體相關數值

即使正確地追蹤體重，得出的數字並無法顯示身體組成的變化。你無法得知肌肉是增是減，只能知道身體的某部份在上下變化。對新手而言，體重沒那麼重要。剛接觸重量訓練並且想要減脂的人，因為會同時增肌減脂，體重很難減到預期目標，這是因為新手效益的關係。我看過有人一、二年下來，體重變化只有五到十磅。

因為體重不一定能如實地呈現身體變化，所以在量體重的同時，我們還要一週量一次腰圍。腰圍是脂肪增減的可靠指標，只要密切注意腰圍，就能快速評估體脂的變化。你可以在計算平均體重時，順便量腰圍做記錄。

首先，露出肚子，將捲尺繞在肚臍上，捲尺要與地板平行、貼緊身體，但不要緊到壓迫皮膚。測量時呼氣，不收肚子。每次都要量同一個位置，這樣數字才會正確。

臀圍也是脂肪增減的可靠指標，如果你想要的話，也可以在測量腰圍時同時測量臀圍（每週一次）。測量臀圍時，先將捲尺繞在髖骨下方和臀部底部中間的最寬處，每個人的身體結構不同位置也會有所不同，不過通常大概會位在女生私密部上面。

如果你喜歡追蹤數據、想要更仔細量化身體的話，那麼你還可以測量以下這些部位：

・大腿圍

量腿圍時，要分邊量大腿最粗的地方，記錄兩邊大腿的圍度。每週測量一次，每次都量同一位置。

・彎曲的手臂

首先彎曲一隻手臂用捲尺量最粗的地方，約是二頭肌的頂端和三頭肌的中間，兩邊都要量。每週測量一次，每次都量同一位置。每週幫這些部位進行測量時，請盡可能讓每次測量位置都相同。

3. 每週拍照

有些人會覺得拍照比測量更好，數字很重要，但最終我們關心的是鏡中呈現的身影。即使你不滿意現在的體格，也請你拍下來，等進步後當對照組。你會發現下週、下個月的身體真的慢慢出現變化，

你會被自己的進步給嚇到。可以在每週測量時順便拍照，就能清楚掌握自己的進展。

拍照的正確方法：

- 正面、側面和背面都要拍。
- 露出越多皮膚越好，這可以讓你更清楚身體的變化。
- 使用同一台照相機，在同樣的光影、背景下拍照。沒辦法這樣做的話，盡力拍出清楚的照片即可。
- 拍照時間要一樣，最好是在早晨上完廁所、吃早餐之前。
- 你要拍一張正常的樣子，然後再拍一張收緊肌肉的樣子，這樣可以看到肌肉的訓練情況。

另外我還建議你在手機或是電腦單獨開一個資料夾，存放所有的進度照片，這樣更好追蹤、前後比較。

如何追蹤運動訓練？

這部分著重在阻力訓練，這和記錄身體組成一樣重要，也是審視自己是否有按著漸進超負荷的方式訓練。一開始肌力會進步的很快，但速度會慢慢減緩，想持續增加次數或重量的話，就必須非常努力。

沒有記錄的習慣，很難掌握進度，除非你記憶力超好，不然要明確記得上次的訓練狀況並不容易，如此一來，便很難設定每週目標。一旦新手蜜月期結束，你就要把目標設定在一次比一次更好。總是要牢記著這次要比上次多做一下，每場訓練都不放棄任何一下，

這樣才能真正長肌肉、提高肌力。每一次你站到啞鈴或槓鈴前面，你要清楚知道自己上次做到哪裡，這次的目標是多少，明確才是進步的關鍵。譬如說，你上次第一組深蹲紮實訓練組是一百八十五磅做了四次，那下次就要以同樣的重量努力做到五次或六次。

研究甚至發現，只要你在開始之前想像自己能多做一次，身體的力量就會變強，達成目標的機率也會更大，良好的心理狀況會幫助我們成功[1]！

如果你不做訓練日誌，那麼你的訓練會變得草率，這次能舉幾下就舉幾下，每週的的次數隨心所欲。也許剛開始還是能產生令人滿意的成果，但從長遠來看，這不是進步的方法。你要根據真實的數據做調整，才會有驚豔的成績。

你可以從下列幾種方式選擇記錄的方法：
1. 筆和紙
2. 手機的應用程式
3. Excel 或 Google 表格
4. 訓練日誌

讓我們逐一討論：

1. 筆和紙

　　這是最簡單的計劃和追蹤方法，只需要一枝筆和一個筆記本，寫出你要做的訓練，然後記錄每次實際進行的情況。依我們的訓練計劃來說，寫下這階段每週的訓練項目，每個項目安排幾組紮實訓練組，並且記錄做到的重量和次數。提供下面的編排方式給各位參考：

第一週　訓練一	2018 年 7 月 23 日　星期一
下半身（腿部和臀部）	
槓鈴深蹲	
暖身組：	羅馬尼亞硬舉
紮實訓練組一：	紮實訓練組一：
紮實訓練組二：	紮實訓練組二：
紮實訓練組三：	紮實訓練組三：
腿推	臀推
紮實訓練組一：	紮實訓練組一：
紮實訓練組二：	紮實訓練組二：
紮實訓練組三：	紮實訓練組三：

在你做這些訓練時，逐一填寫，方法如下：

槓鈴深蹲

暖身組：55x10，55x10，75x4

    紮實訓練組一：110x10

    紮實訓練組二：120x8

    紮實訓練組三：120x7

腿推

    紮實訓練組一：145x10

    紮實訓練組二：155x8

    紮實訓練組三：155x8

羅馬尼亞硬舉

    紮實訓練組一：95x8

    紮實訓練組二：95x8

    紮實訓練組三：95x8

臀推

    紮實訓練組一：135x10

    紮實訓練組二：145x8

    紮實訓練組三：145x7

如果在某些組數或項目中，覺得特別有力、虛弱、感到疼痛，或是前晚沒睡好等等比較不一樣的情況，都可以記錄下來。這些筆記可以幫助你更瞭解自己的進展。下週再開始訓練時，可以回顧之前的訓練，給這週訂定目標。

例如，你上週深蹲可以做兩組，一組七次，重量一百二十磅，那麼你下次再做同一個項目時，可以嘗試一百二十磅做三組，每組八下以上，那你就進步了。

很多人也喜歡在筆記本中記錄每日和每週的身體測量，可以增加訓練的動力。

2. 手機應用程式

用來記錄訓練計劃的手機程式高達數百種，但一直沒用到好上手的，所以我自己做了一個，用來計劃與追蹤我所有的訓練事宜。程式名為 Stacked，完全免費，無論你初學還是經驗豐富，都能幫助你做更好的計劃和訓練，還能準確測量、監控身體組成、查看分析訓練進度。你可以上 www.getstackedapp.com 下載應用程式。

3. Excel 或 Google 表格

對我來說，電腦表格僅次於手機應用程式，對於需要更多計劃與數學計算的進階編程來說反而是更好的選擇。

就格式而言，我會為每個訓練階段單獨開一個新的工作表，比照筆記本的形式，命名為第一週、第二週，以此類推。

以我們的訓練計劃來看，每個階段開一個表格，每個表格內九週的工作表（以減量週作為結束）。

你可以將檔案下載到手機，這個方式很適合 Google 表格，這是免費的，你只需要下載應用程式就能在手機上輕鬆編輯。

4. 訓練日誌

訓練日誌的選擇非常多，但我個人從來沒有用過這個方式，在這裡就不多說。

我在之前有提到我專門為本書編製了一份長達一年的訓練計劃，

依訓練順序做編排，你只需要逐步照著每週的排程跟著做，然後把數字填進去就可以了。這項年度訓練計劃，我稱之為「女性年度挑戰」。

可以到下面這個網站下載 www.thinnerleanerstronger.com/challenge。

假如你因為想開始訓練而快速翻閱此章，那麼我還是希望你能多花十分鐘詳細看過裡面的內容。因為你未來的成敗有很大一部分，取決於你有沒有詳實追蹤進度。如果你沒有正確地追蹤身體組成，你很難知道自己目前的改變是正面還是負面，很快你會感到困惑，會因為無法掌控或是找出原因而焦慮，看不到成果而喪失動力。沒有正確地追蹤訓練計劃也是如此，你會被困住、停止前進的腳步，週而復始地重複卻沒有收獲，這情景絕對會讓人沮喪。

而且，追蹤身體組成與訓練計劃反而會讓健身變得有趣，像是在玩闖關遊戲。你看著數字不斷在變化，在比對舊記錄中，看到自己的進步，這會給你帶來滿滿的樂趣與動力。

重點整理

- 無法正確地追蹤自己的進度，即使你再瞭解本書中講的內容，很快就會陷入困境。
- 追蹤進度的三要素為：身體組成、飲食與運動。

- 追蹤身體組成的方法很簡單，只需要三個步驟：
  第一、每天量體重，計算每週平均值。第二、每週測量身體數值，
  第三、每週拍照。

- 體重會因為水分滯留、肝糖濃度和排便與否而每天上下變化。

- 如果平均體重持續上升表示體重正在增加，持續下降則是在減重。

- 剛接觸重量訓練並且想要減脂的人，體重很難減到預期目標，這是
  因為新手效益，因此這時候的體重變化意義不大。

- 腰圍是脂肪增減的可靠指標。每週計算平均體重時量一次腰圍，並
  長期觀察。

- 喜歡追蹤數據、想要更仔細量化身體的話，你可以測量：大腿圍、
  彎曲手臂。

- 每週計算平均體重時測量這些部位，並且每次都量同一位置。

- 每週測量身體時，順道拍照片。

- 運動追蹤的部分著重在阻力訓練，這和記錄身體組成一樣重要，也
  是審視自己是否有按著漸進超負荷的方式訓練。

- 每一次你站到啞鈴或槓鈴前面，你要清楚知道自己上次做到哪裡，
  這次的目標是多少，明確才是進步的關鍵。

- 追蹤記錄的方式有四種：筆和紙、手機應用程式、Excel 或 Google
  表格，以及訓練日誌。

- 筆和紙是最簡單的計劃和追蹤方法，只需要在紙上寫出你要做的訓
  練，然後詳實記錄每次的訓練情況。

- 用來記錄訓練計劃的手機程式高達數百種，但一直沒用到好上手
  的，所以我就自己做了一個，用來計劃與追蹤我所有的訓練事宜。

程式名稱為 Stacked，完全免費，可以上 www.getstackedapp.com 下載。

- 電腦表格僅次於手機應用程式，對於需要更多計劃與數學計算的進階編程來說反而是更好的選擇。

- 我為本書編製了長達一年的訓練計劃，完整有序，這份「女性年度挑戰」，可以到這個網站下載 www.thinnerleanerstronger.com/challenge。

32

減重停滯期的突破方法

困難的選擇通往輕鬆的生活；輕鬆的選擇通往艱難的生活。

——世界舉重冠軍 傑西・貴格瑞克（JERZY GREGOREK）

　　減重者最常抱怨的事莫過於：瘦不下來。已經認真遵守所有減重規則、努力把每件事做正確，然而，每天早上還是被體重計上的數字狠狠地嘲笑一番。也許你也有類似經驗。

　　調整身體組成時，也可能遇到明明執行了書中所學到的知識，但體脂就突然卡住，再也降不下來。

　　其實減重停滯期很容易發生。雖然新陳代謝機制很複雜，幸好要突破減重停滯期簡單許多，你要做的就是增加熱量赤字。

　　首先，你要正確測量所有吃喝下肚的東西，還記得我們在第七章講過，如果熱量算得不仔細，就很容易白作工。另外，在第二十章也討論過「作弊餐」作過頭的問題，導致減重一直沒有成效。

　　在你確定有正確測量卡路里，作弊餐的分量也沒有超標之下，要突破減重停滯期最簡單的方法就是「少吃」。不過，我會建議你先將運動量拉到最大，流汗比挨餓好，不吃很容易帶來負作用[1]。

　　簡單來說，如果多動還是不能處理問題，再吃少一點。雖然目

前科學還無法確認節食期間可以做多少運動，做多少會得到反效果，但其實能做的運動量比我們想的還多。

我輔導過上萬人減重，從過程中得到以下的結論：每週四到五小時的重訓，一個半到二個鐘頭的高強度有氧，可以減去最多的體脂，同時副作用最少。

我們在減脂期，運動要做到最滿。那做超過了會如何呢？有些人的身體恢復快，負荷得了過多的運動量，但很多人不行。如果你做的比我建議的多，你可能會食慾大增，老是覺得餓，睡眠品質下降，心情不好，身體覺得沒力氣。當你達到運動極限，沒辦法再減脂時，通常是下面兩個原因造成的：

1. 身體滯留的水分過多或是排便不徹底，因而看不出減掉的脂肪

減脂期，常會發生健美運動員所謂的「洩洪效應」（whoosh effect），脂肪細胞在減脂過程中，會吸收水分佔據被消掉的脂肪空間，在脂肪消耗完之後還會含水長達二到三週，然後突然在一兩天之內甚至一個晚上之間排出大量的水分（尿液），就像洩洪一樣，很快地體重就掉了一、兩公斤。

洩洪效應通常會在作弊餐或是暫停節食之後發生，身體因為熱量的增加，特別是碳水化合物，而降低皮質醇的濃度，進而減少水分的累積[2]。

另外，便祕也會造成腹脹、體重增加，而無法準確看到減脂的

進展。如果你的運動量已經達到頂端，但體重或是體脂率遲遲沒有下降的話，最好再等二到三週才降低卡路里的攝取量。

2. 新陳代謝因為習慣了減脂而變慢，減重有如老牛拖車

節食一開始，身體因為少了百分之二十到二十五的熱量而快速減重，然而減重速度會逐漸變慢。

如果你的運動量已經到頂，而且二到三週體重或體脂都沒有下降，那麼你要開始「逐步」減少熱量攝取，不要一下減太多。具體而言，你要減少碳水化合物的攝取量，蛋白質和脂肪不變，每十四天減少約一百卡路里。

能把熱量降到多低要看身體的反應，大原則是降到基代的百分之九十，就得止步了，然後持續幾週這樣吃，觀察體重有沒有下降。如果攝取的熱量已經比基代低，吃了幾週後還是達不到理想體脂率，這時你要把熱量拉回到每日總消耗熱量，維持四到六週，讓身體恢復正常，再重新減脂。

遇到減重停滯期不必擔心害怕，這是正確減脂必然的現象。你需要做的是微調飲食與運動計劃，持續努力就一定可以突破。

重點整理

· 雖然新陳代謝機制非常複雜，幸好要突破減重停滯期簡單許多，你要做的就是增加熱量赤字。

· 你要正確測量所有吃喝下肚的東西。也不犯第二十章講的「作弊餐」作過頭的問題。

· 在你確定有正確測量卡路里，作弊餐的分量也沒有超標之下，要突破減重停滯期最簡單的方法就是「少吃」。

· 建議先將運動量拉到最大，流汗比挨餓好，不吃容易帶來負作用。

· 每週四到五小時的重訓，一個半到二個小時的高強度有氧，可以減去最多的體脂，伴隨最少的負作用。

· 當你達到運動極限，沒辦法再減脂時，通常是因為身體滯留過多的水分，與及排便不徹底。

· 另一個無法再減脂的原因是新陳代謝因為習慣了減脂而變慢，減重有如老牛拖車。

· 如果運動量已經到頂，而且有二到三週體重或體脂都沒有下降，你可以每十四天減少一百大卡，你要減少碳水化合物的攝取量，蛋白質和脂肪維持不變。

· 能把熱量降到多低取決於身體的接受度，但大原則是降到基代的百分之九十就得止步。

· 如果攝取的熱量已經比基代稍低，吃了幾週後還是達不到理想體脂率，這時候，你要把攝取的卡路里拉回到每日總消耗熱量，維持四到六週，讓身體恢復正常，再重新開始減脂。

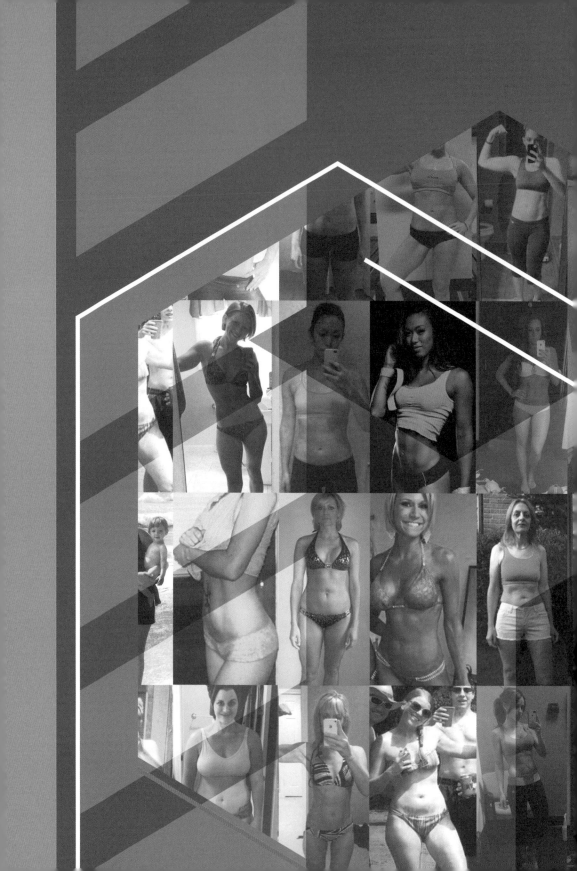

PART 8

開始行動

33

快速入門指南

飛機可以偏離軌道，但要不斷反回飛行計劃。

——美國知名管理學大師 史蒂芬・柯維（STEPHEN R. COVEY）

終於來到這個讓人摩拳擦掌的時刻，我們花了很多時間閱讀了數百頁的飲食、重訓、營養補充等策略內容。相信你現在對這些領域應該有全新的認識，比任何時刻更想要改變體格。

你已經準備好，可以開始執行這份最精實身型的改造計劃。為了確保目標能順利進行，我在這裡為各位提供一份完整的入門清單。

這份快速指南有八大步驟：

1. 購買設備。

2. 加入或設置自己的健身房。

3. 首次量身體與拍照。

4. 設計第一份飲食菜單。

5. 設計重訓計劃。

6. 為第一週做準備。

7. 開始第一週的訓練。

8. 為下週及以後做好準備。

我們會逐一討論這八大步驟的執行方法,有些是選擇性的,你可以根據自己的需求與從本書中所學到的原則做決定。

完成後,你就可以正式上路了!

1. 購買設備

在我的訓練計劃中,你不需要太多的設備與工具,我只會建議大家購買必需品。選購的項目,你可以自行決定。有需要的話,我的網站上有附上產品的推薦連結 www.thinnerleanerstronger.com/bonus。

- 必需品:電子食物秤。要學會單位換算等基本功能,才有辦法精確地秤量食物。
- 選購品:儲存食物的保鮮盒。你可以選擇任何種類,只要不含 BPA、可以微波就好,蓋子和隔層最好是透明的。還可以購買裝零食的玻璃容器,和裝沙拉的梅森罐,這些上網都買得到。
- 必需品:捲尺和電子體重計。
- 選購品:營養品(需要的話)。
- 選購品:一副運動手套,可以保護雙手。
- 選購品:一雙深蹲鞋,可以更好進行深蹲與硬舉。
- 選購品:一條助握帶,幫助你更容易拉動重量。
- 選購品:一副護脛或幾雙高筒襪,硬舉時才不會受傷流血。
- 選購品:家庭健身房所需的設備。

2. 加入健身房

很多人不想去健身房，這我能理解。健身房不是一群滿身大汗、臭氣薰天、鬼吼鬼叫的傢伙，就是忙著拍照想要當網紅的傻瓜，還有表情傲嬌、自以為是的肌肉男，老佔著設備不走。感覺上健身房跟跳進湍急的河流裡游泳一樣很難呼吸。

我希望你可以調適過來，以不同的視角來看健身房。我在另一本著作《重訓動力的小黑皮書》（ *The Little Black Book of Motivation* ）中這樣寫著：

> 健身房不只是一個讓人行動、重喘和流汗的地方。這裡是個社會的小縮影，透過健身房，你可以和自我做更深一層的連結。健身房讓你看到自己的信念、恐懼、習慣和焦慮，在這個喧囂浮躁的地方，你得面對內心種種層面，證明自己有能力征服它們。
>
> 在這裡，你可以測試人生，證明自己能應付更大的生活困境，那些經常糾結在我們心頭，我們不喜的逆境、痛苦、壓力、軟弱、劣勢和不安，和健身房裡種種的情境，其實都是在測試與訓練身心靈。
>
> 我們在健身房學習忍受衝突，可以賦與我們更多應對日常生活的力量，你會更有紀律，更專注、堅忍不拔的延續人生，從根本上來講，面對健身房與面對人生的本質是一樣的。

　　健身房能提供我們源源不絕的學習途徑，提醒著我們要不斷嘗試新事物。在這裡，問題和答案同等重要；健身房教導我們，可以透過奉獻與勤奮來培養科學家講的「成長思維」，這是想要獲得大成就必不可少的世界觀。

　　健身房很真實，它不是烏托邦式的理想國，這裡是個開放的實驗室，接受所有的想法和方式，它的反饋也清晰、無保留，也就是很直接的告訴你是「有用或無用」。

　　簡而言之，健身房的功能遠遠不只訓練身體，它是讓我們躲避生活混亂的地方，它是我們滿足夢想和願望的世界。

（小黑皮書的網址 www.workoutmotivationbook.com）

　　如果你還在猶豫是否要加入健身房，別被自己的不安給勸退。你有一整本書的知識正等著實踐，你懂得可能比健身房裡的人都多，我想要不了多久，就會有人排隊等著詢求你的意見。

　　假設我已經說服你加入健身房，那麼在選擇健身房時需注意的事項以下三項：

・是否有重訓需要的各種設備？

　　只要有足夠的自由重量和器械式器材就可以了。只要有幾台的臥推架和深蹲架、全套啞鈴和基本器械，讓你可以做硬舉，這點很重要。只要能符合這些就可以了。

· 地點離你近不近？

要夠近才有動力去，我發現只要超過四十分鐘的車程，人們就會受到影響。盡可能找離家近或在辦公室附近的健身房。

· 符合預算嗎？

我們可以瞭解一分錢一分貨，貴一點的健身房可能比較乾淨、設備比較好，工作人員友善、淋浴間寬敞舒適、有提供毛巾和跑步機等有氧器材。但不要花超過你可以負擔的金額，在你可以的範圍內為自己做選擇。

3. 打造自己的健身房

你也可以選擇建立自己的家庭健身房，當然這在成本效益、便利性和私密性等方面各有利弊。讓我們就利弊兩面來討論一下。

自家健身房的優點：

- 在自家訓練最便利，讓你更容易貫徹重訓。
- 你能在任何時候訓練，不必等休假或下班時間上健身房。
- 不用等別人使用完器材。
- 你可以放自己喜歡的音樂、依自己的喜好裝飾牆面，把空間改造成自己的健身樂園。

- 可以省下通勤上健身房的時間和經費。
- 不必擔心有人會盯著你看，不必擔心設備上充滿別人的汗水。

自家健身房的缺點：

- 你要花費數千元購買新器材，可能還要考慮運費和安裝費。這是高級健身房（月費三千元）兩年的會費。
- 能做的項目有限，想要做有氧運動的話也需要再購買器材。
- 訓練的時候會有些孤單，少了許多交流的樂趣。
- 必須自行維修、更換設備。
- 可能會因家務、孩子、寵物、伴侶而分心。

　　我個人比較喜歡去外面的健身房，雖然便利性較低，但可以做許多不同的訓練，在這裡可以更專注、可以認識新朋友，也不用在硬舉的時候擔心會把小孩吵醒。其實我在家也有一套可調式的啞鈴組和飛輪車，我可以在任何時候做彎舉和有氧。

　　如果你最終選擇在自家重訓，那麼你至少需要下面列舉的設備：

・深蹲架

　　這是一種堅固的金屬架子，通常高約八英尺、寬四英尺、長約三到六英尺，帶有可調整的鉤子用來固定槓鈴以及保護槓，讓使用者可

以安全地進行個人訓練。許多深蹲架還會有固定槓鈴片的鉤子。有了深蹲架就可以做深蹲、臥推、引體向上、反手引體向上等多種動作。

·槓鈴

這是重訓計劃中的主角，值得你花錢購買好品質。

·槓片

你需要兩個二點五磅、五磅、十磅和二十五磅的槓片，以及六個四十五磅的槓片。等到變強壯後再買更多，大部分的人會喜歡增購十磅和四十五磅的槓片。

你要買圓的槓片，不要多面，因為它們在硬舉時會移位。

·可調式啞鈴組

選擇可調整式的，這樣你可以進行各種啞鈴動作，也比普通啞鈴更節省空間。

·多功能臥推椅

你需要一個有軟墊、附輪子、可以調整椅背角度的工作椅。椅背要能放平或是直立，這樣你可以進行坐姿孤立式動作，結合深蹲架的話，可以做上斜或是平躺臥推。

·硬舉台
....

這是一個鋪有厚橡膠墊、放在地面的金屬架,可以保護地板或設備,也不會製造太大的噪音。在做槓鈴划船時很好用。你不一定需要硬舉台,但是有硬舉台會更好進行,這樣你就不用把力氣耗費在放慢槓鈴下降的速度。

你可能還會需要雙槓訓練架(dip station),可以做撐體和抬腿的訓練。

要買的器材太多,真要買是買不完,但上面這些設備幾乎可以涵蓋到訓練菜單裡的各個項目。會有幾個練習無法做,像是滑輪下拉、滑輪飛鳥、坐姿滑輪划船和大腿推蹬,不過這些我在第二十三章,都有附上替代方案。

你可能需要花費一千到三千美元,看你選擇的器材,以及三坪到六坪的空間。如果你對空間大小沒什麼概念,一個能放兩輛車的車庫大約是六百七十六平方英尺。你可以選擇家裡一個閒置的房間,有水泥地板,像是車庫或是未裝潢的地下室。最好是選在一樓或是地下室。如果選在其他樓層,你做動作(尤其是硬舉時)可能會嚇到人,甚至會損壞地板。

4. 首次量身體與拍照

還記得我們在第三十一章講過測量與拍照的重要性嗎,以下是實行的要點:

- 早晨起床後如廁、裸身，然後做測量，在量之前也不吃、不
  喝任何東西。你要量的是：
  * 體重
  * 腰圍
  * 臀圍
  * 大腿圍（選擇性）
  * 彎曲臂圍（選擇性）

用手機、訓練日誌、應用程式等你喜歡的方式記下這些數字。
- 正面、背面和側面各拍一張照片，先拍一張正常放鬆的樣子，
  然後再拍一張彎曲收緊肌肉的樣子，放在特定的檔案匣好作
  追蹤。要露出越多的皮膚越好，這樣可以更清楚身體的變化。

5. 設計第一份飲食菜單

如果你還沒有設計好飲食菜單，那現在就得花些時間完成。可
以翻回第十七章和十九章，再重新詳閱熱量計算、規劃三大營養素和
菜單的方法。下面是一份簡單的清單，可以幫助你完成這項計劃：

- 依健身目標，計算每日想達到的攝取熱量。
- 依健身目標，計算每日所需的主要營養素。
- 上網下載免費的菜單規劃表。你可以用 Excel 或 Google
  表格或是隨手可得的筆紙做規劃。下載網址：www.
  thinnerleanerstronger.com/bonus。

- 寫下你喜歡的食物和食譜。
- 使用卡路里王 CalorieKing、我的營養數據庫 SELF Nutrition Data 或是美國農業部食品成分數據庫 The USDA 上面的食物成分數據，搜尋食物的營養成分。
- 刪掉清單中卡路里太高、營養不均衡或無法滿足需求的食物和食譜。
- 第一步，設定訓練前與訓練後餐點。
- 額外加入多一些蛋白質。
- 加入蔬菜和水果。
- 加入額外的碳水和熱量飲品（不能是甜點、垃圾食物）
- 依需要調整蛋白質攝取量。
- 依需要添加油脂。
- 想吃的話可以加入點心。

在減脂期，你的卡路里攝取量和目標熱量相差不能大於五十大卡；在精實增肌期，則要維持在一百大卡以內。

6. 設計重訓計劃

生活總是很忙錄，每天二十四小時都不夠用，正如我在《訓練動力的小黑皮書》（www.workoutmotivationbook.com）裡所寫的：

　　想做的事太多，能完成一半都是奢望。生活不是禮

物，無法總是美好的呈現，誰能真正無憂無慮、沒有塵囂煩惱，安靜自在的訓練呢？加入健身房吧，接受你即使到死都還是有一張做不完的清單，但至少你要確定你已開始訓練。

　　人生太短，我們要懂得優先順序，要把健身當作重中之中，才有可能擠出時間來重訓。幸而這件事不用花費太多時間。我們在第二十九章中提到三種訓練模式：

＊ 五天課表

＊ 四天課表

＊ 三天課表

　　這三種課表都是以每週七天為一個週期，所以最高的重量訓練頻率就是一週五次。有氧運動不含在課表，這是屬於個人選項，運動量取決於你的時間，以及目前是在減脂期、增肌還是維持期來決定。

　　就成果而言，五天課表會比四天、三天的好；而四天會比三天好。當然，這不表示如果你選擇做四天或三天，效果就會不好，四天和三天一樣可以有出色的表現。你現在就要決定課表，選擇訓練的日期，如果你還需要做有氧運動，也要調配這兩者的配合時間。

　　如果你選了五天課表與一週兩次有氧運動，那麼你可以參考這樣的安排方式：

・星期一：下半身（腿部和臀部）

・星期二：推和核心

- 星期三：拉和有氧運動
- 星期四：上半身和核心
- 星期五：下半身（腿部和臀部）
- 星期六：有氧
- 星期天：休息

選擇四天課表與一週兩次有氧運動，可以參考下列的安排方式：
- 星期一：下半身（腿部和臀部）
- 星期二：有氧
- 星期三：上半身和核心
- 星期四：拉
- 星期五：下半身（腿部和臀部）
- 星期六：有氧
- 星期天：休息

選擇三天課表與一週兩次有氧運動的話，我們可以如下安排：
- 星期一：下半身（腿部和臀部）
- 星期二：有氧
- 星期三：上半身和核心
- 星期四：有氧
- 星期五：下半身（腿部和臀部）
- 星期六：休息
- 星期天：休息

7. 為第一週做準備

‧決定開始的日子

週一對大多數的人來說效果最好，因為你可以在週末先準備好餐點，週一正式啟動訓練。

‧選一天準備好整週的餐點

可以上網 www.thinnerleanerstronger.com/mealprep 搜尋更多準備餐點的相關內容。

‧列好採買清單

依照第一週的飲食計劃，出門購齊所需的物品。

‧開始採買

只買清單上的東西！

‧分裝在較小的容器中

超市買回的零食都很大包，像是堅果、水果乾或是巧克力棒等，你要先分裝在較小的容器或夾鏈袋，分不分裝可自行決定。

‧清潔備餐所需的工具

如刀子、檯面、平底鍋等用具。

‧清洗食物並切成適當的大小
‧餐點煮好後，分裝到餐盒
‧確認好所需的營養補充品已購齊

・再次確認自己第一週所有要做的各種訓練

並且決定記錄的方法。Excel 或 Google 工作表、日記、應用程序或是筆記本。

・觀看教學影片，瞭解第一週要做的各項項目，使用掃把柄練習健力三項，直到你做熟基本動作為止

教學影片可以上網站找到：www.thinnerleanerstronger.com/bonus。也可以下載連結的 PDF，存到手機，在健身房時可以隨時點來看。

・上社群高調宣布你正式開始重訓

你可以在 Instagram 上標註我 @muscleforlifefitnes，在 Twitter 標註我 @muscleforlife，然後加上主題標籤 #biggerleanerstronger。

・加入我的臉書社團

我們是一群志同道合、積極正向的伙伴，進來時和我們打聲招呼、自我介紹一下。加入：www.facebook.com/groups/muscleforlife。

8. 開始第一週的訓練

在第二十九章，我們有講到第一週要先確認重量，決定每個項目中的適合重量。這需要反覆試驗，你可以先從輕一點的重量開始測試，在紮實訓練組再慢慢加重，持續這個步驟，直到你找到適合的重量。你應該可以在第一次訓練，就能快速決定正確的起始重量。

在飲食方法，請盡可能遵守規劃好的菜單和補充品計劃，不要用速食來替代餐點、盡量不要少吃、不吃太飽、不吃計劃外的三餐、零食甚至是調味醬料等。每天要同一時間補充保健品，才能養成習慣。

還有別忘記每天一早起來先量體重，才能計算每日平均體重。

在某些訓練動作中（像是槓鈴深蹲、臥推），你可能光是舉起槓鈴本身的重量（四十五磅），就感到夠重了，不過不要因此而感到沮喪，這是正常的，你會慢慢的把重量練上去的。

你可以有以下兩種替代選擇：

1. 先改用啞鈴做變化式練習，直到有足夠的力量，再操作槓鈴。
2. 改用重量小於四十五磅的固定槓練習。

舉例來說，如果無法用槓鈴做臥推做六到七次，可以改做啞鈴臥推，或者使用比四十五磅更輕的固定槓。如此一來，就可以快速輕鬆地找到可以負荷的起始重量。當然，如果你在第一次的訓練時，就能直接進入適當的紮實訓練組，也就不用客氣的繼續吧！

9. 為下週（及以後）做好準備

恭喜你完成了第一週，並為下週做好準備。接下來你需要根據需要而調整飲食計劃、購物和備餐。別忘了一週一次的測量，計算每日平均體重，將下週的訓練時間寫到你的日常行程表。就這樣一週接著一週執行，仔細地觀察身體的反應，適時地調整飲食與訓練，直到完成目標！

訂好目標、一步一腳印,堅定而昂首前行,你會走到人生的最佳狀態。依照此書教導的飲食、訓練與營養補充步驟,循序漸進,時間會為你帶來成果。你會和我合作過的人一樣,變得更強壯,你會得到一個全新的體格,全新的生命。

你會更強壯、更有自信,更有能力,在健身房、在人生中的各個時刻大放異彩。人們會開始注意到你的成長、好奇你做了什麼,連你都會訝異自己能有這些變化。

這些都將歸你所有,放手去做,你會擁有更多,事不宜遲。最後,在你急著開始之前,請務必將本書接下來的部分讀完,我還有其他要和你分享的知識,能助你加快旅程!

34

體格從此開始改變

女人不是生成的，而是形成的。

——西蒙・波娃（SIMONE DE BEAUVOIR）

這本書終於要結束了，是嗎？

還沒有呢。

要證明自己的旅程正等在前方，你的體格會以著想像不到的速度做改變。在開始執行計劃的頭三個月，你會明顯地感受到自己正在飛速地實現夢想，你的自信心與自尊心有大躍進，人們會看到你的眼中閃躍著光芒。

不管你認為自己有多「平凡」，我和你保證你絕對可以打造出「非凡」的體格，而且這樣的積極態度與自信力會成為你的性格，在生活的各個領域中展現，激發你實現其他目標，懂得尋求方法提升自己。就如同我在《訓練動力的小黑皮書》（www.workout-motivationbook.com）裡所講的：「如果你有能力改變自己的身體，你就有能力改變自己的人生。」

你現在只要延著我畫的路徑前進，不久的將來，你會每日照著

鏡子，心中歡喜讚歎：「我很高興自己去做了」，而不是不斷的懊悔「唉，我真希望能痛下決心。」

我的目標是幫助你達成理想，你和我是一個團隊，我們會一同走向成功的康莊大道。如果你已經準備好要開始行動，我希望你可以在你最喜歡的社群，宣布你要開始重訓，並且要加這個標籤#thinnerleanerstronger。

這樣做有三個原因：

1. 這是一種「預先承諾」，增加決心的方法。
2. 標示我，我會很樂意認識你，並且關注你的進度。（你願意的話，可以加入我的網站做自我介紹。）
3. 加上主題標籤，大家可以看到你的貼文，你會找到更多志同道合的伙伴，也會有更多人受到你的激勵，在無形中會幫助到很多人！可以在下面這些社交媒體搜尋這個主題標籤：

   Facebook: www.facebook.com/muscleforlifefitness

   Instagram: www.instagram.com/muscleforlifefitness

   YouTube: www.youtube.com/muscleforlifefitness

   Twitter: www.twitter.com/muscleforlife

我想要再次邀請你加入我的臉書社團，這裡有數千位積極、志同道合的健身者，人人都積極努力想成為更好的人。在這裡，有很多人願意回答你的問題，激勵你前進，為你的勝利喝彩，在受挫時安慰你，這是你在這個大家庭中能得到，也是你能為大家所做的事。社團的網址是：www.facebook.com/groups/muscleforlife

這是一個永續的生態系統，讓轉變可以更加容易，現在就上臉書搜尋 muscleforlife。然後按加入。會有管理員批準你的申請。你也可以寫信給我，我的電子信箱是 mike@muscleforlife.com。我每天都會收到很多郵件，可能要一週左右的時間才能回覆你。

　　另外，如果你喜歡這本書，覺得它對你有所幫助，我也希望你可以將此書傳給你關心的人，讓他們也能和你一樣變得更好。甚至買一本新的送給他們當禮物，傳達你的愛和感謝，祝福他們能夠創造更美好的生活。

　　如果有男性朋友也想要健身，可以參考我另一本著作《美國第一健身強人的科學化鍛鍊全書》（*Bigger Leaner Stronger*），我也希望健身成為妳們人生的一部分。

　　我的個人任務是盡可能讓越多人知道這些訊息，沒有你的幫助，我做不到，也請你幫助我一起向更多人傳播健身的美好。

　　非常感謝各位，衷心希望很快可以收到你的來信。

35

常見問題

即使你在一件充滿雄心壯志的事上失敗，你並沒有完全失敗，
這箇中意義是人們所無法瞭解的。

——Google 創辦人 賴利 · 佩吉（LARRY PAGE）

　　我在二〇一二年發行了本書的第一版，截至目前為止，銷售量
已超過二十五萬本。對於此事，我內心感到無比謙遜，我很榮幸獲得
跟許多人交談的機會，這些人提出許多有關健身的好問題。實際上，
我收到來自世界各地的信件高達十萬多封，而且男女都有。

　　我已經在這本書中討論了最重要、最常見的問題，但我相信在重
訓過程中，仍舊會遇到其他一些在之前章節還沒有得到答案的問題。

　　我們就在這裡再做更進一步的探討。

問：我找不到時間運動，但我真的很想改善體格，我該怎麼辦？

其實，我想沒有人可以抽出時間運動，到目前為止，沒有人跟我說：「麥可，我每天都好閒，一天可以練好幾個小時，我時間太多怎麼辦？」

夢想很豐滿，現實總是很骨感，人們在忙碌的現代社會裡辛苦奔波，覺得不可能擠出時間做別的事。然而，事實並非如此。

就像有些人覺得自己忙到沒空運動，但只要詳細檢視每天的每一分鐘，一定可以找出解決沒時間的方法。而且，這裡的健身計劃花不了你很多時間。已經成功改造身型的人和你我相同，一天只有二十四小時，也過著繁忙的生活。他們需要上班、陪伴家人、偶爾跟朋友出門、享受社交生活、也做點放鬆的事，唯一的差別在於他們認為健身是非常重要的事。

也許你得少看或是完全放棄電視；也許你一週中有幾天要早起一小時上健身房；也許你得請老公幫忙帶小孩，讓你可以去健身房（他訓練的時候你就可以回報他了）。我要說的是，如果你真的想健身，我非常確定你每週擠得出幾個鐘頭的時間。

問：我已經三十／四十／五十多歲了，可以做這套訓練計劃嗎？

絕對可以！

　　我每週都會收到幾封這樣的詢問信件，很多人認為上了年紀就無法再健身。我跟他們解釋健身永遠不嫌晚時，他們總是相當驚訝。我定期合作的對象有男有女，年齡層很廣，四十、五十、六十歲以上的人都有，他們都正在邁向一輩子最理想的身型。

　　四十歲以上的人該怎麼健身呢？一定不能像二十幾歲的年輕人一樣吧？其實，不同年齡層的差距並不太大。

　　美國俄克拉荷馬大學（University of Oklahoma）進行過一項研究，他們讓兩組實驗對象做一樣的重訓，為時八週。第一組有二十四位成員，年齡介於十八到二十二歲；第二組有二十五位，年齡介於三十五到五十歲。[1]

　　研究人員在重訓完成之後，隨即分析每個人的身體組成。他們發現第二組的中年人，獲得的肌肉量和第一組的年輕人一樣多；肌力的增長程度也差不多。

　　根據我的經驗，這樣的結果也適用於女性，中年婦女的生理狀態雖然無法和二十多歲的年輕人相比，但經過訓練後，同樣也可以得到很好的回饋。

　　六十歲以上的人當然也有相關研究，研究指出這個年齡層的人一樣可以獲得大量的肌肉與肌力。更重要的是，利用重訓來提高肌肉量可以對抗因為年齡增長而發生的「健康螺旋下降」（dwindling health spiral），這是伴隨著衰老而至的健康問題。[2]

　　我想一併在這裡釐清兩個和年齡相關的迷思，首先，人們認為隨著年齡的增長，新陳代謝會跟著下降，這是非常錯誤的見解。研究指出成年人的新陳代謝每十年平均會降低百分之一到百分之三，但是

造成這個現像的主因是肌肉流失，而不是年齡老化。[3]

如果你能持續保持肌肉量，就能維持新陳代謝率；更進一步講，如果你能增加肌肉量，那你還能提高新陳代謝率。[4] 那麼為何有許多人會隨著年齡增長而變胖呢？

其實這主要是因為生活型態的改變，他們在年輕時活動量較大，可以多吃也不會變胖，但是年紀逐漸增長後大多久坐不動，飲食不變體重當然就會增加。

除非你因為經常過度節食或是有氧運動做太多，而流失大量的肌肉，不然你的新陳代謝不會產生問題。即使你犯了這兩種錯誤，還是可以透過適當的飲食與重量訓練做修正。

第二個迷思是荷爾蒙會隨著年紀增長而越來越不利於健康。我們曾經認為荷爾蒙紊亂是衰老過程中不可避免的事。然而科學研究卻發現，生活方式的改變也是引起荷爾蒙產生變化的原因，甚至比年齡因素影響更勝。舉例說明，破壞雌激素、孕酮、促卵泡激素、性荷爾蒙等主要因素如下：

- 體重增加 [5]
- 停止運動 [6]
- 慢性病 [7]
- 睡眠不足 [8]
- 中度飲酒 [9]

這些狀況都是你可以控制調整的，換句話說，荷爾蒙的健康掌握在你的手中。你可以不要超重、定期做阻力訓練，儘早上床睡覺，

來改善荷爾蒙狀態。[10]

另外，我們也不需要很高的荷爾蒙濃度才能健身有成，只要你願意努力，即使荷爾蒙濃度低於平均水平，仍舊可以練出高於平均水準的體魄。

然而，我必須承認年輕人和中年人之間，著實存在著差異，不可諱言，隨著年齡的增長，健身會變得更加困難。

研究指出，約在五十歲之後，肌肉恢復會變慢，如果你不採取任何措施，身體會自然流失肌肉。[11] 肌腱和韌帶也會變得較為僵硬、恢復速度變慢，因此而增加受傷的機率。[12]

綜合以上所有的觀點，我們可以得出一個結論：如果你能夠保持運動量，照顧好身體，那麼一定可以維持良好體態直到老年，男性女性都一樣。[13]

那年紀較長的人要怎麼做呢？我們需要在訓練內容上做些調整，並做些額外調整讓身體得到充分的恢復。

調整重點如下：

1. 姿勢務必正確，特別是在對重量訓練還不熟的時候

年紀越大，越要注重動作的每個小細節。很多年輕時用錯誤姿勢來增加力量的小動作都要改正，像是硬舉時拱腰；深蹲時膝蓋過度前曲；臥推時手肘太開等等都是有受傷風險的狀況，但都會因為年紀漸長而風險漸增。我很重視姿勢的正確性，並不因學員的年齡或是健身程度而有所疏忽。

因此我也不願意為了挑戰個人最佳記錄然後跟兄弟慶祝，而利

用錯誤姿勢。我在每次的訓練中總是全力以赴，但一察覺姿勢不對，那我寧願放下手上的重量，也不要硬拉硬舉。深蹲時如果無法讓我的肩膀跟臀部一起上升，我就會直接把槓鈴放到保護槓上。

我不是健力選手，也不是力量型運動員。我很喜歡做大重量訓練然後變強壯，但我更喜歡無傷無痛的健康，而我認為你也是。

2. 每週至少休息一天、兩天會更好

不要低估重量訓練對身體帶來的負擔。即使是年輕人也無法每週每天都訓練。

每週辛苦練六到七天，身體的疲勞就會開始累積，睡眠會因此惡化，反而影響訓練成果。你會覺得越來越糟糕，除非你能懸崖勒馬，讓自己好好休息一番，才能順利恢復。這就是為何休息日亦要列在每週重訓中，還規定休息日不要進行其他劇烈運動的原因。

依照個人設定目標，有些人在休息日必須減少餐量。不要以為有運動就可以多吃，過度訓練或過度飲食都會造成身心的失衡。為了大吃大喝而逼自己做很多運動，可能產生飲食失調、心情焦慮的問題。

3. 更常休息或是減量

即使你有適當控制訓練量和強度，每週也有設定幾天的休息日，身體在一段時間的重訓之後，需要更長時間的修復。年紀越大減量大，休息的頻率要越高。

具體而言，我發現二十歲左右的年輕人，約十二到十五週左右需要額外的休息；而四十到五十多歲的人，則需要頻繁一些的休息，

有些人甚至是每四到六週就要一次。

決定休息頻率的因素有很多，年齡、訓練史、訓練計劃的難度、遺傳、睡眠、飲食、病史等等都得考慮在內。你可以在訓練的過程中觀察，當你發現自己有睡眠不足、精力不夠、身體疼痛疲憊、對重訓的興趣降低等等，就把下星期改成減量週，這些症狀應該就會消失。

很多人以為這些症狀是精神障礙，很難突破，還試圖火上添油。但這不是滅火的好方法，你要傾聽身體的聲音，耐心有智慧地讓自己在這條路上走得長遠。

問：生理期前或生理期間可以持續健身嗎？

可以的，你不必改變任何的健身菜單。

許多女性在生理期間持續進行本書的飲食建議與運動菜單，並無引起任何問題。不過，研究顯示，如果可以跟著月經週期調整飲食，更有助於減重。[14]

隨著生理週期，體脂肪的燃燒效率會提升、碳水化合物的燃燒效率則是會降低，所以有些女生在減重時，會在生理期的後兩週（也就是下次月經開始前兩週）減少食用碳水化合物，並增加脂肪攝取量，蛋白質攝取量維持不變。

許多女性也會在經期前一週開始感到食慾旺盛，此時的簡單應對法便是調整飲食計畫，根據需求增加攝取量。最後，在生理期前和生理期間可能出現體力不足的狀況，此時可減少運動量，並充分休息。

問：懷孕或哺乳期間也可以進行健身計畫嗎？

當然可以！事實上研究顯示懷孕的女性保持運動並進行健康的飲食計畫時，可以降低懷孕期體重過度增加的風險，並減少妊娠糖尿病、子癇前症、早產、靜脈曲張及靜脈血栓等風險。[15]

懷孕期間，還是可以按照本書內容進行飲食控制及運動，然而，以下幾點還需銘記在心。

首先，關於孕期間的飲食：

1. 不要在懷孕期間進行減重

懷孕期減重可能會影響胎兒健康，不建議此時減重。如果在意體型，在懷孕期間留意不要超重，待生產後再進行減重。

2. 不必刻意吃得比懷孕前還多

美國國家衛生院（National Institutes of Health）建議，第一孕期攝取和懷孕前同樣的熱量即可；第二孕期開始，每日總攝取量可以增加三百四十大卡（此時每天的熱量消耗也需增加三百四十卡）；到了第三孕期，每日總攝取量要比第二孕期再多一百一十大卡（TDEE比懷孕前增加了四百五十大卡）。[16]

3. 繼續吃全天然、少加工、營養豐富的食物

可以比孕前多吃一點零食，但仍需確保至少八成的卡路里來自健康的食物。

再來是健身部分，懷孕期間依然可以遵從本書的訓練，但需要根據以下建議進行調整：

1. 所有組數達到技術力竭之前，至少要有三至四下的保留次數

研究顯示，在懷孕期間健身和有氧運動一樣安全，但不建議在孕期中嘗試突破以往的訓練極限。[17]

2. 一天至少運動三十分鐘

相關建議有相當多種，但大部分的醫療機構都認為，每天至少要進行三十分鐘的運動，沒有安排訓練的日子裡，輕鬆地散個步也可以。[18]

3. 不要進行伐氏操作，或者核心與腹部訓練

雖然目前沒有研究證據指出進行伐式操作會有所危險，但我建議在沒有更進一步證據能掌握此運動對孕婦的影響之前，不需要冒此風險。[19]

而核心與腹部運動可能提高腹直肌分離以及骨盆底問題等風險，因此最好在懷孕之後就避免進行。

問：我有骨盆底和腹直肌分離問題，該怎麼辦？

腹直肌分離是指兩條腹直肌之間的結締組織過度拉伸，而發生異常分離的狀態。研究顯示，約有六成的女性在懷孕後患有腹直肌分離，約三成女性在分娩一年後仍有此症狀。而同樣的問題也會發生在骨盆底和陰部肌肉。

某些專家認為這些肌肉在懷孕期間變得鬆弛，可能導致腰痛、失禁和脫垂（子宮、膀胱、直腸等骨盆器官滑入側腔，像是要從陰道「掉出來」一樣）。

目前「骨盆底問題」尚未有正式定義，因此無法得知此問題有多常見。針對腹直肌分離和骨盆底問題的治療方式目前眾說紛紜，不過這兩個問題都有改善方針。

看起來最有可能改善的其中一項，是由威爾康奈爾醫學院（Weill Cornell Medical College）的科學家，以強化腹橫肌和骨盆底肌肉為目標的鍛鍊項目。在為期十二週的實驗當中，成功減緩了總共六十三名實驗參與者的腹直肌分離問題。[20]

這項名為「Every Mother」的一系列運動（www.every-mother.com），是腹直肌分離或骨盆底問題發生時，可以嘗試的項目。

另外，大多數專家都同意懷孕期間須立即停止核心運動和腹肌運動，尤其是在第一孕期時，需要避免所有需要四肢著地的動作，或者仰臥起坐等運動。

問：先減脂會無法獲得新手效益嗎？

在某些程度上，是的。

如果你以減脂期開始，那這段期間增加的肌肉量與肌力就會比精實增肌或是維持期少。

不過即使是減脂期，新手仍舊可以在重訓初期明顯提升肌肉與肌力，而且由於新手效益的關係，這段時間的成長還會大於之後你更

有經驗的時候。在你完成第一階段的減脂期，你可以換成精實增肌或是維持期，把新手蜜月期的效益拉到最大。

問：如何從減脂期轉成維持期或精實增肌期？

要從減脂期到維持期，只要把卡路里提高到「每日總消耗熱量」的百分之九十（依第十七章的方法計算），然後設定主要營養素（百分之三十的蛋白質、百分之四十五的碳水與百分之二十五的油脂）。

頭一、兩週的體重會上升，主要是因為增加碳水的攝取量，而不是因為體脂增加，然後體重應該就能穩定下來。

若是要從減脂期轉成精實增肌，首先把卡路里拉到「每日總消耗熱量」的百分之九十，設定維持期的主要營養素。在執行三到四週後，再把卡路里增加到「每日總消耗熱量」的百分之一百一十（百分之二十五的蛋白質、百分之五十五的碳水與百分之二十的油脂）。

問：我經常旅行出差，可以做這套訓練嗎？

可以的，但需要細心安排。

首先，你要預訂附近有健身房的飯店（飯店附設的健身房通常設備很差），並且需要提前計劃訓練時間，對大多數的人來說，清晨或是晚餐後最合適。

再來，你有三種飲食選擇：

1. 你可以設計一份只需簡單食材的飲食菜單，先到當地超市購買，放在房間的冰箱。沙拉、熟食肉品、烤雞肉、水果、堅

果等等都是不錯的選擇。沒時間採買的話，也可以選擇生鮮外送服務。

2. 隨時將攝取的食物輸入 MyFitnessPal 手機應用程式。

3. 盡量讓卡路里和三大營養素符合你的設定即可，不用硬吃或刻意少吃。

如果你經常旅行出差，但仍舊想要健身有成，那麼第一和第二點對你會很有幫助。第三點只適用於偶爾短期出差的人，不適合經常出差者。

問：訓練後我的肌肉並不是很痠痛，是不是練錯了？

我以前也會認為持續痠痛是肌肉生長的代價，甚至覺得這是榮譽的象徵。有時我的大腿會痠痛到必須後退下樓梯，這樣做的時候，心裡還很開心：「耶，大腿要變得更壯了。」

我以為「破壞」是肌肉成長的主因，肌纖維受傷而導致痠痛，那麼很痛代表受損很大，是不是就表示肌肉會長很多，對吧？

然後，我發現不完全如此。

研究文獻指出，肌肉損傷可能有助於增肌，但不是必要條件。[21] 這就是為何會產生肌肉痠痛的訓練，並不一定能增肌；而產生些微肌肉痠痛的訓練，卻能讓你練出大肌肉。[22]

以一小時的下坡跑步為例，你的大腿一定會痠痛到爆掉，但對腿肌訓練作用不大！[23]

有些人會專做一些能造成肌肉損傷的項目，希望能增加肌肉痠痛程度，但結果不一定會是大增肌。[24]

以下的科學觀點，證明肌肉痠痛和肌肉生長並沒有一定的關係：

- 不常訓練的人在訓練後，增肌效果比較小，而肌肉痠痛卻要大上許多。
- 肌肉痠痛會隨著訓練頻率的增加而降低，反而可以加速肌肉生長。
- 肩膀和小腿這樣的肌肉通常不會因為運動而太過痠痛，但肌肉還是能大幅生長。

而且你感受到的肌肉痠痛度並不是肌肉損傷程度的可靠指標。[25]換句話說，很痛並不代表損傷很大，不太痛也不表示就沒什麼損傷。

致力於研究肌力訓練與肌肉損傷關聯性的日本橫濱市立大學（Yokohama City University）則認為：

> 基於延遲性肌肉痠痛（delayed onset muscle soreness）與其他的指標之間的關聯性不高，我們因此得出結論，延遲性肌肉痠痛並不能如實反映離心運動所造成的肌肉痠痛和發炎情況。肌肉損傷與發炎的間接標的也不一定會伴隨延遲性肌肉痠痛。[26]

從這段文獻我們可以得知，受傷的肌肉不一定會痠痛，而痠痛的肌肉也未必有很大的損傷。目前我們還不是完全清楚這些生理機制

的運作方式，但是依據加拿大康考迪亞大學（Concordia University）進行的一項研究發現，至少有一部分的肌肉痠痛是來自於包裹著肌纖維的結締組織，而非來自肌纖維本身。[27] 因此，你認為的「肌肉痠痛」有部分是結締組織痠痛。

既然討論到肌肉痠痛的主題，我們不妨談談另一個常見的問題：肌肉痠痛還可以繼續鍛鍊嗎？

是的，可以繼續練下去！

也許你聽過有人說不行，但訓練痠痛的肌肉，並不防礙身體修復、肌肉生長。[28]

然而，不管肌肉痠不痠痛，高強度的訓練一定會造成肌肉損傷，肌肉必須先完成修復，才能繼續下一輪的訓練。因此太頻繁、過度訓練反而會阻礙進步。換句話說，肌肉痠痛時還是能練，但不要過度。

問：生病時要繼續練嗎？

不練，真要練的話也不能過於太激烈。

我可以瞭解生病時還想去健身的衝動，因為已經設定好健身計劃，即使身體不舒服，也還是想按表操課。

但還是要請你勉強自己多休息，因為這時候健身的話反而會降低身體的免疫力。[29]

不過，科學家從動物研究中發現讓流感病患做輕量運動，如在跑步機上慢跑二十到三十分鐘，可以提高免疫力、加快復原的速度。[30] 在人體研究中也看到了相同的效果。[31] 走路或慢跑等輕度運動不會損害免疫力，也不會延長或加劇感染。[32]

因此，在生病時若想要運動，二十分鐘左右的輕度有氧就可以了，不要做到太喘而講不出話來的程度。

問：我只有啞鈴，能做這套訓練計劃嗎？

可以做到部分。

你將無法完全按照計劃進行，因些某些項目沒有辦法用啞鈴替代，但你仍然可以使用學到的知識來設計良好的啞鈴訓練計劃。

在之前的清單中，已經有相關的啞鈴訓練，但對所有的主肌群來說，這些項目是不夠的。在這裡，我提供更多的啞鈴和徒手訓練運動，給大家做選擇：

 腿

- 高腳杯深蹲
- 啞鈴深蹲
- 啞鈴羅馬尼亞硬舉
- 啞鈴弓箭步（前進或原地，前進或後退）
- 北歐腿彎舉

 臀大肌

- 啞鈴臀推
- 啞鈴臀推橋式
- 啞鈴登階

核心

- 將軍椅舉腿
- 仰臥舉腿
- 懸吊舉腿
- 捲腹
- 負重仰臥起坐
- 棒式
- 腹肌滾輪
- 啞鈴伏地挺身
- 啞鈴捲腹
- 啞鈴抬腿

手臂

- 啞鈴彎舉
- 啞鈴錘式彎舉
- 啞鈴俯身三頭肌伸展
- 啞鈴仰臥三頭肌伸屈

肩

- 坐姿啞鈴肩推
- 啞鈴側平舉
- 啞鈴後側舉

胸

- 啞鈴臥推
- 上斜啞鈴臥推
- 啞鈴飛鳥
- 啞鈴仰臥拉舉
- 啞鈴地板臥推

背部

- 啞鈴硬舉
- 單臂啞鈴划船
- 彈力帶引體向上
- 反向划船

就運動訓練而言，下面是可以幫助你開始的訓練階段：

五天課表

訓練一　下肢（腿和臀部）

- 高腳杯深蹲：暖身與三組紮實訓練組
- 啞鈴弓箭步（原地）：三組紮實訓練組
- 啞鈴羅馬尼亞硬舉：三組紮實訓練組
- 啞鈴臀推：三組紮實訓練組

訓練二　推和核心

- 啞鈴臥推：暖身與三組紮實訓練組
- 坐姿啞鈴推舉：三組紮實訓練組
- 啞鈴側平舉：三組紮實訓練組
- 捲腹：三組紮實訓練組

 訓練三　拉

- 啞鈴硬舉：暖身與三組紮實訓練組
- 單臂啞鈴划船：三組紮實訓練組
- 彈力帶引體向上：三組紮實訓練組
- 啞鈴彎舉：三組紮實訓練組

 訓練四　上肢和核心

- 坐姿啞鈴推舉：暖身與三組紮實訓練組
- 啞鈴後側平舉：三組紮實訓練組
- 坐姿三頭肌推舉：三組紮實訓練組
- 仰臥舉腿：三組紮實訓練組

訓練五　下肢（腿和臀部）

- 高腳杯深蹲：熱身和三組紮實訓練組
- 啞鈴登階：三組紮實訓練組
- 啞鈴羅馬尼亞硬舉：三組紮實訓練組
- 啞鈴臀推：三組紮實訓練組

四天課表

訓練一　下肢（腿和臀部）

- 高腳杯深蹲：暖身與三組紮實訓練組
- 啞鈴弓箭步（原地）：三組紮實訓練組
- 啞鈴羅馬尼亞硬舉：三組紮實訓練組
- 啞鈴臀推：三組紮實訓練組

訓練二　上肢和核心

- 啞鈴臥推：暖身與三組紮實訓練組
- 啞鈴側平舉：三組紮實訓練組
- 坐姿三頭肌推舉：三組紮實訓練組
- 捲腹：三組紮實訓練組

訓練三　拉

- 啞鈴硬舉：暖身與三組紮實訓練組
- 單臂啞鈴划船：三組紮實訓練組
- 彈力帶引體向上：三組紮實訓練組
- 啞鈴彎舉：三組紮實訓練組

 訓練四　下肢（腿和臀部）

- 高腳杯深蹲：熱身和三組紮實訓練組
- 啞鈴登階：三組紮實訓練組
- 啞鈴羅馬尼亞硬舉：三組紮實訓練組
- 啞鈴臀推：三組紮實訓練組

三天課表

 訓練一　下肢（腿和臀部）

- 高腳杯深蹲：暖身與三組紮實訓練組
- 啞鈴弓箭步（原地）：三組紮實訓練組
- 啞鈴羅馬尼亞硬舉：三組紮實訓練組
- 啞鈴臀推：三組紮實訓練組

訓練二　上肢和核心

- 啞鈴臥推：暖身與三組紮實訓練組
- 啞鈴側平舉：三組紮實訓練組
- 坐姿三頭肌推舉：三組紮實訓練組
- 捲腹：三組紮實訓練組

訓練三　下肢和拉（腿和背）

- 啞鈴深蹲：暖身與三組紮實訓練組
- 啞鈴硬舉：暖身與三組紮實訓練組
- 單臂啞鈴划船：三組紮實訓練組
- 彈力帶引體向上：三組紮實訓練組
- 啞鈴彎舉：三組紮實訓練組

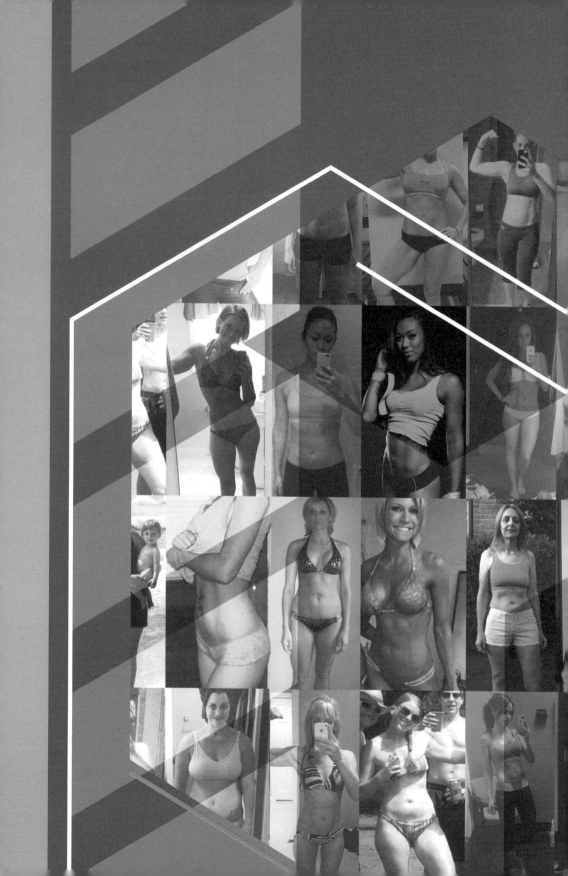

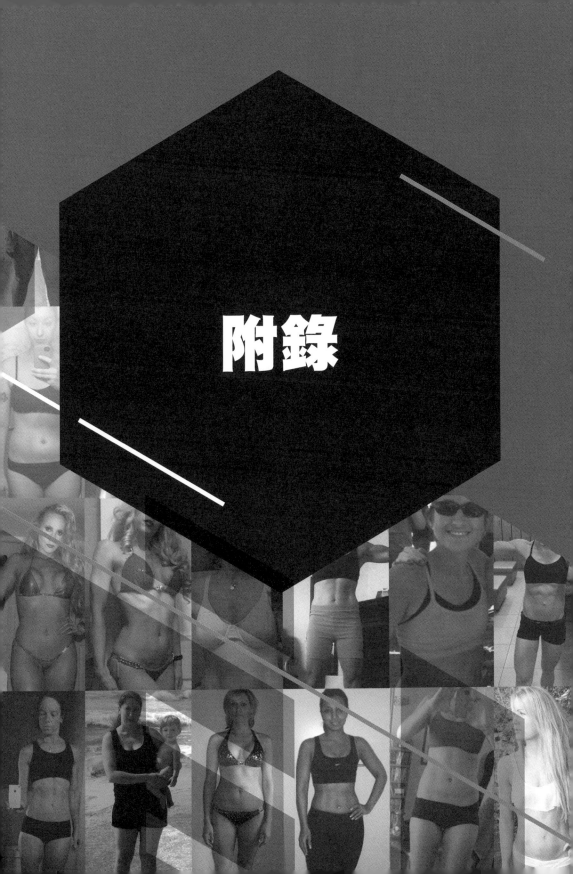

附錄

免費健身資訊

感謝各位閱讀本書。衷心盼望它有發揮到實用價值，對您有所啟發，助你練出理想的精實身材。我想要確保大家都能從中獲得更多，為此我匯集了許多免費的資源。這些資源包含：

- 可下載、分享和影印的參考指南，內容涵蓋本書所有的主要內容、檢視清單和訓練項目。
- 本書訓練項目的示範影片連結。
- 一整年的訓練項目，分門別類清楚實用，並以多種格式提供，包括 PDF，Excel 和 Google 表格。
- 訓練計劃有電子和紙本書的形式，可以到這裡下載：The Year One Challenge for Women (www.thinnerleanerstronger.com/challenge)。
- 十份飲食計劃，讓你用最快的速度增肌減脂。
- 一份我最喜歡的工具列表，讓你在健身房內外都能保持動力、追蹤進度。

還有更多的資訊，只要立即連上網站www.thinnerleanerstronger.com/bonus，就能獲得，如果你有任何相關的疑難雜症，也歡迎寫信給我我會竭誠為大家服務！我的信箱：mike@muscleforlife.com。

想要一對一的指導嗎？

　　為什麼想健身，這個問題的答案顯而易見。我們想要緊實的二頭肌、美臀和兩排整齊的腹肌。然而，想健身的理由不僅止於此。

　　想不想穿衣顯瘦、脫衣有肉？

　　想不想成為家人朋友的榜樣，過著更健康的生活？

　　想不想要和伴侶更親密、擁有更好的性生活？

　　想不想更有自信、更愛自己？

　　想不想有更有體力陪孩子玩？

　　想不想每天充滿活力、熱情地起床過一天？

　　或者，單純地想要在鏡子裡看到更美好的自己？

　　無論你是基於什麼原因想要健身，我希望你能知道，我盡一切努力讓這成為事實，我努力的真正報酬不是金錢，甚至不是看到大家變瘦、變壯，而是能夠幫助人們獲得更好的生活方式，這對我來說才是無價之寶。

　　這就是我持續寫書、寫文章，並且錄製 Podcast、影片的原因，也是我一直盡力想要將自己的工作推得更高、更遠的動力。

　　我同時也提供 VIP 一對一指導服務，對此，我感到非常的自豪。在短短的幾年之間，我們已經輔導超過四百五十位客戶，這些客戶來自不同的年齡層、環境，我們不僅幫助他們減脂增肌、提升肌力，還讓他們更有效率、獲得更好的成績，在工作上獲得晉升、在人生中獲

得愛情，甚至保住婚姻。

　　我們幫助他們戒掉對食物、毒品和酒精成癮的問題，讓他們和親朋好友建立更深的連結，改善健康狀況，減少用藥，這些健身的好處講也講不完。

　　我的一位客戶艾絲特就是個完美範例，他在三十歲時來找我們，為他規劃飲食與訓練計劃，而他腳踏實地一步一步走，最後終於達成目標。從照片可以看出，她的身型有明顯的改變，而且肌力也大幅提升。剛開始進行訓練時，她只能做空槓硬舉，但經過教練指導與訓練，九十天後他已經能舉起接近她身體的重量做好幾下。

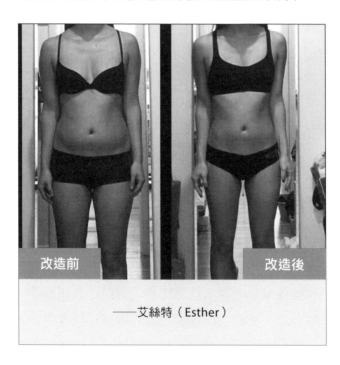

改造前　　　　　　　　　　　改造後

——艾絲特（Esther）

　　五十五歲的錢德樂，他在短短的三個月，減掉了六公斤和百分之六的體脂肪，衣服還換了兩個尺寸。她後來告訴我，她剛開始執行訓練計劃時，並沒有感受到任何改變或效果，但她持續做了幾個星期後，不論是身材上，還是舉起的重量，每週都會看到驚奇的變化。

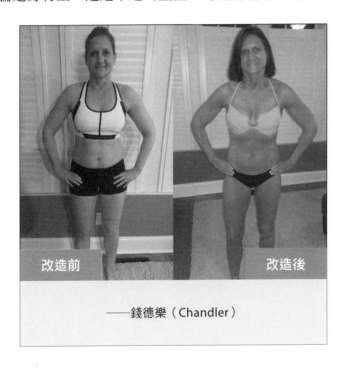

改造前　　　　　　　改造後

——錢德樂（Chandler）

執行訓練計劃十二週、三十八歲的卡桑德拉也宛如重生。她說：「我現在對自己充滿自信，也更有活力與能量」。她減掉了十一公斤、腰圍少了五吋，看看她的前後對比照，已勝過千言萬語的說明。

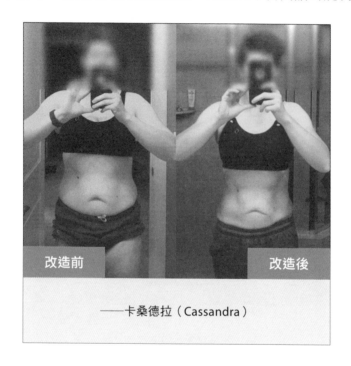

——卡桑德拉（Cassandra）

關於本書的參考文獻，請至采實官方網站下載檔案：

https://www.acmebook.com.tw/download_save.php?sn=142

也可掃下方 QRcode 查詢：

HealthTree
健康樹 健康樹系列 169

美國第一健身強人，給女生的科學化鍛鍊全書
Thinner Leaner Stronger: The Simple Science of Building the Ultimate Female Body

作　　者	麥可·馬修斯（Michael Matthews）
譯　　者	賴孟怡、王念慈
審　　訂	王啟安
總 編 輯	何玉美
主　　編	紀欣怡
封面設計	張天薪
版型設計	葉若蒂
內文排版	許貴華

出版發行	采實文化事業股份有限公司
行銷企畫	陳佩宜·黃于庭·蔡雨庭·陳豫萱·黃安汝
業務發行	張世明·林踏欣·林坤蓉·王貞玉·張惠屏·吳冠瑩
國際版權	王俐雯·林冠妤
印務採購	曾玉霞
會計行政	王雅蕙·李韶婉·簡佩鈺
法律顧問	第一國際法律事務所　余淑杏律師
電子信箱	acme@acmebook.com.tw
采實官網	www.acmebook.com.tw
采實臉書	http://www.facebook.com/acmebook01

Ｉ Ｓ Ｂ Ｎ	978-986-507-673-3
定　　價	650 元
初版一刷	2022 年 2 月
劃撥帳號	50148859
劃撥戶名	采實文化事業股份有限公司
	10457 臺北市中山區南京東路二段 95 號 9 樓
	電話：（02）2511-9798　　傳真：（02）2571-3298

國家圖書館出版品預行編目資料

美國第一健身強人，給女生的科學化鍛鍊全書 / 麥可. 馬修斯 (Michael Matthews) 著；賴孟怡、王念慈譯.
-- 初版 . -- 臺北市：采實文化事業股份有限公司 , 2022.02
528 面；17×23 公分 . -- (健康樹；169)
譯自：Thinner leaner stronger : the simple science of building the ultimate female body
ISBN 978-986-507-673-3(平裝)
1. 健身運動 2. 體能訓練 3. 女性
411.71　　　　　　　　　　　　　　　　　　　　　　　　　　110021583